TRATAMIENTO CLÍNICO DEL DOLOR

José B. Cibeira

CORPUS

Cibeira, josé Benito
Tratamiento clínico del dolor - 1ª ed. - Rosario
Corpus Editorial y Distribuidora, 2006.
370 p. ; 24x17 cm.

ISBN 950-9030-18-X

1. Dolor-Tratamiento. I. Título

CDD 616.047 2

Tratamiento Clínico del Dolor
José B. Cibeira
1ª Edición

editorial@corpuslibros.com.ar
cibeira@corpuslibros.com.ar
www.corpuslibros.com.ar
Suipacha 581 - Tel/Fax: (+54 341) 439 4978
(S2000AOB) Rosario - Argentina

Editor: Esteban Oscar Mestre

NOTA

La medicina es una ciencia en constante desarrollo. Conforme surjan nuevos conocimientos, se requerirán cambios de la terapéutica. El (los) y los editores s han esforzado para que los cuadros de dosificación medicamentosa sean precisos y acordes con lo establecido en la fecha de publicación. Sin embargo, ante los posibles errores humanos y cambios en la medicina, ni los editores, ni cualquier otra persona que haya participado en la preparación de la obra garantizan que la información contenida en ella sea precisa o completa; tampoco son responsables de errores u omisiones, ni se los resultados que con dicha información se obtengan. Convendría recurrir a otras fuentes de datos, por ejemplo, y de manera particular, habrá que consultar la hoja de información que se adjunta con cada medicamento, para tener certeza de que la información de esta obra es precisa y no se han introducido cambios en la dosis recomendada o en las contraindicaciones para su administración. Esto es de particular importancia con respecto a fármacos nuevos o de uso no frecuente. También deberá consultarse a los laboratorios para infomración sobre los valores normales.

Este libro se termino de imprimir en marzo de 2006
en **Talleres Gráficos Fervil S.R.L.** • Santa Fe 3316 • Tel: 0341 4372505
E-mail: fervilsrl@arnet.com.ar • 2000 Rosario • Santa Fe • Argentina

TRATAMIENTO CLÍNICO DEL DOLOR

José B. Cibeira

Director de la Carrera de Medicina Física y Rehabilitación y docente autorizado en Ortopedia y Traumatología. Facultad de Medicina, Universidad de Buenos Aires. Asesor Médico del Instituto Municipal de Rehabilitación Psicofísica de Buenos Aires.

El Anexo, sobre "Neurofisiología del Dolor" está escrito por la médica neuróloga Alicia C. Bertotti, jefa de la División de Neurofisiología del Hospital de Clínicas "José de San Martín" y de la Sección de Neurofisiología Clínica del Hospital Alemán de Buenos Aires. Docente autorizada (UBA).

En la ciencia podemos aspirar a la verdad y de hecho así lo hacemos. La verdad es el valor que todo lo fundamenta. Lo que no podemos alcanzar es la seguridad. Lo que podemos hacer es comprobar mediante el ejercicio de la autocrítica nuestras propias teorías. Intentar destruirlas, rebatirlas, en ciencia lo esencial es la actitud crítica. El mundo no se digiere, se hace. K. POPPER

Todo hombre se parece a su dolor.
(A. MALRAUX)

Índice

Lo que está "afuera" está "adentro", porque el humano y la físico-biología que lo rodea nacieron como un Gran Sistema Natural en forma simultánea; no por correspondencia sino por coherencia y oportunidad. El desorden de lo pactado genera dolor y sufrimiento.

José B. Cibeira

Reflexiones sobre el dolor, más allá de la medicina

Prólogo

Se desarrolla una tentativa de unificación de la biología con las otras ciencias para considerar al hombre y su universo con criterio totalizador. La leyes que rigen el mundo se repiten en el hombre. El mundo es un *Gran Sistema Natural* interpenetrado. Cómo dudar de la unidad de todas las cosas cuando la criptología estudia los límites entre la física y la biología, y muchas veces no sabe distinguir la vida de la muerte. Cómo no creer en la magia de las partículas atómicas cuando se ha probado que el movimiento de una es repetido por la otra en forma sincrónica, sin reconocer en la actualidad ningún paso de energía que lo provoque. Una partícula no puede ser estudiada en su localización o velocidad al mismo tiempo, dado que físicamente es imposible porque el hecho de investigarla destruye sus propiedades. Es que el observador se transforma en participante del proceso. El péndulo de Foucault afirma la unidad del cosmos porque en vez de orientarse por el campo magnético de la Tierra, se acomoda en dirección de la galaxia. El principio de Mach sostiene que si un planeta se desplaza, se acomodan todos en el cosmos, como la desaparición de una palabra en un texto computado genera la automática organización de todo lo escrito. Dice Capra que la teoría física llamada del *bootstrap*, creada por el brillante científico moderno Gregory Chew, habla de un universo donde se unifica la mecánica cuántica con la relatividad, y donde el mundo se relaciona sin elementos que se eleven por encima de los demás. (4) Es un universo autogestado y mantenido por sus propias fuerzas, como si fuera un niño que sale de un pantano porque tira los cordones de sus zapatos. El hombre cambia sus células todos los años sin perder el objetivo de su estructura y función. Y su muerte, observada mediante una película ultrarrápida, se ve como polvo que penetra en la tierra para volver a nacer continuando inexorable con el ciclo de vida. Humanos, animales, plantas y Tierra en forma independiente y coordinada recapitulan la historia de la evolución. Con diez aminoácidos se constituyen todas las formas de vida y un idioma primitivo da origen a más de 2 000 lenguas. Dice Weiner, creador de la cibernética que *no somos materia perdurable sino pautas que se perpetúan a sí mismas.*

El autor suele repetir que el humano y la físico-biología que lo rodea trabajan con los mismos principios, por eso para interpretarlos se relacionan similitudes y diferencias observadas mediante perspectivas opuestas y complementarias. En perspectiva Universal el humano se eterniza en la Tierra, es hijo de la estrella Sol y pertenece a la sociedad Cósmica. En la Individual ama, crea, se queja y muere todos los días. El cuerpo y el ambiente son un solo sistema, dado que un cambio mínimo de la atmósfera puede eliminar la vida del planeta. (6)

La energía y la materia, después de Einstein, es la misma cosa analizada desde diferente perspectiva, como la velocidad absoluta de la luz que, de acuerdo al observador, se hace relativa. Es decir, que la física y la psicología analizadas como perspectivas se ayudan recíprocamente y el hombre queda implicado en el fenómeno estableciendo una relación asimétrica, porque a una de las partes se le ocurre pensar. El humano es por ello un ente biopsicosocial en un contexto de cuerpo, mente y ambiente. Es lógico inferir entonces que al dolor hay que estudiarlo con relación a su personalidad, afectos, posibilidades y entorno. El humano tiene un reloj en la muñeca, otro en las vísceras y otro en el mundo que lo rodea. El más peligroso es el que se lleva en la muñeca porque puede destruir el marcapaso de la naturaleza que organiza y hace la diferencia entre objetos animados e inanimados. El *Gran Sistema Natural* posee orden y aleatoriedad para adaptarse y mantener la vida. La cronobiología estudia estos tiempos como un ejemplo más de la unidad y las diferencias de todo lo creado.

En el humano hay también ciclos autogenerados que se desarrollan desde lo simple a lo complejo, que van de la cantidad a la calidad, pero en cada eslabón del proceso se producen polos que se integran en la función. Es decir, que un estímulo en exceso se trasforma en dolor, pero si se cambia el objetivo se transforma en gozo. Una caricia, por sus objetivos, puede ser repulsiva, una muestra de cariño o una acción interesada. El autor ha padecido la molestia de tener que levantarse muchas veces para atender el teléfono. Cansado, decide durante cada llamado dirigirse al aparato saltando y haciendo ejercicios. El cambio de objetivo constituye un aporte a su estado físico y no un deber al cual no puede renunciar. Es decir, que el ciclo se cierra cambiando de propósito y variando la actitud psicológica ante el evento. Estos son ejemplos de los múltiples caminos de avance y retroceso que puede adoptar la mente humana en su maravillosa plasticidad con el entorno. Es un signo de optimismo decir *podría haber sido peor*, o saber, cambiando perspectivas, que los humanos en un aspecto son iguales y en otro que *las diferencias los unen.*

La polaridad es una estructura para producir un antagonismo condicionado que genera función y consecuencias. Las diferencias no se pueden sumar, porque si se desconoce la tristeza o el dolor, no se goza con la alegría o el placer. Los polos permiten al pensamiento generar su función uniendo diferencias.

La mente y el cuerpo en perspectivas

J. Eccles, laureado con el premio Nobel, admite en su libro el dualismo cartesiano. La víscera aporta las áreas de asociación y la mente opera por encima de ellas. Dice que *el universo es mental e independiente del material*, pero se olvida de su función de científico cuando afirma, en la página 626 del mismo libro, *supongo pues que el espíritu debe vivir de algún modo después de la muerte.* (9) Para algunas personas no hay duda que se puede permanecer en contacto con Dios de acuerdo a las creencias. Pero con criterio científico, al sostener que los planetas no se movían por los ángeles, los estudios astronómicos progresaron. Lo pensado es lo emergente de la neuroquímica como la digestión es producto de las secreciones digestivas. El cerebro es quien *elabora* el dolor, la cognición y las pasiones de acuerdo a los estímulos y a la educación. Dice Popper que *El mundo no se digiere, se hace.*

J. Eccles apoya el dualismo cartesiano. En realidad existe cuando se analizan las partes, pero la síntesis aparece con la reflexión, que une las disparidades. Analizar es otorgar individualidad a cada punto de vista, ya sea mente o cuerpo, pero lo que no se explica es que la función unifica ambas perspectivas. Descartes y Eccles analizan las partes sin unirlas para obtener el objetivo propuesto. Sin embargo las partes serán partes, pero la síntesis emerge de la reflexión que las une. El león que se piensa y el león presente no se corresponden, se sustituyen, porque uno de ellos muerde. La función acertada es saber disparar a tiempo.

El dolor depende del estímulo, pero estímulo y dolor son diferentes, porque la sensibilidad difiere en cada persona. El análisis comienza mediante perspectivas, pero la mezcla llamada sensación, grata o no, la crea la víscera pensante.

El misterio, imposible de develar, es cómo se unen las partes respetando su individualidad. La vida no se puede estudiar descolgada del universo, por pensar así y no desterrar el dualismo estático impuesto por una educación sin fundamento se observa la *agonía* de la Tierra. No se entiende que *Gaia* (tierra en griego) también es vida humana, no obstante comprender que la Tierra y la humanidad son diferentes.

El neurobiólogo Pribram lanza la teoría donde expone que el cerebro, como la holografía, es un captador de frecuencias. El todo y la parte constituyen dos perspectivas que se corresponden para generar la función cerebral. (19) El principio holográfico manifiesta que en cada parte está el todo y en el todo está la parte, de la misma forma que cada célula del cuerpo refiere la historia de la especie. Quien sólo analiza la célula o la parte, no interpreta el todo. De acuerdo a una perspectiva, las funciones cerebrales están localizadas, y de acuerdo a otras, están en todas partes. El cerebro construye las propiedades mentales, las cuales son organizaciones omnipresentes del universo, pero que como realidad local lo incluyen. (5) Por medio de instrumentos muy sofisticados se prueba que toda emoción o cognición tiene su expresión mediante marcadores biológicos en el cerebro. Se han obtenido neuroimágenes del dolor y otras actividades mentales por medio de la tomografía por emisión de positrones que siguen las huellas de carbonos marcados con radioisótopos, pero la función se expresa relacionando imágenes con la biografía del enfermo. Es la mente del investigador quien otorga los valores. Las transformaciones neurológicas se relacionan con el contenido de la mente. Pero una cosa es la emoción y otra la imagen neuroquímica.

Cada célula, donde está *diseñado* todo el cuerpo, está atenta a los mensajes coordinados que la integran para una misión común que es el hecho de vivir. La química orgánica expresa todo lo que sucede dado que las enfermedades no son más que disfunciones de esas estructuras. Se advierte que el movimiento de las moléculas, aparentemente caóticas, determinan un epifenómeno ordenado que significa la vida. Los trabajos científicos enseñan que los radioisótopos pueden mapear el cerebro y determinar la actividad metabólica en cada región con relación a las funciones que realiza, hablar, mirar, leer, etcétera. (15) El área suplementaria del cerebro comienza a realizar manifestaciones eléctricas antes del movimiento, como si fuera un piloto de cocina encendido siempre atento a desplazar la energía. (20) Es la energía inmanente que se transforma en pensamiento. Se gesta por modelos externos e internos interrelacionados para ejercer una función. Lo subjetivo coincide con lo objetivo, pero una cosa es el pensamiento y la otra el objeto. La mente refleja en cantidad y proporción el hecho real de tocar objetos. Los investigadores que prueban lo expuesto, presentan a la observación dos objetos iguales, pero uno de ellos con rotación. El tiempo en hacer el juicio para advertir esa diferencia fue proporcional al movimiento que se efectúa con las manos para comprobar el mismo fenómeno; es decir, 45 grados por segundo. La mente está *materializada* en tiempo y forma con el ambiente, porque el objeto pensado coincide con las propiedades de lo real. (22) Pero pensando en perspectivas, una cosa es el pensamiento y otra los atributos de la *cosa.*

Los potenciales evocados cerebrales registran procesos semánticos, dado que si se manifiesta el deseo de tomar café con un cocodrilo se alteran las señales en el sistema nervioso, en oposición al deseo de hacerlo con un amigo. (14) Las investigaciones sobre cerebros hendidos —separación del cuerpo calloso— demuestran que cada hemisferio tiene funciones diferentes pero que se integran en una función unificada. El derecho (no dominante) es holonómico, con sentido artístico e intuitivo. El izquierdo es digital, lógico y matemático. Uno de los médicos investigadores dice, a modo de chanza, que la Justicia de los Estados Unidos se va a encontrar en un real aprieto cuando el hemicerebro izquierdo hiera a una persona con una mano y la defensa la haya esgrimido el otro brazo dominado por el hemicerebro opuesto. Los científicos han descrito que las extremidades de los enfermos que padecen de cerebro hendido *discuten* y se interfieren para tomar un objeto. En este caso, la misma víscera posee dos pensamientos y objetos diferentes.

La sensibilidad, dolorosa o no, trabaja en forma sistémica cuando se observa que los potenciales evocados visuales (que no producen dolor) se manifiestan con mayor amplitud cuando las endorfinas decrecen en el líquido cefalorraquídeo, lo cual relaciona lo no doloroso con el estímulo nociceptivo que incrementa la misma sustancia. (25) Igual congruencia se capta en las investigaciones donde la naloxona cerebral, antagonista de las endorfinas, es del mismo origen. En otras palabras, la neuroquímica del dolor también responde a los estímulos no algéticos. *Todo es igual, pero distinto de acuerdo a los momentos.*

Los experimentos que se exponen tratan de explicar que la sustancia cerebral es energía y materia, es el todo y la parte, dependiendo de las transformaciones fisiológicas y temporales para administrar su función en forma unitaria sin sumar efectos. El autor cree que la naturaleza trabaja siempre con los mismos principios pero con diferentes *disfraces,* y la ciencia se especializa en descubrir la realidad compuesta por abstracciones y observaciones. *Es que todo constituye un Gran Sistema Natural que nace fusionado con el medio, hasta que al humano se le ocurre pensar y dividir el mundo en perspectivas para unificarlas en la función.*

La salud y la enfermedad

La salud es un proceso armónico que se define no sólo por la ausencia de enfermedad, sino también por la presencia de bienestar social. La salud se preserva por las virtudes humanas que destacan el cuidado del cuerpo, la mente y el ambiente. La relación entre el humano y la físico-biología que lo rodea requiere adaptación o muerte, porque la salud es un equilibrio inestable interpenetrado con el medio. Tanto el dolor como el placer son un enigma, como el amor o la belleza. Si algo imposibilita el equilibrio, la enfermedad aparece juntamente con los síntomas que genera la personalidad, el cuerpo y sus defensas. Como una paradoja, la enfermedad pasada se concibe como un aporte a la salud. El médico detecta la resultante de la contienda entre el humano y el ambiente que produce emociones, cogniciones y muerte celular. El recuperarse es el triunfo de los sistemas de defensa. *Quien no se enferma, no aprende.*

La salud y la enfermedad están en equilibrio inestable; si lo *anormal* adquiere dominio, crea los síntomas y se perturba la comunicación con el medio externo. Todo dolor deviene de la causa, y todo médico es un traductor del idioma de los síntomas, los signos, los sonidos, los gestos y las actitudes. Por eso antes de calmar el dolor hay que descifrar el proceso que lo genera. Porque el dolor es la *gota* causada por un *agujero* en el techo; se coloca un recipiente o se tapa la gotera. Si el sistema nervioso y la mente pierden plasticidad el síntoma se estereotipa y la curación se retrasa. La persona, de acuerdo a la salud imperfecta que posee, enferma y sana por las enseñanzas biológicas impartidas por la dolencia. El humano es el producto de sus batallas ganadas. *El cuerpo que no sufre y aprende, muere.*

La emoción y la cognición como opuestos relacionados

Los sistemas generan equilibrios mecánicos, químicos y —con el ambiente— conductuales. Los excesos de polarización hacen que la alegría haga llorar, y el placer se transforme en dolor o la sabiduría en locura. El miedo paraliza, y el horror hace que el soldado ataque y se transforme en un héroe de la patria. Hay amores que matan y dolores que redimen. *El amor puede asociarse con la alegría y el miedo, a veces, con ira y ansiedad; el amor puede transformarse en odio, la ira en pena y la inhibición en agresividad.* (26)

Viktor E. Frankl, personalidad importante en la psicología del siglo pasado, en uno de sus libros hace mención a unas palabras de Allport, *El neurótico que aprende a reírse de sí mismo está en camino de gobernarse a sí mismo, tal vez de curarse.* Y dice que el mejor método para dormir es querer estar despierto. (11) Una renuncia puede ser para conquistar, y un acto de supremo altruismo producir la muerte para incrementar la vida. La paradoja es cuando se descubre la unidad de lo contradictorio. Quien se queda en un polo expresa un concepto estático, sólo la función une los extremos generando consecuencias.

Hay un orden preestablecido producto de la unión entre la genética y el ambiente. Los homúnculos demuestran la sistematización de la corteza cerebral de acuerdo a los estímulos recibidos del ambiente. *Lo que está afuera está adentro.* En esta perspectiva nada es azar. Los estímulos llegan al cerebro después de ser captados por los receptores y producen flujos neuroquímicos como son el dolor o el recuerdo de una melodía. Comienzan como aferencias sensitivas algéticas para transformarse en funciones cerebrales, como las frecuencias espectrales en la corteza cerebral se transforman en colores. La imaginación o la matemática es atenerse a un solo punto de vista, pero el ambiente las completa. *El pensamiento y la «cosa» se unen, pero no se pueden sumar. Por eso, como dice Einstein, la matemática no expresa la realidad.*

El cerebro como espejo

El cerebro es como un *espejo* con facetas donde cada área representa un pedazo del cuerpo y su patología. El espejo depende de la imagen, como la imagen depende del espejo. Los estímulos normales en un *espejo* distorsionado no pueden evitar la enfermedad. Lo contrario es cuando un estímulo anormal genera la dolencia en una persona sana. La duda aparece cuando alguien se pregunta en qué medida la culpa es del *espejo* o del estímulo.

El *Gran Sistema Natural* representa una función gestada entre la sustancia cerebral y el ambiente. El *espejo cerebral* es producto de los estímulos que como un *proceso* biológico se reciben durante la evolución. Pero al estudiarlo como *sistema* se produce una relación entre el estímulo y la imagen, de acuerdo a los momentos. Se pueden analizar por separado las perspectivas sin olvidar la síntesis. Es lógico que se pueda hablar del pensamiento sin tener en cuenta la *cosa* que lo promueve, dado que una cosa es pensar y la otra es observar, pero la función une ambas perspectivas. El perro pensado no muerde, pero el observado puede hacerlo. En perspectiva Universal el humano permanece en una eterna duda, porque es asimétrico al desconocer el *idioma* de la físico-biología que lo rodea. La ciencia, acompañada con la ética, está tratando de solucionar la polaridad. La mente en *perspectiva Universal* es juez y parte, pero trata de completar su visión holística con la *Individual,* representada por la ética y la ciencia que busca interpretar la *conducta* de la naturaleza. En *perspectiva Universal* el humano y la físico-biología son una misma cosa, y en *perspectiva Individual* el hombre trata de relacionarlas como sistema. El principio antrópico indica que todo está hecho a la medida del hombre. Y como decía Eddington, laureado con el premio Nobel, *La materia del mundo es materia mental.* En ambos casos se piensa que en el centro está la humanidad. *Pero el ser humano es un proceso porque está creado por materia proveniente de las estrellas, y también sistema por su aleatoriedad.*

La personalidad y el dolor

La personalidad es una organización dinámica físico-morfológica en los aspectos cognitivos (intelectuales), afectivos y conativos (pulsiones y voliciones). Ante la enfermedad se expresa con un lenguaje que le es propio mediante gestos, sonidos, acciones y palabras. Para el médico, el conocimiento de la personalidad es trascendente porque de acuerdo a ella administra el *fármaco* de su presencia en tiempo y dosis. Dice el científico Michael Bond que desde el punto de vista clínico es importante determinar los *rasgos de la personalidad.*(3) La emoción y la cognición responden al dolor, como lo hacen ante otros eventos no queridos de la vida, y el médico sabe que cada persona que sufre necesita un determinado lenguaje que implique una razón para vivir. En perspectiva Universal los estímulos son múltiples, pero la interpretación final le concierne al individuo. Cuando se habla de nocicepción se involucra al dolor, pero para sufrir, interviene la personalidad. Como dice Kant, *Cada hombre tiene su particular modo de estar sano.*

Las estadísticas de la enfermedad son científicas, frías e inmóviles y abarcan un universo. Fumar por estadísticas es malo, pero hay personas que han fumado hasta los 90 años sin insuficiencia respiratoria. Es la misma relación que existe entre la enfermedad y el enfermo. El autor, en una conferencia sobre la sexualidad del parapléjico por lesión medular, dice que *La sexualidad es una sola en los capítulos de un libro, pero en cada persona tiene significado diferente.* Para algunos enfermos lo más importante es retornar al trabajo, para otros la erección o la fecundidad, y están los que prefieren primero caminar. El conocimiento de la enfermedad y del enfermo se unen para establecer la función encarnada en el tratamiento.

El paciente que repugna la dolencia y no la intelectualiza, estructura la enfermedad. Hay que encontrar la lógica del dolor y si es posible la de la muerte. Entender sin miedo lo que pasa es la clave de la curación o la resignación. La causa se expresa por el lenguaje, los gestos y la conducta, pero similares enfermedades, en boca de los pacientes, se expresan en forma diferente. Para entender el dolor y tratarlo sin obsesiones el médico y el paciente deben acercarse a él sin odiarlo. El dolor puede ser en forma consciente o inconsciente un pedido de ayuda, un lamento para sentirse vivo, una forma de dominio del entorno o un signo de defensa o agresión. El dolor intratable hunde al paciente en la depresión, que es un sentido de pérdida desolador, y a veces con deseos de no estar. El enfermo, y no la enfermedad, es quien une el presente con el pasado y las expectativas. Quien se adapta en forma anormal al ambiente incrementa sus padecimientos. Un mal gesto en un momento inoportuno puede ser una bofetada, y un golpe severo en el deporte pasar inadvertido. La conducta puede constituir un síndrome formado por muchos síntomas con tendencias, miedos y ansiedades que imaginan situaciones irreales. *El dolor y la conducta son la punta del témpano de hielo, ahondar en la investigación es saber qué se esconde en lo profundo, más allá del diagnóstico causal.*

Dolor y sufrimiento

Todos los textos repiten que el dolor es un enigma, a lo cual se responde que también lo es el paso de la molécula al pensamiento o al recuerdo.

Solo se sabe que el enigma del dolor reside en la cultura y en la experiencia de cada persona. El dolor puede transformarse en sufrimiento cuando la dolencia adquiere dimensión psicológica y social. El dolor está más cerca del cuerpo y el sufrimiento del alma, porque cuando al hijo le duele la herida, la madre sufre. Si persiste la dolencia el drama se incrementa porque la persona no puede abandonar su cuerpo, entonces, como en la física, la dolencia genera su propio campo. Cuando el dolor es extremo la individualidad se *concentra* y el mundo circundante desaparece; el dolor es más concreto, corporal y egoísta. El sufrimiento se expresa en un campo de energía, la familia. Con el sufrimiento se presentan dos caminos, uno con esperanza, rodeado de seres queridos que ratifican el significado de la vida, y otro pleno de soledad que consume la existencia en su propio fuego, porque en toda situación, los recuerdos sin futuro paralizan. La fuerza de vivir se busca en el cariño de los próximos, con sentido místico, o por el hecho de saber que para que nazca la Tierra tuvo que morir una estrella, y que la muerte del humano significa dejar átomos *vivos* para que la naturaleza continúe con sus pautas. *Morir es un contrato que se firma en el momento de nacer, con libertad para rescindirlo.*

El hombre y el medio generan un sistema de acontecimientos entre lo interno y lo externo que se exterioriza por la conducta. A continuación se analizan algunas estadísticas y trabajos científicos para captar las diferentes formas de expresión que tiene el ser humano ante acontecimientos que lo hieren o lo satisfacen. Se exponen varias investigaciones sobre la importancia del ambiente consideradas en otro libro. (8) Son ejemplos de comportamientos polarizados que pierden el sentido de adaptación.

Se ha probado que los factores de riesgo en la angina de pecho no coincidieron con la magnitud de la enfermedad. En la investigación realizada por el Ministerio de Salud de Massachusetts se encuentra que los factores más importantes para evitar la enfermedad eran la felicidad y la satisfacción por el trabajo. (12) Se prueba que la práctica de la meditación trascendental reduce en un 20% la cantidad de colesterol en sangre. (24) Se realiza el seguimiento de 10 000 israelíes de 40 años de edad o más que sufrieron angina de pecho, y se constata que esta afección se relacionaba con los factores de riesgo conocidos, pero también con la ansiedad y los problemas psicosociales. La incidencia de la angina fue dos veces menor en aquellos que tenían el apoyo de sus esposas. (16) Se informa que en 5 000 viudos británicos la tasa de mortalidad, comparada con la normal, aumentó en un 40% dentro de los 6 meses de fallecidas sus esposas. (13) Se prueba el aumento de la misma tasa en el caso de los solteros. (1). La pérdida de los seres queridos se manifiesta por el cambio de actividad de la serie linfocitaria. (21) Asimismo, los niveles de cortisol y la malignidad del cáncer de mama se incrementan con el estrés. (23) (18) Se ha demostrado que en los pacientes con cáncer la esperanza y el pensamiento positivo alargan la vida. (2) En una investigación, a los conejos se les suministran dietas cargadas de colesterol para observar su efecto en las arterias. En ese grupo de animales, ante el asombro de los investigadores, se constata una reducción de la arterioesclerosis, en un 60%. (17) Se llega a la conclusión de que el grupo de conejos agraciado era tratado por uno de sus cuidadores con mucho cariño, haciéndolos jugar y pasear fuera de sus jaulas. Durante la guerra fue relativamente común observar esclerosis coronaria en jóvenes combatientes. Otro ejemplo es cuando en Inglaterra le informan al autor que era difícil realizar estadísticas de discapacitados porque muchos de ellos, aunque se movían en silla de ruedas, no se consideraban como tales por su triunfo familiar y laboral. Se ha comprobado asimismo que los suicidios y los divorcios entre gente discapacitada motora es menor que entre los llamados normales (7). La valoración de los hechos, acontecimientos y estímulos depende de quién los experimenta, inclusive la verdad tiene un tiempo diferente en cada uno para ser admitida o expresada. El autor ha repetido insistentemente a sus alumnos que vivimos por lo que sucede en nuestra mente; es por ello que se define la rehabilitación del discapacitado no por el *negativo de la película* que representa el diagnóstico de la medicina clásica, sino por el *positivo* remanente que se expresa en posibilidades espirituales y laborales muchas veces ignoradas por el enfermo y la familia. La vida es como un tobogán donde se cuidan los límites que imponen las barandas, por un lado el dolor y por el otro el placer de no tenerlo. El exceso de dolor puede beatificarse por amor a los demás, y el placer terminar en sufrimiento. Los términos se definen por su interdependencia. Dice Platon que *el placer es inseparable del dolor*, pero lo realmente doloroso –dice Séneca– *es que comencemos a vivir cuando morimos.* El dolor se localiza en el cuerpo y el sufrimiento en el espíritu; uno es más biológico, el otro social. Un dolor severo puede transformarse en un sufrimiento placentero al salvar la vida de un ser querido. Es que más allá del cuerpo se encuentra el sentimiento, los recuerdos gratos y el cariño. El sufrimiento depende del *afuera,* el dolor del cuerpo. La víscera cerebral es el artífice del dolor porque como una paradoja es indolora al pinchazo y expresa sus múltiples y disímiles experiencias con similares interjecciones. El sufrimiento sin dolor corporal es la burla, la sátira o la muerte de un ser querido. Es la expectativa reiteradamente no cumplida o la amenaza permanente. Es un sentimiento que se aloja en la profundidad de la mente y permanece aunque el dolor no esté. Si el hombre vuela con la imaginación y el placer, el sufrimiento y el dolor lo traen a la tierra como si fueran un acicate para que pueda crear, cambiar o predecir. Los tiranos en la historia han dominado al pueblo por el dolor y la muerte, pero el sufrimiento se produce por ausencia de libertad. Por eso el cadáver se corrompe y las ideas se magnifican. En otra perspectiva, el dolor y el sufrimiento se transforman en una paradoja cuando generan el altruismo al dar sin recibir. El famoso psiquiatra Viktor Frankl, después de haber permanecido muchos años en Auschwitz, dice del hombre: *Es el ser que ha inventado las cámaras de gas, pero es asimismo el ser que ha entrado en ellas con paso firme musitando una oración. La experiencia final es la maravillosa sensación de que, después de todo lo que ha sufrido. ya no hay nada a lo que tenga que temer, excepto a su Dios.* (10)

Bibliografía

1. Berman L. F., Syme S. L. Social network shost resistance and mortality: a nine year follow-up of Alameda Country Residents. *American Journal of Epidemiology* 1979; 109: 186-204.
2. Blumberg E. M., Nest P. M., Ellis F. N. A possible relationship between psychological factors and human cancer. *Psychosom. Med* 1954; 16: 276.
3. Bond M. R. Pain.Churchill Livingstone. New York 1984. pág. 45.
4. Capra F. *Sabiduría Insólita.* Editorial Kairos, Barcelona, 1992. pág. 55.
5. Cibeira J. B., Zancolli E. A., Zancolli E. R. *Parálisis Cerebral.* El Ateneo, Bs. As. 1991. págs. 16 y 50.
6. Cibeira J. B. *Medicina y Bioética*

en el Siglo XXI. Lumiere, Buenos Aires, 2004, pág. 75.

7. Comarr E. A. Marriage and divorce among patients with spinal cord injury. *Journal of the Indian Medical Profession* 1963, 10: 4378.
8. Dossey L. *Tiempo. Espacio y Medicina.* Kairos. Barcelona, 1986. Pág. 99.
9. Eccles J. C. *El Yo y su Cerebro.* Labor Universitaria,Cerdanyola, 1985. pág. 626.
10. Frankl V. *El Hombre en busca de sentido.* Herder, Barcelona. 1989. págs. 87 y 94.
11. Frankl V. *El Hombre en Busca de Sentido.* Herder; Barcelona, 1989. pág. 120.
12. Jenkins C. D. Psychological and social precursors of coronary disease. *The New England Journal of Medicine* 1971; 284:244-255.
13. Kraus A. S., Lilienfeld A. M. Some epidemiological aspects of the high mortality rate in de young widowed group. *Journal of Chronic Disease* 1959; 10 207-217.
14. Kutas M., Hillyard S. A. Reading senseless sentences: brain potentials reflect semantic incongruity. *Science* 1980; 207:203-205.
15. Lassen N. A. Ingvar D. H., Skinhoj E. Brain function and bloodflow. *Sci. Am.* 1978; 239 (4):62-69.
16. Medalie J. H., Goldbourt U. Angina pectoris among 10 000 men. *American Journal of Medicine* 1976; 60:910 921.
17. Nemen R., Levesque M., Comhill J. Social environment as a factor in diet-induced atherosclerosis. *Science* 1980; 208: 1475-1476.
18. Pettingale K. W., Creer S. Serum IgA and emotional expression in breast cancer patients. *J. Psychosom Res* 1977; 21:395-399.
19. Pribram K. H., Ramirez M. *Cerebro Mente y Holografía.* Alhambra, Barcelona, 1980.
20. Roland P. E., Larsen B., Lassen N. A., Skinhoj E. Supplementary motor area and other cortical areas in organization of voluntary movements in man. *J. Neurophysiol* 1980; 43: 118-136.
21. Schleifer S. J. Bereavement and lymphocite fuction. Reunión de la *American Psychiatric Association.* San Francisco, mayo 1980.
22. Shepard R. N., Metzler J. Mental rotation of three-dimensional objects *Science,* 1971; 171:701-703.
23. Sklar L, Anisman H. Stress and coping factors influente tumor growth. *Science* 1979; 205:513-515.
24. Stone R. A., DeLeo J. Psychoterapeutic control of hypertension. *New England Journal of Medicine* 1976; 294:80.
25. Von Knorring L., Perris C. Biochemistry of the augmenting-reducing response in visual evoked potentials. *Neuropsychobiology* 1981; 7: 1-8.
26. Wolff W. *Introducción a la Psicología.* Fondo de Cultura Económica, Barcelona, 1980.

Estudio del dolor: material y método. Terminología y medición del dolor y la disestesia

Capítulo 1

A. Material y método

El Instituto de Rehabilitación Psicofísica de Buenos Aires se ha definido como un hospital y una escuela, porque *rehabilitar es educar*. Se compone de un grupo de médicos clínicos, cirujanos y profesionales colaboradores, que además de prescribir fármacos, cirugía, medicina física, movimiento y reposo colaboran en la empresa de ubicar al alumno-paciente en las mejores condiciones en el hogar, la calle y el trabajo. La filosofía consiste en observar las posibilidades remanentes del enfermo y magnificarlas para utilizarlas en su nueva vida. En otras palabras, captar el *positivo* de la película, expresado en lo que queda, en vez del *negativo* que manifiesta lo que no está. Es como los amigos a quienes se quiere por lo bueno y no por los errores que cometieron. La función institucional se ha representado como un puente que el enfermo debe recorrer sin *quedar dormido* debajo de él. (9, 16) Las aplicaciones terapéuticas realizadas por los profesionales se ejemplifican mediante un puente diciendo que los *pilones* que van al lecho del río son los servicios de psicología, psicopedagogía, trabajo social, educación, orientación vocacional, recreación y deporte. Las *barandas* se constituyen a través de la terapia ocupacional, kinesiología (terapia física), fonoaudiología, ortesis y prótesis y enfermería especializada. (Ver Figura 1) El *piso* se conforma por la clínica y la cirugía. Es una estructura perfectamente dotada para generar la rehabilitación del enfermo con dolor u otro tipo de discapacidad de tiempo intermedio o prolongado. El grupo tratante debe trabajar como un *comando*, de acuerdo a las necesidades cambiantes del paciente. La información a la familia o al enfermo sin coherencia, puede generar ansiedad, miedo y desconfianza.

Los pacientes fueron observados en el Instituto de Rehabilitación Psicofísica de Buenos Aires con el aporte —en las investigaciones sobre dolor lumbar—, del Hospital de Clínicas General José de San Martín. Los hallazgos fueron publicados por el autor y colaboradores en libros y artículos.

1. En el libro *Rehabilitación del parapléjico* se observan 380 pacientes parapléjicos y cuadripléjicos, con y sin dolor, durante 10 años, donde fueron estudiados desde el punto patogénico somático, psicológico y sociolaboral. (11,12,13)
2. Se examinan 860 pacientes con dolor lumbar con seguimiento durante cuatro años. (16)
3. Se realiza una investigación sobre la columna cervical tabulando 125 síndromes suboccipitales, 26 mielopatías, 4 síndromes cervicohipoglosos y 125 síndromes con radiculopatías. (15)
4. Se estudiaron en forma clínica y bioeléctrica 203 pacientes con lesiones plexuales y nervios periféricos. (17)
5. En la misma institución se examinaron en forma psicofísica y sociolaboral 3 000 pacientes con lesiones cerebrales. (8)
6. Se estudiaron en forma clínica y bioeléctrica 175 pacientes con diabetes y neuropatías, (14) y 992 amputados de miembros inferiores mayores de 50 años. (18)
7. El libro del autor, con la participación de varios colaboradores, denominado *Dolor y Disestesia* se publica en 1995. El presente escrito es un aspecto moderno aportado sólo por el autor; se trata de condensar los conocimientos en el presente libro.

• Relaciones institucionales

Hay tres tipos de relaciones: a) relación médico-paciente; b) equipo-paciente, y c) interprofesional. (19)

La primera relación es la más difícil y conocida; se gesta entre el médico y el enfermo, y se complementa con el estudio de la familia y el ambiente. La relación interprofesional se genera en una reunión grupal con rotación de roles, donde cada profesional adopta el rol que desea para discutir problemas de la organización institucional y sus errores. En el centro de la reunión, como objetivo, se colocan la institución y los pacientes que se atienden. El director es siempre el responsable, pero debe buscar consenso en los planes a realizar. La única forma de querer a la institución es cuando todos son protagonistas de sus éxitos y fracasos.

Es un error creer que los enfermos con tratamiento prolongado están inmersos en la pasividad. En sus espíritus miles de emociones y de dramas aparecen y desaparecen de acuerdo a la fe o la desesperanza. Las piernas están paralizadas pero las almas permanecen en silencio, aunque activas día y noche. Muchas personas ajenas al tratamiento se olvidan de los sentimientos porque no se pueden tocar. Las parálisis son, a veces, emergencias sin sangre que se expresan por lágrimas, miradas o gestos con apetencia de cariño. Los equipos de trabajo deben estar preparados para captar lo que no se palpa. La rehabilitación es la *democracia* de la medicina, donde el enfermo quiere bienestar y aun la felicidad. En la *terapia intensiva* el enfermo desea la vida sin discutir. Los centros de rehabilitación son organizaciones médicas aptas para tratar este tipo de pacientes en forma integral psicofísica y laboral. *El enfermo en terapia intensiva quiere la vida, pero cuando se rehabilita desea la felicidad, formando parte, con su familia, del equipo tratante.*

- Historia clínica

a. *Localización del dolor:* señalar el lugar de máximo dolor o disestesias con su desplazamiento. Indagar si es superficial o profundo y qué sucede con los diferentes movimientos. Si es necesario, utilizar un esquema del cuerpo para que el enfermo ubique el dolor y sus irradiaciones.
b. *Comienzo*: indagar por la iniciación del síntoma y su evolución. Constatar si su aparición fue gradual o brusca y con relación a qué circunstancias.
c. *Cantidad*: determinar la secuencia en el tiempo junto con su intensidad. A veces cuanto más crónico, más difuso y *más cerebral*. Establecer periodicidad y ritmo.
d. *Cualidad:* hacer que el paciente exprese sus molestias para considerarlas como afectivas, sensitivas o evaluativas. Determinar si hay cambio con la tos, el clima, la risa, la menstruación, la alimentación, la respiración, la constipación, la defecación, los estados psicológicos, movimientos o posturas. Indagar específicamente sobre el sueño y su relación con el dolor.
e. *Actividades que realiza diariamente:* duración, tipo de esfuerzo y posiciones que adopta.
f. *Cambios de conducta o de actividad:* está deprimido, ansioso, irritable, antisocial, pasivo, dependiente, etcétera.
g. *Efecto de tratamientos anteriores:* psicoterapia, fisioterapia, fármacos, placebo o nocebo, hipnosis, relajación o biorretroalimentación, etcétera.
f. *Qué lo mejora o lo empeora.*
i. *Determinar una hipótesis de diagnóstico antes de observar la iconografía.*

• Consideraciones clínicas

El enfermo debe expresarse con su psicología y sus receptores del dolor. El apuro del médico en la consulta anula la primera posibilidad, y los antiinflamatorios, administrados sin criterio clínico, se encargan de acallar al sistema que cuida el cuerpo y quiere decir algo. Y por insensatez, se recurre sólo a las imágenes computadas para el tratamiento.

Este libro pretende ser una revalorización de la clínica para los jóvenes estudiantes y médicos. Pareciera ser que antes se realizaban consultas en forma inadecuada, pero se sabía la magnitud del error; hoy, con el advenimiento de sistemas de diagnóstico más sofisticados, muy importantes, se suelen olvidar dos principios que permanecen sin cambio: saber escuchar al enfermo y hacer una evaluación de sus síndromes psicofísicos y familiares. Después se mira la iconografía.

• Investigación de la sensibilidad

Es difícil valorar la sensibilidad porque está inmersa en la personalidad del paciente. La semiotecnia y el análisis de los síntomas y signos no está expresada claramente en muchos textos. Se debe abordar al cuerpo con relación a la mente, desde lo fisiológico a lo psicológico y a la conducta. Cuando se palpa el cuerpo se mira la cara, porque la respuesta está en el gesto y el movimiento. Lo que se mantiene irrefutable en la práctica clínica es la interdependencia de los tejidos distribuidos de acuerdo a metámeras somáticas, viscerales y autonómicas que confluyen en el sistema nervioso central (SNC). Todo es interdependiente, lo que está en la piel se representa en el resto del soma, la víscera y el sistema nervioso. Los síndromes se presentan solos o mezclados, por causa somática, visceral o mental. No juzgar la evolución de la dolencia sólo por la detección estática del tacto y el dolor. Es necesario considerarlo con relación al movimiento. (47) Todo análisis se integra en la función. Con este criterio se analizan en el enfermo la sensibilidad y el movimiento, para valorarlo con relación a las actividades de la vida cotidiana y laboral. Con el estudio clínico se determinan los síndromes que se unifican en el diagnóstico, para después —mediante el arte médico y teniendo como base la enfermedad— realizar el tratamiento del enfermo.

Para el examen de la sensibilidad el examinador debe mantener un ambiente silencioso con temperatura estable, dado que la temperatura cambia el umbral del dolor. El frío lo incrementa en las personas de edad y en los casos de insuficiencia vascular. Es conveniente, sobre todo en el estudio de la mano, poseer dibujos con discriminación de las regiones a evaluar para facilitar la tabulación. Hay métodos sencillos y prácticos para graduar la sensibilidad sin aparatos sofisticados. Hay científicos que se dedicaron toda su vida a entender los misterios de la sensibilidad, dado que el movimiento, sin importar la sensibilidad, ha sido la niña bonita de las investigaciones neurológicas. (39, 21) La importancia de la sensibilidad en la mano y los progresos de la cirugía en ese segmento, con o sin injertos, ha determinado la necesidad de estos estudios. Se ha dicho y con razón, *la mano sin sensibilidad es ciega*, y se agrega que *sin movilidad y con sensibilidad normal, es tuerta*. Es que para sentir hay que mover los dedos. Si bien los estudios del dolor y la sensibilidad en general se han desarrollado por el aporte fundamental de las ciencias neurológicas, la evaluación de la sensibilidad en la mano fue impulsada en la Argentina por el doctor Eduardo Zancolli en la cirugía ortopédica y plástica. (57) Para el estudio del dolor se deben relacionar los segmentos metaméricos con los diferentes *tomos* y sus reflejos (dermatomo, miotomo, esclerotomo, enterotomo y mielotomo). Toda agresión a los receptores somáticos o viscerales tiene su representación refleja en cada uno de los *tomos* superficiales y profundos. *No hay clínica sin relación metamérica, somática, visceral y autonómica.* (Figura 2)

B. Definición de la terminología algética y estésica

El dolor se describe con relación a toda la sensibilidad. Con ese objeto se define la *estesia anormal* con la palabra *disestesia*. No se considera la definición aportada por el Subcomité de Taxonomía como una *expresión desagradable ante la noxa*. (29, 52) Con el criterio expuesto y fisiológico, la algesia y la estesia, el dolor y la disestesia, como el placer y el sufrimiento, se consideran polos de una función interdependiente. La estesia produce disestesia por la degradación del tacto, tal como el dolor genera el sufrimiento. La emoción y la sensibilidad ponen en movimiento al organismo, que depende de su adaptabilidad para el éxito o el fracaso. Esta interacción con el ambiente es tan crucial que si el dolor no tuviera un umbral superior a 1 000 o 2 000 veces, la caricia o una melodía serían dolorosas.

La sensibilidad, por vías propias, llega al sistema nervioso central para tejer sobre esa trama el *bordado* de las sensaciones de acuerdo a la biografía y expectativas de la persona. Las sensaciones son como los colores en la paleta de un pintor; la obra está más allá de las sumas de los tintes, la genera la inspiración del artista en la trama cerebral.

El hombre, al describir estímulos o sensaciones, lo hace de acuerdo a la calidad, la cantidad, el tiempo, el ritmo, la localización y lo que beneficia o perjudica. La clínica se complementa con la observación de los gestos, actitudes, forma de hablar y la palpación de sus segmentos. El médico, a veces, por el poco tiempo que le otorga a la visita, no escucha al enfermo, y mediante la prescripción de antiálgicos no deja que los receptores del dolor, que lo defienden, se expresen con libertad. Por lo tanto, el diagnóstico lo realizan múltiples imágenes computadas que magnifican las patologías, y para expresar un dicho clásico, se comienza a *tratar la iconografía y no al paciente.* Sófocles, 400 años antes de Cristo, dice que *para conocer la influencia del dolor es más útil conocer la mente de los hombres que su fisiología.* Y otro, que *no sólo hay que contar las pulsaciones sino que hay que saber escuchar al corazón.*

• Clasificación del dolor y la disestesia

La estesia y el dolor son provocados por diferentes estímulos. Se desplazan por distintas estructuras anatómicas y generan diferentes neurotransmisores. No obstante las diferencias, ambos síntomas anuncian el mismo principio fisiológico, el peligro que acecha a las estructuras corporales. El autor repite a sus alumnos *Señora algesia dime con quién andas y te diré quién eres.*

En muchos textos el estudio de la estesia (disestesia) y la algesia (dolor) no se interpreta cabalmente. Con frecuencia la literatura moderna divide al dolor por el tiempo transcurrido (agudo y crónico) pero no por su fisiopatología, que determina el tipo de tratamiento. El autor divide el dolor y la disestesia en *fisiológico, neuropático y psicogénico.* El dolor y la disestesia se componen de tres estadios, el de recepción, el de percepción y el de reacción. Por lo tanto, el dolor fisiológico es normal y se atiene a los primeros términos, y el tercero se manifiesta distorsionado y con mayor intensidad en los dolores neuropáticos y psicogénicos.

El dolor fisiológico es *representativo*, el neuropático *destructivo* y el *psicogénico retroactivo.* Los tres tipos de dolor se interpretan por sus similitudes y diferencias, dado que es imposible asignarles una individualidad total. Dice el Profesor del Sel que *se emplea la expresión "clasificar" para ordenar hechos conocidos por todos, en un sistema que parezca verdad aunque no lo sea.* Por eso la medicina es ciencia y arte. Es la diferencia entre el diagnóstico de la enfermedad que es ciencia, y el tratamiento personalizado de un enfermo como arte. Por lo tanto la clasificación y el método de tratamiento son impuestos por el enfermo con su dolencia y no por el profesional.

Se hace una revisión del significado de los términos utilizados en este estudio, aportando una concepción nueva en muchos aspectos. Se observa que los estudios neurofisiológicos son correctos pero no se relacionan con la clínica. Parece que el clínico está pensando más en la iconografía que en observar, escuchar y palpar al enfermo. En otras palabras, no hay una relación clara entre las investigaciones neurofisiológicas, que son excelentes, y su utilización clínica. Se atribuye a que los capítulos de los libros están escritos por múltiples profesionales pertenecientes a diferentes universidades sin vínculos en la práctica clínica cotidiana. El autor piensa que siempre *la clínica manda* porque es la reflexión del médico, quien une los síndromes con la iconografía. La clínica es la función resultante después de haber estudiado ambas perspectivas. Pequeños detalles generan grandes consecuencias.

Todo el cuerpo se divide en capas que se interrelacionan ante cualquier estímulo, por eso el clínico debe comprender los hallazgos neurofisiológicos que unen el dermatomo, con el miotomo, esclerotomo, enterotomo, simpaticotomo y mielotomo. Los representantes metaméricos se localizan a diferentes profundidades de allí la clasificación de los receptores en: exteroceptivos, propioceptivos e interoceptivos. Estas estructuras se estudian junto a los reflejos vehiculizados por los nervios aferentes y eferentes somáticos, viscerales y autonómicos. (Figura 2)

Terminología estésica

La sensibilidad normal consciente no algética (estésica) como el tacto, parcialmente la temperatura, es vehiculizada por las fibras gruesas (A beta). Cuando es anormal el autor la denomina *disestesia* que se divide en: 1) *disestesia referida* y 2) *disestesia irradiada (parestesia).* La primera produce efectos desagradables sin dolor, la otra indica irritación de la fibra nerviosa que se expresa con falta de sensibilidad. La definición de disestesia para la Asociación Internacional para el Estudio del Dolor (AIED) o en inglés IASP es la *sensación anormal y desagradable espontánea o provocada.*

• Observaciones

La IASP no realiza la diferencia entre disestesia referida o irradiada. El autor la define como una sensibilidad provocada o espontánea displacentera que se produce con diferente patogenia con respecto a la del dolor.

1. Disestesia referida

a. **Fisiopatología:** se produce cuando se irritan los receptores estésicos. El autor representa las múltiples metámeras, con sus receptores, mediante la muñeca rusa (*mamuschka*) compuesta por múltiples muñecas una dentro de la otra. La más superficial representa la *dermatoma,* le sigue la *miotoma,* más adentro la metámera *esclerotoma* y *enterotoma.* Por último el sistema nervioso medular (*mielotoma*) se objetiva mediante una muñeca sólida. Las paredes de las muñecas simbolizan la ubicación de los receptores superficiales y profundos. No se ejemplifican los nervios que *nacen* en las paredes de cada una de ellas generando reflejos a nivel medular (*mielotoma*). Cada sector dermatómico se corresponde a diferente distancia y profundidad con las demás metámeras. Cada receptor disestésico genera reflejos metaméricos a la superficie y a la profundidad. (Figura 2)

b. **Consideraciones clínicas**: la irritación de los receptores genera espasmos musculares segmentarios que inmovilizan el sector mecánicamente afectado. *Signos*: no obstante la profundidad del estímulo estésico, la piel expresa mediante el *signo del pellizco rodado* el lugar aproximado de la noxa. El aumento de volumen y temperatura comparativos de la piel se deben a la vasodilatación generada por el sistema ortosimpático. Y mediante el *rodado* de la piel el enfermo percibe la hiperestesia. (Figura 3) En síntesis, se produce este signo por estimulación de receptores (superficiales o profundos). La hiperestesia se homologa a la hiperalgesia, pero su patogenia es diferente. La primera se debe al compromiso de fibras A beta, y la otra al de fibras A delta o C.

- Hiperestesia

Es definida por IASP como la *mayor sensibilidad a estímulos, excluyendo los sentidos especiales.* La hiperestesia es una disminución del umbral a los estímulos no nociceptivos.

- Observaciones

Se define como un reflejo *referido* al dermatoma que se corresponde con la metámera irritada. La referencia depende de las metámeras afectadas, dermatoma, miotoma, esclerotoma y enterotoma. Cada área somática o visceral tiene su representación refleja en las demás metámeras profundas o superficiales. La estimulación del receptor siempre genera reflejos determinando *disestesias referidas* a distancia.

Ejemplo: las causas pueden ser somáticas o viscerales. La irritación articular de los receptores intervertebrales producen molestias referidas a la parte anterior de ambos muslos. La artritis coxofemoral produce molestias en la rodilla. Un infarto de miocardio se refiere al brazo (reflejo por causa visceral). En la tríada de Lewis cuando se aplica una noxa en la piel (receptores) se produce alrededor una hiperestesia secundaria referida. Los receptores profundos estimulados en la misma forma determinan *disestesias referidas* en la superficie y en la profundidad. En este signo hay un componente reflejo visible que responde de acuerdo a las metámeras estimuladas. El estímulo puede actuar de forma profunda (somático o visceral) o superficial generando una sensibilidad local anormal o disestesias referidas que son producto de los reflejos metaméricos. La irritación de cualquier receptor estésico de la piel puede generar fenómenos locales o a distancia en la misma piel o en la musculatura que está por debajo.

- Reflejo estésico referido

Los estímulos en los receptores superficiales o profundos generan reflejos.

Ejemplo: el masaje puede producir efectos reflejos relajantes en todas las estructuras somáticas y viscerales. Cualquier lesión articular genera un espasmo de protección reflejo a distancia como se observa en las lumbalgias de origen mecánico-articular, o el espasmo de los músculos aductores en la artrosis de cadera.

c. **Observaciones:** *la IASP no define este síndrome.* Algunos autores dicen que la disestesia es similar a la parestesia (6) o que es *la apreciación anómala modificada de una estimulación.* (4) Es común referirse a ella en los escritos como una sensación displacentera al estímulo. Recién en la década del noventa se populariza la descripción metamérica y sus correlaciones, sin describir que esta sensibilidad es causada por la estimulación de receptores estésicos. Es común ejemplificar ciertas relaciones, como el infarto de miocardio con la extremidad o los problemas hepáticos con el hombro derecho. *Pero los receptores en cualquier metámera generan un componente reflejo a distancia.*

2. Disestesia irradiada (parestesia)

a. **Fisiopatología:** este signo se produce por compromiso de las fibras estésicas (A beta). *Ejemplo:* la compresión del nervio mediano en el túnel del carpo produce adormecimiento, pinchazo y hormigueo con o sin sensación de cambio de volumen o temperatura de los dedos. La patogenia se atribuye a la compresión perimetral del nervio mediano. Se conoce con el nombre de atrapamiento cuando en realidad es una compresión de un nervio en un pasaje anatómico preexistente (PAP). Esta forma de lesión por isquemia progresiva, compromete primero a las fibras gruesas motoras (atrofia de la eminencia tenar), después a las gruesas sensitivas (A beta) estésicas y por último las algéticas (A delta y C). La compresión nerviosa en los PAP por generar una patogenia lenta de acogotamiento nervioso produce síndromes similares.

b. **Consideraciones clínicas:** la maniobra de Lasègue como la de Wassermann producen parestesias en la región posterior de la pierna o en la anterior del muslo. Esto indica que en alguna parte del recorrido de las fibras sensitivas están irritadas las fibras A beta; en algunos casos se produce dolor. Se producen parestesias cuando se comprometen nervios mixtos sin ramas cutáneas como el interóseo posterior y anterior o el hipogloso mayor (con sensibilidad aportada por las ramas cervicales C2 y C3). Esas *molestias* se refieren a la profundidad del antebrazo o en la punta de la lengua (síndrome cuello-lengua). (55,33) El movimiento y lateralización de la columna cervical o lumbar pueden comprimir una raíz y producir parestesias (disestesias irradiadas) en las extremidades. Cuando se comprimen nervios cutáneos se observa lo que se conoce como meralgias (muslo), queralgias (mano) y gonalgias (rodilla) parestésicas. Es una *molestia desagradable,* pero no es dolor.

- Hipoestesia y anestesia

Se constata un aumento del umbral o su inhibición para la estesia. Cuando se producen lesiones en las fibras estésicas y algéticas se genera una *anestesia dolorosa. Ejemplo*: deaferentación del plexo braquial.

c. **Observaciones:** la parestesia (disestesia irradiada, para el autor) es definida por la IASP como *sensación anormal, sea espontánea o provocada.* En este libro, la patogenia se describe como causada por lesión de la fibra gruesa (A beta) que compone el nervio cutáneo o mixto.

Terminología algética

1. Definición y clasificación del dolor

La Asociación Internacional para el Estudio del Dolor (IASP) lo ha definido como *Una experiencia sensorial y emocional desagradable, asociada a un daño tisural existente o potencial, o descrito en términos de ese daño.* (52) Es un síntoma o síndrome que en algunos casos parece constituir toda la enfermedad, como en las jaquecas, la neuralgia del trigémino y el dolor fantasma. Por definición, el dolor es sensibilidad, emoción y experiencia, teniendo receptores que actúan como *teclas* cuya sonoridad la produce el *encordado* que está en la corteza cerebral. *Cuando las cuerdas están flojas, la melodía se hace imposible.*

a. **Fisiopatología del dolor:** el autor propone esta clasificación que implica tres características diferentes: consecuencias conductuales, patogenia y tratamiento.

El dolor fisiológico es una respuesta normal a un estímulo anormal. Sin dolor en una mano la piel se deteriora y por descuido se quema. Se denomina dolor fisiológico a los mecanismos de defensa del cuerpo, que evitan que sus estructuras se destruyan. Se presenta como agudo, subcrónico o crónico. Cuando desaparece la causa se termina la dolencia, aunque el dolor se haya prolongado por años. Un tejido supeditado a un exceso de calmantes, o por ausencia de receptores de dolor, no se defiende de la agresión, ni detecta la metástasis.

El dolor *neuropático* siempre es crónico o intermitente, pero es distinto al anterior. No lo genera la noxa, sino la reververancia a nivel del sistema nervioso central que mediante su plasticidad ha tratado infructuosamente de acomodar sus estructuras a las demandas del estímulo. El engrama del dolor se autogenera en la corteza cerebral con la noxa ausente; desaparecida la causa continúa el dolor. Se advierten dos tipos de dolor: uno con calidad lancinante y alternante (*epileptoideo*), y otro continuo, quemante, profundo y más *afectivo*. Cada uno se genera por estructuras anatómicas y neurotransmisores diferentes. El primer tipo de dolor se trata, generalmente, con fármacos anticonvulsivos y el otro con antidepresivos. El tercer tipo de dolor es el *psicogénico* que depende de la biografía del paciente.

b. **Consideraciones clínicas:** el dolor fisiológico que produce una artritis desaparece cuando se cura con o sin cirugía. Sucede lo mismo si se evita una comprensión nerviosa por cualquier enfermedad, incluyendo el cáncer. El dolor *neuropático* se genera por amputación de un miembro o segmento de cuerpo (fantasma), por avulsión plexual, algunas polineuropatías, etcétera.

c. **Observaciones:** el Subcomité Internacional de Taxonomía utiliza el nombre crónico para designar lo que en este libro se denomina dolor *neuropático*. Al dolor agudo lo denomina fisiológico y al crónico, *neuropático*. Pero el dolor crónico producido por una artrosis desaparece con la prótesis y el síndrome del túnel del carpo cuando se opera la muñeca. La radiculopatía crónica se beneficia en forma inmediata con la extirpación de un disco y el dolor producido por un tumor desaparece al extirparlo. El dolor fisiológico se calma al extirpar la causa, pero el dolor neuropático continúa. *Mucha de la literatura inglesa clasifica al dolor por el tiempo y no por su fisiopatología.*

2. Dolor fisiológico referido o irradiado

El dolor fisiológico es una respuesta normal a un estímulo anormal.

a. **Fisiopatología y consideraciones clínicas:** el dolor fisiológico referido se produce por irritación de los receptores de las áreas somático o viscerales. *Ejemplo*: es denominado *referido visceral* cuando la lesión del corazón proyecta el dolor al brazo, y es *referido somático* cuando en la columna cervical se produce irritación de los receptores articulares o musculares generando dolor en la espalda. La artrosis coxofemoral produce dolor en la rodilla y una artritis sacroilíaca en el pubis. Los dolores referidos se localizan a distancia, en cambio los irradiados, por lesión de la fibra nerviosa siguen la dirección del nervio. El dolor *irradiado somático* se produce cuando se comprime la fibra nerviosa del nervio periférico como en el síndrome del túnel del carpo, y se denomina *irradiado visceral* cuando se comprimen los nervios sensitivos que parten de las vísceras.

b. **Observación:** en los estudios modernos no se analiza con precisión esta diferencia patogénica tan importante para la clínica.

3. Dolor crónico y agudo

a. **Fisiopatología:** *Se señala el dolor crónico con el tiempo de tres a seis meses desde su comienzo, sin embargo tales diferenciaciones son arbitrarias.* Y continúa, *otro criterio para calificar el dolor crónico sería aquel que rebasa el período previsto de curación.* (52)
b. **Consideraciones clínicas:** una artrosis dolorosa de rodilla que persiste durante cinco años o más; con una prótesis se pone fin a la dolencia.
c. **Observación***:* el tipo de dolor no depende del tiempo sino de su fisiopatología.

4. Dolor agudo visceral

a. **Fisiopatología y consideraciones clínicas**: se lesionan los receptores localizados en las paredes o en las aferencias sensibles de la víscera. El dolor es generalmente lancinante, deprime e inmoviliza al paciente con retardo del pulso, descenso de la presión arterial, sudor y depresión generalizada. El paciente, como es lógico, no puede *huir de sus vísceras* y se queda quieto.

5. Dolor agudo somático

a. **Fisiopatología y consideraciones clínicas**: se lesionan receptores y/o fibras algéticas. Se manifiesta con movimientos voluntarios y autonómicos como el aumento de presión arterial, volumen minuto, frecuencia respiratoria, tensión muscular, incremento del diámetro de la pupila y vasoconstricción visceral y periférica. Los dolores en el aparato locomotor generan la reacción de *pelear o volar. Ejemplo:* en las lesiones superficiales el dolor es quemante, y en las estructuras musculoesqueléticas profundas, aplastante, *sordo* y tridimensional.

6. Dolor crónico o *cronificado*

a. **Fisiopatología y consideraciones clínicas**: los dolores neuropáticos y psicogénicos son dolores crónicos por su patogenia; en cambio un dolor fisiológico crónico de origen mecánico, como la lumbociática por radiculopatía se tendría que denominar *cronificado* por falta de tratamiento adecuado y no por la patogenia del proceso.

7. Nociceptor

La AISP lo define como *receptor preferentemente sensible a traumatismos hísticos o a un estímulo que originaría daño hístico si actuase por largo tiempo.* El nociceptor produce dolor o disestesias en el hombre, pero en el animal *respuesta nociceptiva.*

8. Estímulo nocivo

La AISP lo define como *estímulo capaz de activar receptores que indican daño hístico.* **Observación:** es una designación para el dolor fisiológico, porque para el neuropático o psicogénico un recuerdo puede producir dolor.

9. Nociceptores somáticos y viscerales

a. **Fisiopatología y consideraciones clínicas:** son receptores que captan los estímulos nocivos, se vehiculizan por las fibras A delta, y producen un dolor rápido como el pinchazo. Cuando lo hacen por las fibras finas C responden en forma lenta, son más urentes y *afectivos.* Los receptores nociceptivos pueden responder a estímulos químicos, mecánicos, térmicos y polimodales. No hay una relación exacta entre la magnitud de la nocicepción y el síntoma dolor, porque la reacción al estímulo es un atributo personal. Las fibras aferentes del tórax y el gastrointestino se incorporan a las fibras del sistema autonómico. Las fibras que vehiculizan la algesia visceral componen el 10% de la estructura de la raíz posterior. Las aferencias sensitivas somáticas en la pelvis son vehiculizadas principalmente por el nervio pudendo. Todas las aferencias somáticas y viscerales hacen una estación en el ganglio espinal.

10. Umbral del dolor

Es la mínima fuerza de un estímulo que en una persona determinada puede provocar dolor. En la investigación, los aciertos de las pruebas deben pasar el 50%. El estado psicológico es muy importante.

11. Nivel de tolerancia

Definición de AISP: *Nivel máximo de estimulación nociva que está dispuesta a tolerar una persona.*

12. Tolerancia

Estado fisiológico en que la persona necesita mayores dosis de una sustancia psicoactiva para obtener un efecto deseado.

13. Dolor superficial o profundo

Son expresiones de un paciente para localizar un síntoma. La causa, determinada por el médico, puede ser también superficial o profunda. *Ejemplo:* la articulación sacroilíaca refiere el dolor al pubis (superficial), y la artrosis coxofemoral (profunda) se refiere a la piel de la rodilla (superficial).

14. Anestesia dolorosa

La AISP la define como: *el dolor espontáneo en una zona o región anestesiada.* **Observación***:* es la lesión del componente estésico con prevalencia del dolor.

Generalmente es una perversión del dolor que se presenta en forma regional y compleja (dolor neuropático) *Ejemplo*: avulsión del plexo braquial. Las áreas con analgesia total pueden manifestarse con dolor; lo primero es un signo, lo último un síntoma. La anestesia, la analgesia y el dolor espontáneo pueden coexistir en el mismo dermatoma.

15. *Dolor central*

La AISP lo define como *Un dolor iniciado o causado por primaria o disfunción del sistema nervioso central.* **Observación:** el origen del dolor siempre es central (mente). Las causas que lo provocan pueden ser centrales o periféricas. *Ejemplo:* la causa es un traumatismo de médula, la localización del dolor es en el tórax y el origen en la corteza cerebral.

16. Hiperalgesia

La IASP la define como. *Una respuesta más intensa a un estímulo que normalmente es doloroso.* **Observación:** es el aumento de sensibilidad al dolor producido por un estímulo nociceptivo somático o visceral. El dolor en la piel es *primario* cuando por estímulos nocivos se desencadenan mediadores químicos inflamatorios como repuesta. Es *secundario* cuando las neuronas centrales se excitan y generan un reflejo que sensibiliza el sector que rodea al área *primaria* de la piel. Este último efecto es un fenómeno homólogo al dolor referido. La hiperalgesia aparece en una determinada metámera cuando se estimulan las fibras algéticas somáticas o viscerales correspondientes al citado segmento. Son dolores referidos a distancia porque las metámeras no se corresponden en superficie y profundidad. *Ejemplo*: en la profundidad de la dermatoma T.12 se encuentra el músculo trapecio inervado por la metámera C.2.

17. Hipoalgesia

Definición de la IASP: *Disminución de la percepción del dolor ante un estímulo normalmente doloroso.*

18. Alodinia

Definición de la IASP: *Dolor ocasionado por un estímulo que generalmente no lo causaría.* Es el dolor producido por un estímulo no doloroso sobre una piel normal o lesionada. *Ejemplo*: síndrome complejo regional tipo 2 (causalgia).

19. Hiperpatía

Definición de la IASP: *Síndrome doloroso caracterizado por una mayor reacción a un estímulo, en particular de tipo repetitivo, en un área con incremento del umbral.* Se produce con gran severidad con relación al estímulo, no obstante el umbral para el dolor está aumentado; el efecto persiste después de la estimulación, sobre todo si es repetida; se asocia con disestesias. *Ejemplo*: síndrome doloroso regional complejo tipo 1.

20. Síndrome de dolor regional complejo tipo 1
(antes distrofia simpática refleja)

Definición de la IASP: *Síndrome que suele surgir después de un hecho nocivo desencadenante no limitado a la distribución de un solo nervio periférico, y al parecer sin proporción al hecho mencionado. En algún punto conlleva manifestaciones como edema, cambios en el riego sanguíneo de la piel, actividad sudomotora anormal en la región del dolor, alodinia y/o hiperalgesia.*

21. Síndrome de dolor regional complejo tipo 2
(antes causalgia)

Definición de la AISP: *Síndrome de dolor ardoroso sostenido, alodinia e hiperpatía después de una lesión traumática a un nervio, combinada a menudo con disfunción vasomotora y cambios tróficos ulteriores.* Es un síndrome con dolor quemante, mantenido, producido por un traumatismo de nervio periférico que se asocia a trastornos autonómicos de los tejidos (cambios tróficos). *Ejemplo*: lesiones traumáticas parciales de gran velocidad de los nervios gruesos como el mediano y el ciático.

22. *Receptores del dolor*

Observación: se debe evitar este término porque el dolor es un síntoma de origen central que no necesariamente se origina en receptores. Deben llamarse *receptores algéticos* los cuales pueden ser centrales (SNC) o periféricos.

23. *Dolor maligno*

Observación: hay enfermedades que suelen ser incurables pero el dolor que producen es de tipo fisiológico. La enfermedad puede ser *maligna* pero no necesariamente el tipo de dolor. *Ejemplo:* un cáncer comprime un nervio, si se extirpa el tumor el segmento deja de doler. Por eso es que el tratamiento se realiza con administración de opioides y/o AINE. Los dolores *malignos* por su fisiopatología son el neuropático y el psicogénico.

24. Conducta dolorosa

Se puede dividir en reactiva, que es la observada en el dolor fisiológico, y en conductual, que modifica la forma de vida. Genera con el tiempo cambios de postura corporal, aumento de dependencia, pasividad y una severa depresión. Se comienza a utilizar el dolor, en forma inconsciente, como si fuera un beneficio.

25. Neuritis

Definición de la IASP: *Inflamación de uno o varios nervios. Ejemplo*: polineuritis, mononeuritis, o neuritis múltiple.

26. Dolor neurogénico

Definición de la IASP: *Dolor desencadenado o causado por una lesión primaria, una disminución o la perturbación transitoria de los sistemas nerviosos periférico o central.*

27. Neuralgia

Definición de la IASP: *Dolor en la distribución de uno o varios nervios. Ejemplo*: neuralgia del trigémino.

28. Neuropatía

Definición de la IASP: *Perturbación del funcionamiento o cambios patológicos de los nervios. Si es un solo nervio se le llama mononeuropatía; si abarca varios nervios, mononeuropatía múltiple; si es difusa y bilateral, polineuropatía.*

29. Capacidad de expresión

Además del umbral para el dolor y la tolerancia, está consignado, para los estudios, la capacidad de expresión del investigado. Puede haber umbral aumentado y gran expresión para el dolor, o viceversa. Se gradúa computando los gestos y los movimientos que produce, así como también los adjetivos que utiliza de acuerdo a la personalidad que posee.

30. Suma temporal y espacial

Cuando al tacto no produce dolor, y después aparece se denomina suma temporal. *Ejemplo*: dolores por lesión talámica. Se denomina por suma espacial cuando el dolor, ante el estímulo, aumenta su área de predominio. *Ejemplo*: la causalgia puede repercutir en la extremidad opuesta.

31. Dolor por deaferentación

Se interpreta diferente de acuerdo a los autores. Este fenómeno implica la autogeneración de dolor por las estructuras nucleares del SNC que quedaron sin soporte por lesión periférica, lo cual sucede en forma generalmente brusca. Se puede decir con criterio *social* que hubo un *despido masivo de trabajadores* sin previo aviso, generando huelgas y protestas a nivel del *asta posterior. Ejemplo*: avulsión traumática del plexo o dolor fantasma por amputación de un segmento del cuerpo.

Síntesis para definir términos algéticos

Nombre	**Estímulo**	**Reacción**	**Umbral cutáneo**
Alodinia	Normal	Dolorosa	Normal o anormal
Hiperpatía	Normal	Muy dolorosa	Aumentado
Hiperalgesia	Nociceptivo	Dolorosa	Disminuido
Hipoalgesia	Nociceptivo	Poco dolor	Aumentado

C. Medición del dolor

La medición del dolor es una antigua inquietud de la ciencia, pero por dificultades metodológicas y conceptuales es muy difícil de obtener. Es como predecir las acciones del hombre y por lo tanto colocar a la psicología dentro de las ciencias exactas. Pero el acercamiento a esa meta sigue siendo una esperanza que se cumple dentro de las dificultades que implica. Es decir, que se trata de unir la neuroquímica con la psicología por coherencia, no por correspondencia.

La estesia o la algesia, por imperio de la neocorteza, se transforman en tacto o dolor. Si el estímulo genera una reacción patológica se denomina, como se dijo, dolor neuropático o psicogénico. El dolor fisiológico es tan normal como llamar a la policía para que ayude. El dolor neuropático o psicogénico es llamar a la policía, quien en vez de ayudar, roba.

• Algesiometría en los bioterios

El manejo de los animales para la investigación está reglamentado por la Asociación Internacional para el Estudio del Dolor y el Comité de Investigaciones y Ética de los Estados Unidos. Alguna de las normas expuestas son: a) La investigación debe ser lo suficientemente importante para que justifique producir dolor en los animales. b) Si es posible, el investigador debe probar en sí mismo la producción de dolor. c) El estudio debe ser mínimo y lo suficiente para producir resultados. d) Se aconseja utilizar métodos anestésicos. e) El tiempo de experimentación como el número de animales debe ser mínimo. f) Las instalaciones (bioterios) deben tener estructuras especiales como lo exigen las normas. g) Los animales producen *reacciones algéticas,* pero no dolor.

El estudio para medir la algesia en los animales se llama *algesiometría* y para medir el dolor en el humano *algometría.* Los términos son diferentes porque la complejidad aumenta en el hombre por el aporte de la psiquis. Se han utilizado todo tipo de estímulos, tanto para provocar reacciones algéticas fisiológicas agudas como dolencias neuropáticas. Trabajar con animales no es simple, dado que ellos están supeditados a ritmos circadianos, sexo, edad, a momentos del día y a los meses del año. Hay gran diferencia entre un gato callejero y otro criado en el hogar. (58)

• Algometría en adultos

1. Método experimental para valorar el dolor en personas normales

El *umbral* del dolor es la manifestación de ese síntoma por la aplicación mínima del estímulo, por lo menos en el 50% de las veces que se intenta. El *dintel* del dolor es la expresión máxima de ese síntoma con manifestaciones gestuales y palabras, y con retiro del segmento en experimentación. La *tolerancia* es la relación entre ambos. Cuanto menos es la diferencia, mayor es el fenómeno psicológico, dado que el *dintel* obedece más a este componente. El *umbral* es más predecible y fisiológico, la *tolerancia* es mas psicológica, y la expresión y actitudes del paciente son de dominio cultural. Se homologa lo expuesto a una puerta a la que, de acuerdo a la fisiología del dolor, atravesar es un hecho cultural. (Figura 4)

Los mejores candidatos para la investigación son los voluntarios desinformados a quienes no les importa el resultado final, y por lo tanto eliminan la ansiedad. Son los mejores individuos con el menor componente psicológico.

- Características estímulo-respuesta

a) El dolor se relaciona con la intensidad del estímulo. Se pueden captar sensaciones expresadas en forma difusa o discriminativa. b) Se investiga este síntoma teniendo en cuenta la edad, estado somático y psicológico, fatiga, ansiedad, ritmo circadiano, ingestión de alcohol, marihuana, otros fármacos, sexo, cultura y etnias. c) El estímulo se reproduce bajo las mismas condiciones, permitiendo medir el umbral en forma reiterada. La confiabilidad es cuando la investigación se puede reproducir sin dificultad y con precisión. El método debe ofrecer graduabilidad con relación a las respuestas. El objetivo es medir el dolor y no la ansiedad, el miedo o el estrés. d) Se debe observar la regularidad en los parámetros en el mismo individuo y con relación a otros. Probar en qué medida el umbral para el dolor constituye una característica personal. e) El sujeto debe discriminar el umbral del dolor y también su resistencia máxima graficada por el reflejo protectivo de flexión. f) El estímulo debe ser capaz de evocar separadamente las diferentes cualidades del dolor. g) Los estímulos se aplican en forma consciente y prestando atención para captar una clara percepción del dolor y sus características. h) Se utiliza para medir la eficiencia de fármacos, placebo y nocebo (doble ciego). i) La intervención del estado psicológico es previa a la investigación, dado que para el dolor hay personalidades lábiles y fuertes. j) *Lo explicado sirve como parámetro estándar para comparar estos hallazgos con el dolor que experimenta el paciente.*

- Tipo de estímulo

Según su naturaleza física puede ser químico o físico. Según su localización, somático o visceral. Los *químicos* pueden ser ácido, agrio, salado, picante, dulce, etcétera. Los *físicos* se realizan por medio de tacto, pinchazo, pellizco, palpación, percusión, distensión, movilización, luz (láser o no), sonido, electricidad, temperatura, por isquemia mediante torniquete, etcétera.

- Requerimientos del estímulo

a) no dañar los tejidos; b) se requiere graduación y posibilidad de medida para la intensidad; c) no desarrollar otro componente que el deseado; d) cuando se lo requiera se puede reproducir en el mismo lugar; e) no se infiere relaciones entre personas enfermas.

- Hallazgos

Diferentes investigadores han obtenido los resultados siguientes: a) la fatiga mental disminuye el umbral del dolor y la física lo eleva; b) el ruido aumenta el umbral del dolor; c) de dos dolores ejecutados simultáneamente, el mayor inhibe al menor; d) el umbral es menor en el lado dominante del cuerpo; e) la disminución del umbral y del dintel se relaciona con el exceso de protección infantil que se ha tenido; f) las personalidades con dominio y seguridad de sí mismas tienen mayor umbral para el dolor; g) con la edad se aumenta el umbral cutáneo y se disminuye el visceral; h) hay menor umbral en las mujeres que en los hombres; i) el calentamiento de la piel a 37° C disminuye el umbral para el dolor; j) los neuróticos poseen umbrales bajos; k) las enfermedades funcionales presentan umbrales bajos; l) los ansiosos tienen menor umbral que los deprimidos; ll) los umbrales descendidos tienen proporcionalidad con la severidad del infarto.

- Inconvenientes

Lo experimental es como comprobar la intensidad de la luz sin precisar colores.

2. Métodos clínicos para valorar el dolor

Se estudia la expresión directa del que sufre, y a esa cantidad se le agrega la calidad que representa la biografía del enfermo. No es el caso de los voluntarios que saben lo inocuo del procedimiento; en el paciente que sufre hay un valor agregado que representa la incertidumbre. A continuación se hace un análisis de varios métodos donde se juzga clínicamente la intensidad del estímulo. (31) Se trata de realizar los mismos métodos y repetirlos para ser comparados en el mismo paciente. Las diferencias son más pronunciadas en pacientes que exageran el dolor. Es importante determinar la biografía, el tipo de personalidad y la conducta, la presencia de enfermedades mentales o cualquier tipo de adicción. La entrevista clínica debe realizarse sólo con el paciente y después con la presencia de un familiar. Por fin se indican los métodos de evaluación psicométicos para conocer el tipo de personalidad y su padecimiento.

a. **Método visual analógico** (MVA): se describe sobre una línea de 10 cm, que puede ser horizontal, vertical o curva. El cero representa el *no dolor* y el diez lo más extremo de ese síntoma. El paciente, sin hablar, señala sobre la línea la intensidad del dolor para después medirlo en milímetros. Es un método simple, universal y sensible que da cierta confiabilidad. Se debe especificar qué tipo de MVA se ha utilizado dado que hay diferencias entre los hallazgos en columna horizontal o vertical. Se recomienda que los pacientes presenten los estudios previos cuando se evalúa el dolor crónico. (40,46)

b. **Método por señales sobre la escala**: se expresa en la misma forma que el anterior pero la intensidad del dolor se señala sobre cuadrados. (23)

c. **Evaluación por señal y verbalización de números**: representa una escala numérica de 0 a 100 mm, en donde el paciente comenta y señala el número de acuerdo a la intensidad. (40)

d. **Método cuantitativo adjetivado**: se utiliza la **escala verbal:** sin dolor (0); dolor leve (1); moderado (2); severo (3); muy severo (4). Los niños mayores de 5 años pueden ser examinados con este método.

   Por frases adjetivadas: sin dolor (0); leve (sin molestia) (1); moderado (distrae la atención de su trabajo o estudio) (2); intenso (ocupa la conciencia del paciente y a veces con complicaciones viscerales) (3); agónico (con angustia total y trastornos de conducta) (4).

   Por disminución del dolor: sin alivio (0); alivio leve (1); moderado (2); intenso (3); total (4). El paciente en este tipo de prueba disminuye su tensión porque está mejorando.

e. **Método de acuerdo al pinchazo**: (P0): analgesia; (P1): se siente contacto sin localización; (P2): se siente diferencia entre tacto y dolor, con referencia y sin localización; (P3): hay hormigueo y algo de referencia sin localización; (P4): hormigueo y pinchazo neto, con localización dentro de los 2 cm; (P5): normal. (49)

f. **Método que trata de medir las actividades de la vida cotidiana:** se marca el tiempo que tarda para movilizarse en la cama, el tiempo que tarda para obtener diferentes posiciones, sueño, actividad sexual, expresiones faciales, etcétera. (44,32) *Hallazgos*: estas pruebas son útiles para evaluar con objetividad el éxito de un tratamiento. *Inconveniente*: no está considerada la calidad del síntoma con relación a otros parámetros clínicos. Se mide sólo la intensidad del dolor.

g. **Evaluación por el comportamiento**: se expresa la intensidad en términos de comportamiento. Grados: no hay dolor (puede ignorarlo); no lo ignora pero no interfiere con su actividad diaria. No lo ignora e interfiere con la concentración. Interfiere sus actividades y requiere reposo. (35) *Hallazgos*: todos los métodos expuestos dan resultados más o menos similares, destacándose la evaluación por señal y verbalización que es más exacto, además de ser simple y de fácil tabulación. (31) *Inconvenien-*

tes: estos métodos miden parte del síntoma.

h. **Método cuantitativo-cualitativo**: Cuestionario del Dolor de McGill. (37) Es una medida directa del dolor, multidimensional, que abarca las valoraciones en la calidad del dolor (sensorial y afectiva), la cantidad que incluye el tiempo, la localización y la intensidad. Tiene en cuenta los factores que lo aumentan o lo disminuyen. Se relaciona con los fármacos que ingiere y la inteligencia del enfermo. Se compone de 102 palabras divididas en tres clases y 16 subtipos. Son 20 grupos de adjetivos, en donde 10 describen propiedades sensoriales, 5 afectivos y 1 evaluativo y varios en 4 grupos. Cada palabra tiene un grado de importancia, lo cual permite obtener un puntaje total (Índice del Promedio del Dolor). A la intensidad se le adjudican 5 puntos (Intensidad del Dolor Presente).

Duración: 10 a 20 minutos. **Localización**: en una imagen del cuerpo se señala el lugar del dolor, y se indica si

Palabras a escoger en el cuestionario del Dolor de McGill	
Discriminativos (10 grupos)	**Afectivos (5 grupos)**
Palpita-late-golpea-martilla	Cansa-agota
Disparo-destello-brinco	Marea-sofoca
Pinchazo-lancinante-apuñala	Miedo-espanto-pavor
Agudo-cortante-lacerante	Cruel-rabioso-mortificante
Pellizca-aprieta-aplasta	Desdichado-segador
Tira-tracciona-arranca	
Calienta-quema	
Picor-escozor	
Sordo-irritante-pesado	
Tirante-áspero	
Evaluativo (5 grupos)	Con respecto al tiempo
Molesto-intenso-insoportable	Continuo-invariable-constante
Punzante-penetrante-se irradia	Intermitente-periódico-rítmico
Apretado-desgarrado-entumecido	Breve-momentáneo-transitorio
Fresco-frío-helado	
Desagradable-nauseabundo-terrible-	
torturante	

es superficial, profundo o mixto. **Calidad:** expresa una connotación *sensorial:* late, palpita, pincha, perfora, agudo, cortante, apretante, quema, acalambra, sordo, pesado, etcétera. La connotación *afectiva* se expresa con las palabras: agota, marea, mortificante, cruel. da miedo, etcétera. **Intensidad**: se utilizan las palabras: insoportable, preocupante, intenso, molesto, etcétera. Otras palabras: leve, molesto, muy molesto, horrible, atroz, etcétera. La intensidad parece relacionarse más con lo afectivo que con lo sensitivo. **Cantidad:** temporal: continuo, intermitente, periódico, breve, etcétera. **Connotaciones varias**: se colocan palabras como: irradiado, difuso, punzante, desgarrado, frío, desagradable, torturante, etcétera. **Dolor relacionado**: es lo que lo calma o lo intensifica. **Inteligencia del enfermo**: grados de 1 a 5.

- Hallazgos

Se prefiere aplicar este método en enfermos con dolor crónico, donde el enfermo hace por su estado la diferenciación multidimensional expresada.

Se aplica el cuestionario en estudio en un grupo de 27 enfermos psicóticos hospitalizados, de los cuales 15 sufrían dolor. En los dos grupos, la terminología sobre este síntoma es abundante en el área emocional. Las palabras con adjetivos sensitivos y precisos, respecto al lugar doloroso, son expresadas con mayor frecuencia por los pacientes que padecen el síntoma en el momento de la entrevista. La terapia consiste en prescribir psicoterapia para los que tienen ausencia de dolor en ese momento y terapia clásica para los otros. (53) En otra investigación sobre pacientes terminales se prueba que el grupo voluntario tratante, con mayor sentido humano, obtiene mayor éxito en mitigar el sufrimiento entre varios grupos de enfermos en similares condiciones. Se aplica el cuestionario en estudio en 95 pacientes, 8 con síndromes conocidos, y se prueba que cada síndrome ocupa diferente lugar, facilitando el diagnóstico en el 77% de los casos. Como se constata, esta prueba tiene gran aplicabilidad en lo cualitativo y cuantitativo del dolor. (38)

- Observaciones

Las críticas son las siguientes: a) los adjetivos tienen diferente uso de acuerdo a las regiones de un país, y por lo tanto, en otras áreas y culturas; b) no se tiene en cuenta la actividad del enfermo; c) los componentes sensoriales son más abundantes que los afectivos; d) sólo se puede usar en los pacientes crónicos por las múltiples preguntas que se realizan; e) no se efectúa en niños menores de 14 años; f) se contraindica en pacientes muy enfermos. Son necesarias otras pruebas de medicina conductual. Son un ejemplo las investigaciones psicométricas como el Minnesota Multiphasic Personality Inventory (MMPI) (28) y el Symptom Checklist 90. (22) Estas pruebas determinan la personalidad premórbida del paciente y su relación con la dolencia que padecen. Se estudian en el capítulo de dolor psicogénico.

i. **Medidas psicométricas para la capacidad funcional y el contexto psicosocial del enfermo:** este grupo comprende, entre otros, el cuestionario Multidimensional para el Dolor de Haven-Yale (MPI), el Indice de Discapacidad del Dolor (PDI), el Inventario de Comportamiento de Enfermedad (IBI) y el Perfil deI Impacto de la Enfermedad (SIP). El MPI, PDI y SIP determinan el impacto de la enfermedad, y el IBI relaciona el dolor con la enfermedad. Se considera al MPI como el más logrado en lo que respecta a la clínica y a la investigación. Se realiza en 15 a 20 minutos y determina cinco escalas: gravedad del dolor; interferencia con la actividad; control del dolor en la vida cotidiana; dificultad emocional y nivel de apoyo social. (56)

3. Métodos para medir el dolor mediante parámetros fisiológicos

a. **Método neurofisiológico**: en un congreso sobre dolor con la participación de los profesores Chapman, Kodal y Willer, y la presidencia de Handwerker, se ha demostrado, para medir la acción de los opioides, sedantes y otros analgésicos, la importancia del potencial evocado cerebral, la electroencefalografía y el reflejo motor. (27) La cuantificación del dolor por medios instrumentales es una realidad en muchos aspectos. (7)
b. **Estudio por concentración hormonal y de endorfinas:** el posoperatorio va seguido del aumento de hormonas como la ACTH, aldosterona, cortisol, adrenalina y noradrenalina. El estrés en esta área es fácil que se confunda con el dolor y la ansiedad. (45,50,51)
c. **Estudios por la capacidad vital**: se establece una relación en el posoperatorio toracoabdominal entre la capacidad vital, el tipo de anastésico empleado y el dolor. Esto se experimenta sobre todo por el movimiento de las paredes torácicas y abdominales. Al investigar la capacidad vital, con relación al placebo y a los analgésicos, no se hallan valores clínicos de importancia con respecto a la medición del dolor. (24)

Jean Piaget divide el desarrollo intelectual del niño en tres períodos: sensoriomotriz (de recién nacido a los 2 años), de preparación y relaciones concretas (de 2 a 12 años) y de operaciones formales de l2 a 14 años. El período sensoriomotriz comienza con características reflejas, para después evolucionar al estadio sensitivomotriz propiamente dicho y, por último, al llamado de inteligencia práctica. Este aporte enseña cómo la genética con sus mandatos se confunde con el ambiente hasta que aparece la persona dueña de su libertad. Para juzgar una vida equilibrada, se estudian las transiciones del niño y su adaptación. El investigador se pregunta: ¿por qué el recién nacido reacciona ante el dolor igual que el adulto si no tiene pasado? *Es que los mandatos biológicos están preformados porque la vida y el ambiente nacen en forma simultánea e interpenetrada. La totalidad se analiza, uniendo perspectivas.*

• Algometría en el feto, el neonato y el niño

El feto reacciona en el útero ante múltiples estímulos y experimenta cambios hormonales y dolor durante la cirugía, los cuales se revierten, como en el adulto, mediante los mismos fármacos. Para conocer mejor el estado del feto se utiliza un método denominado haptonomía, del verbo griego *haptein* que significa tocar, y *nomos* que quiere decir norma o ley. Es el uso terapéutico del tacto sobre el vientre de la madre, esperando del feto su reacción. Se comienza a los 4 meses y se obtienen respuestas motoras a los 5 meses y medio. Si el feto es normal, cuando oye música, cambia la respuesta. A las 20 semanas de gestación hay percepción sensorial en piel y mucosas; a las 30 semanas se han desarrollado las células del asta posterior, y a las 22 semanas se constata mielinización de la médula y tronco cerebral. En este último lapso la corteza posee 10 billones de neuronas y se han completado casi totalmente las sinapsis con el tálamo. A las 38 semanas el EEG es maduro. (2)

El cerebro fetal, de acuerdo a los estudios de conducta y metabólicos, está activo, y el neonato puede detectar todo estímulo sensorial o sensitivo. Los niveles de endorfinas (inhibidoras del dolor) se regularizan a los 5 días del nacimiento, y ante la noxa responde al estrés con el sistema autonómico, somático y hormonal. Se expresa por el incremento de catecolaminas, cortisol, glucagón, insulina y aldosterona. En el neonato la pérdida de la madre o del cuidado con amor produce, aunque tenga alimentos, un estado de dependencia psíquica denominado por René Spitz, *depresión anaclítica.* Se constata que la expresión de dolor, por un tejido dañado, es más una experiencia conductual que una reacción refleja. Todos los autores están de acuerdo en que se necesita mayor investigación en el dolor del niño, dado que está probado que el recuerdo del sufrimiento puede inducir trastornos en la conducta y generar un síndrome de desamparo. (6)

- El dolor en el niño se divide en cuatro estadios

a) en el neonato, b) al año y medio de edad, c) a los 7 años, y d) a los 12 años. (30) El dolor se manifiesta con bases fisiológicas hasta que la biografía del adulto le otorga significado.

Se investigan los neonatos y niños cuando, durante la extracción de sangre, se frota la piel; durante la circuncisión; en el momento de golpear los miembros para obtener los reflejos y el comportamiento en el posoperatorio. Los códigos estudiados son el de sueño-despertar, el tipo de llanto, la expresión facial, la actividad motora espontánea, el movimiento del torso y de las manos, la succión y el tono muscular. Las investigaciones dan pie para pensar que el neonato posee una gran organización conductual y una competencia que antes no se creía. (48)

Clasificación de los códigos sueño/despertar: a) ojos cerrados sin movimiento facial (sueño tranquilo); b) ojos cerrados con movimiento facial (sueño activo); c) ojos abiertos sin movimiento facial (despertar tranquilo); d) ojos abiertos con movimiento facial (despertar activo). (43) Utilizando estímulos, con relación al código dormir/despertar, se han realizado múltiples investigaciones. Con este método se infiere la conducta en el niño, la cual refleja alguna forma de organización interna y su capacidad para captar el ambiente. En los neonatos, se ha observado que el sueño y el despertar son una organización gestual importante para estudiar el sistema perceptual. Se ha hallado que, de acuerdo al tipo de sueño y despertar, el que despierta tranquilo muestra mejor orientación con el ambiente.

Código facial en los neonatos analizados con videos. Se describen nueve signos: a) fruncimiento de cejas; b) cerrar ojos; c) marca del surco nasolabial; d) labios abiertos; e) distensión de la boca en sentido vertical; f) distensión de la boca en sentido horizontal; g) los labios en función de beso; h) lengua con bordes rígidos; i) movimientos mentonianos. (20)

El patrón de reacción en el niño se describe, no como respuesta refleja, sino como un síntoma similar al del adulto, y como medio de supervivencia y comunicación. A la estimulación por el tacto no se ha encontrado diferencia entre los sexos. (42,41)

Códigos en el llanto: se ha estudiado por medio de la espectrografía, en niños de 2 a 24 meses, el llanto y sus ciclos. Se demuestra la diferencia entre el llanto propio del nacimiento, el producido por lesión de los tejidos, por hambre, miedo, o el espontáneo del niño normal. El de mayor frecuencia es el producido por dolor. (25,26,20,54)

A la extracción de sangre y otros estímulos: los neonatos a la extracción de sangre se manifiestan con una expresión *pura* del dolor. Se ha realizado investigaciones mediante corriente de aire en el abdomen (3), electrotacto (36) y análisis acústicos. (34) En la etapa verbal, *de 7 a 12 años*, las expresiones se manifiestan con diferente cualidad. Sobre un esquema del cuerpo humano, localizan y califican el dolor con colores de diferente intensidad. Se suele completar con la escala análoga visual, con o sin colores, que se practica en el adulto. *De 9 a 15 años*, se estudia el dolor midiendo parámetros fisiológicos como el pulso, respiración y presión arterial. Se complementa con la escala visual analógica, y la conducta, con la descripción verbal del síntoma. Después de los *12 o 14 años* se utiliza el Cuestionario de la Universidad de McGill. (1)

Comentario final

Se deben extremar las investigaciones porque: a) El miedo a la sobremedicación expresa la ignorancia del profesional sobre este tema. b) La deficiencia de medicación antiálgica se observa más en las enfermedades oncológicas y en los posoperatorios. c) Se reconoce la dificultad de medir el dolor en la etapa preverbal.

Síntesis

Edad	**Interpretación del dolor**
0 a 3 meses	No entiende el dolor. Reacción refleja.
3 a 6 meses	Se acompaña de tristeza e ira.
6 a 18 meses	Temor a situaciones dolorosas. Localiza el dolor y se queja.
18 a 24 meses	Emplea la expresión "me duele", con estrategia no cognoscitiva.
24 a 36 meses	Describe el dolor que atribuye a una causa externa.
36 a 60 meses	Describe su intensidad con adjetivos y utiliza términos como "triste" y "malo".
5 a 7 años	Comienza con una estrategia cognitiva para evitarlo.
7 a 10 años	Explica y discrimina el dolor.
11 años	Explica el valor que puede tener.

McGrath Pj, McAlpine L. "Psychologic perspectives on pedriatic pain". *J Pediatr.* 1993; 122:52-58.

Puente de la rehabilitación

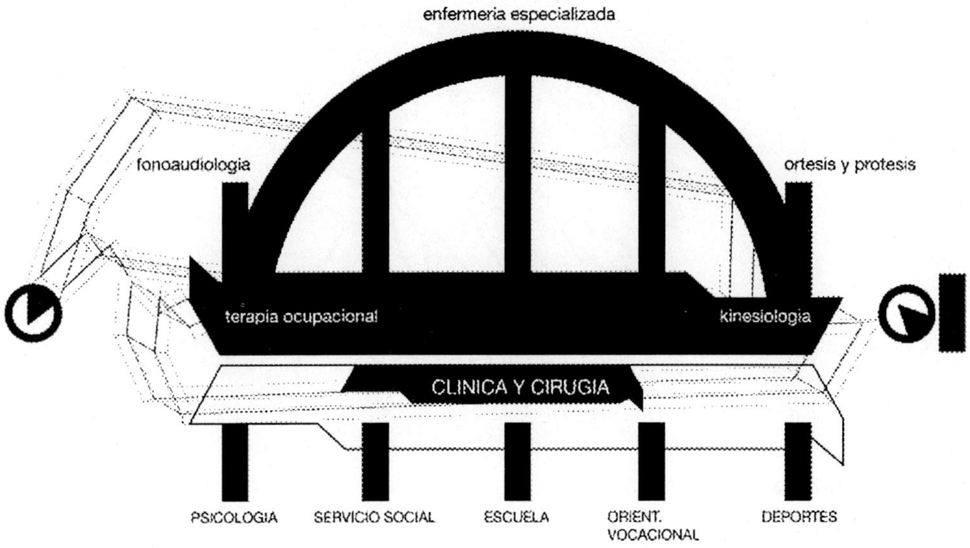

Figura 1. El puente indica que además de las prescripciones clínicas y quirúrgicas hay otras modalidades terapéuticas. El paciente no debe dormir debajo del puente.

Mamuschka neurológica metamérica

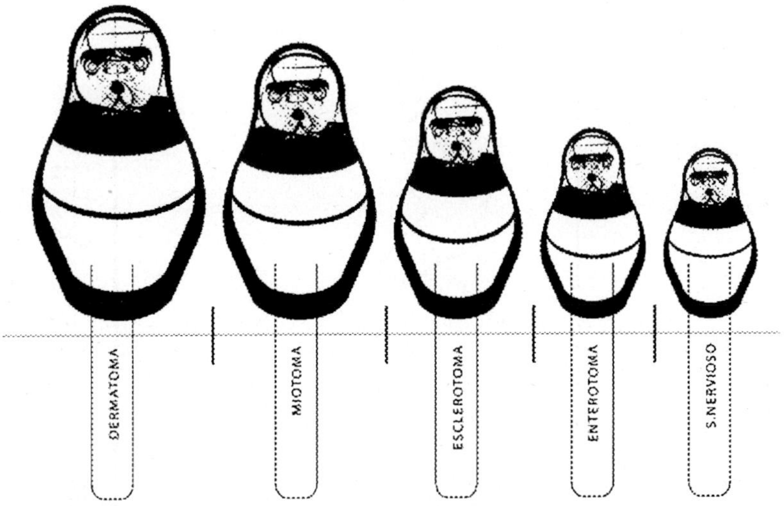

Figura 2. Cada cuerpo de madera hueca representa los nociceptores en distintas capas metaméricas. Los nervios que las unen no están en el esquema.

Signo del pellizco rodado

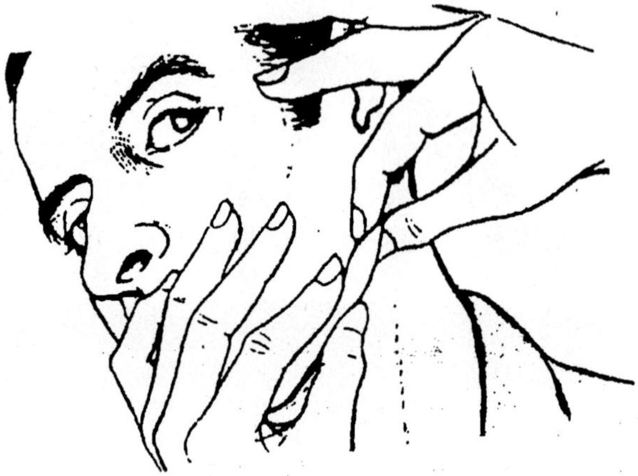

Figura 3. Cuando está irritada una metámera profunda o superficial se produce en la piel aumento de volumen y temperatura, e hiperalgesia o hiperestesia al tacto móvil, *rodado*.

La puerta del dolor

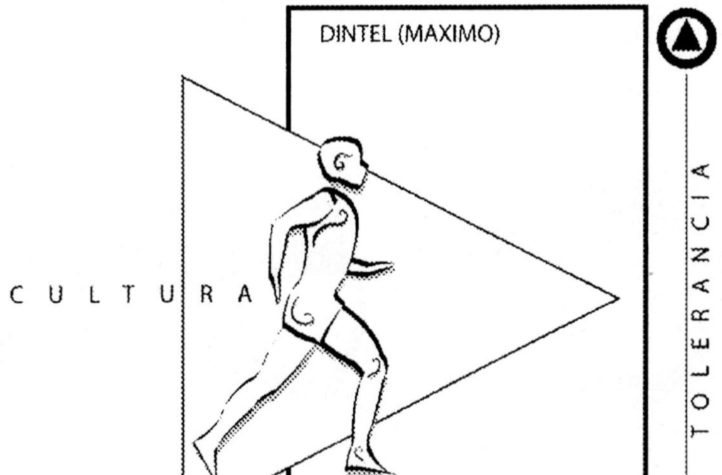

Figura 4. La cultura determina el umbral, el dintel y la tolerancia.

Bibliografía

1. Abu-Saad H. Assessing childrens response to pain. *Pain,* 1984; 19:163-171.
2. Anand K. J., Phil D., Hickey P. R. Pain and its effects on the humans neonate and fetus. *New Engl. J. Med,* 1987;317:1321-1329.
3. Bell R. Q,. Costello N. S. Three tests for sex differences in tactile sensitivity in the newborn. *Biol. Neonat.* (Basel) 1964;7:335-347.
4. Barraquer Bordas L. *Neurología Fundamental,* Toray, Barcelona, 1976; pág. 47.
5. Bond M. R. *Pain.* Churchill Livingstone, New York, 1984; pág. 60.
6. Brown J. M., 0 Keefe J. *et al.* Developmental changes in childrens cognition to stressful and painfull situations. *J. Pediatr Psychol,* 1986; 11:343-357.
7. Chudler E. H., Dong W. K. The assessment of pain by cerebral evoked potentials . *Pain,* 1983; 16:221-244.
8. Cibeira J. B., Zancolli E. A., Zancolli E. R. *Parálisis Cerebral,* El Ateneo, Buenos Aires, 1991; pág. 100.
9. Cibeira J. B., Zancolli E. A., Zancolli E. R. *Parálisis Cerebral.* El Ateneo, Buenos Aires, 1991; pág. 169.
10. Cibeira, J. B. *Rehabilitación del parapléjico.* EUDEBA, Buenos Aires, 1977; pág. 73.
11. Cibeira J. B. *Rehabilitación del parapléjico.* EUDEBA, Buenos Aires, 1976; pág. 169.
12. Cibeira J. B. Some conclutions on a study of 365 patients with spinal cord lesions. Londres, *Paraplegia,* 1970, Vol. 4, N°4, pág. 249-253.
13. Cibeira J. B., Liendo E. C. Team approach to the psychologycal of patients with spinal cord injury. Londres, *Paraplegia,* 1972;10:85-90.
14. Cibeira J., Faerman I., Colinas R., Jadzinsky M., Buzzi A., Fox D., Petrera J. Polineuropatía en la enfermedad diabética. *Excerpta Med. Found. Int. Congr. Ser.* N ° 209, 1970, pág. 125-130.
15. Cibeira J. B. *Cervicobraquialgias. Enfermedad por microtrauma.* Editorial Médica Paramericana, Buenos Aires, 2001; pág. 3.
16. Cibeira J. B., Espagnol R. O. *Dolor Lumbar.* El Ateneo, Buenos Aires, 1984; pág. 193.
17. Cibeira J. B., Colinas R., Li Mau L., Viotti R. Síndromes de compresión de los nervios periféricos. *Revista Neurológica Argentina,* 1980; Vol. n°3, pags. 127-133.
18. Cibeira J. B., Grajales J. A., Buzzi A. Experiencia en el tratamiento de 992 amputados con especial referencia a los mayores de 50 años de edad. *Rev. Ortop. Lat. Amer,* 1968;13:59.
19. Cibeira J. B. *Medicina y Bioética en el siglo XXI.* Lumiere, Buenos Aires, 2003.
20. Craig K. D, Mc Mahon R. J., Morison J. D., Zaskow C.

Developmental changes in infant pain expression during immunization injections. *Soc Sci Med.* 1984;19:1331-1337.
21. Dellon A. L. *Evaluation of Sensibility and Re-education of Sensation in the Hand,* Willians and Wilkins. Baltimore, 1981. pág. 81.
22. De Rogatis L. *Administration Scoring and Procedure Manual.* Revised version. University press. Baltimore, 1977.
23. Dawnie W. W., Leatham P. A., Rhind V. M., Wright V., Brancho J., Anderson J. Studies with pain rating scales. *Ann Rheum Dis,* 1978; 37:378-381.
24. Dudley S. R., Holm K. Assessment of the pain experience in relation to selected nurse characteristic. *Pain,* 1979;6:149-161.
25. Golub H. L., Corwin M. J. Infant cry: a clu to diagnosis. *Pediatrics,* 1982; 69:197-201.
26. Grunau R. V., Craig K. D. Pain expression in neonates: facial action and cry. *Pain,* 1987;28:395-410.
27. Handwerker H. O. Algesimetric studies in human subjects for the evaluation of analgesic drugs. *Abstracts 7th. World Congress on Pain,* 1993.
28. Hathaway S. R., McKinley J. C. *Minnesota multiphasic personality inventory.* University of Minnesota Press, Minneapolis, 1983.
29. ICD-10. International statistical classification of diseases and related health problems, 10th rev. Vol. 1. Geneva, Switzerland, 1992.
30. Jeans M. E. Pain in children: a neglected area. In: P. Firestone, P. J. Mc Grath and W. Feldman (Eds.). *Advances in Behavioral Medicine for Children and Adults,* Lawrence Erlbaum Hillsdale. N. J. 1983; 23-37.
31. Jensen M. P. The measurement of clinical pain intensity: a comparison of six methods. *Pain,* 1986;27:117-126.
32. Keefe F. J. Behavioral assessment and treatment of chronic pain. *J. Consult Clin Psychol.* 1982;50:896-911.
33. Lance J. W., Anthony M. Necktongue syndrome on sudden turning of the head. *J. Neurol. Neurosurg. Psychiatry,* 1980;43:97-101.
34. Levine J. D., Gordon N. C. Pain in prelingual children and its evaluation by pain-induced vocalization. *Pain,* 1982;14:85-93.
35. Linton S. J., Gotestam K. G. A clinical comparison of two pain scales: correlation, remembering chronic pain and measure of compliance. *Pain,* 1983;17:57-65.
36. Lipsitt L. P., Levy N. Electrotactual threshold in the neonate. *Child Dev,* 1959;30:547-554.
37. Melzack R. The McGill Pain Cuestionnaire: mayor properties and scoring methods. *Pain,* 1975;1:277-299.
38. Melzack R. *Pain.* Edited by J. Bonita Raven Press, New York, 1980.
39. Moberg E. Objetive methods of determining the functinal value of sensibility in the hand. *J. of Bone and Joint Surg.* 1958;40B:454.

40. OHNHAUS E., ADLER R. Methodological problems in the measurement of pain: a comparison between the verbal rating scales and the visual analogue scale. *Pain,* 1975;1379-384.
41. OWENS M. E. Pain in infancy: conceptual and methodological issues. *Pain,* 1984;20:213-230.
42. OWENS M. E., TODT E. H. Pain in infancy: neonatal reaction to heel lance. *Pain,* 1984,20:77-86.
43. PRECHTL H. F., 0 BRIEN M. J. Behavioural states of the full-term new born. The emergence of a concept. In: P. Stratton (ed). *Psychobiology of the Human Newbom.* Wiley, New York. 1982, pág. 53-73.
44. RICHARDS J., NEPOMUCENO C., RILES M., SUER Z. Assessing pain behavior the A.A.B. behavior scale. *Pain,* 1982;14:393-398.
45. SALMON P. Anxiety and endocrine changes in surgical patients. British *Journal of Clinical Psychology,* 1986;25:135-141.
46. SCOTT J., HUSKISSON E. C. Graphic representation of pain. *Pain,* 1976;2: 175-184.
47. SEDDON H. J. Restoration of function in peripheral nerve injuries. *Lancet,* 1947;1:4 I8.
48. STRATTON P. Rhythmic functions in the newborn. In: P. Stratton (Ed.) *Psychobilogy of the Human Newborn.* Wiley New York, 1982; pág. 119-145.
49. SUNDERLAND S. *Nervios periféricos y sus lesiones,* Cambridge. Massachusetts. Salvat, Barcelona, 1985, pág. 331, 345 y 358.
50. SZYFELBEIN S. K. The assessment of pain and plasma Beta-endorthin inmu noactivity in burned children. *Pain,* 1985;22:173-182.
51. TAMSEN A. Postoperative demand of analgesic sin relation to individual levels of endorphins and substance P. in cerebroespinal fluid. *Pain,* 1982; 13:171-183.
52. TURK D. C., OKIFUJI A. Terminología y taxonomía del dolor. En: Bonica. *Terapéutica del Dolor.* Editor John D. Loeser. McGraw-Hill Interamericana, México, 2003, pág. 19.
53. VEILLEUX S., MELZACK R. Pain in psychotic patients. *Exp Neurol,* 1976; 52:535-543.
54. WASZ-HOCKERT 0., LIND J. *et al.* The infant cry: a espectrographic and auditory analysis. *Clinics in Developmental Medicine* London. Spastics International Medical Publications, 1968; N° 29
55. WEBB J., MARCH L., TYNDALL A. The neck-tongue syndrome. *J. Rheumatol,* 1984;11(4)530-533.
56. WOOTTON J. Evaluación Psicológica del dolor crónico. En: *Diagnóstico y Tratamiento.* Carol Warfield y Hilary Fausett, Masson S. A., Barcelona, 2004; pág. 29.
57. ZANCOLLI E. Comunicación personal.
58. ZIMMERMANN M. Ethical guidelines for investigation of experimental pain in conscious animals. *Pain,* 1983;16:109-I10.

Evaluación clínica de la sensibilidad

Capítulo 2

A. Sensibilidad exteroceptiva

Clasificación de la sensibilidad estésica de acuerdo a sus receptores en la piel (no se consideran las terminaciones térmicas).

Tipo de receptores	**Dinámico**	**Dinámico**	**Estático**
Nombres	Meissner	Pacini	Merkel
Función	Gnósica	Gnósica	Gnósica
Diámetro axonal	+	+	++
Densidad	+++	++	+
Discriminación de dos puntos dinámica	+	+	-
Discriminación de dos puntos estática	-	-	+
Vibración	30 por seg.	256 por seg.	
Tacto móvil	+	+	

En la clasificación expuesta se constatan dos grupos de receptores, los de *adaptación rápida,* en primera y segunda columna, y los que lo hacen con más lentitud, colocados en la tercera. Los receptores de Meissner son más abundantes y más resistentes a la isquemia, porque después de una lesión nerviosa se recuperan primero y se unen a la movilidad para generar la estereoestesia. La sensibilidad decrece con la edad, y se relaciona más con el aumento del umbral para la vibración. Los receptores de Pacini expresan su anormalidad por la deficiente discriminación de dos puntos móviles. Los receptores de Merkel no responden a la vibración, ni a otras maniobras dinámicas. Los receptores dinámicos más antiguos poseen mayor densidad y, por lo tanto, capan las vibraciones. En cambio, los receptores de Merkel captan las posiciones estáticas, porque se vehiculizan por fibras de diámetro mayor y de menor antigüedad. Como en la física de Einstein, el reposo es un caso particular del movimiento y para Goethe: *En principio estaba el movimiento.*

En este cuadro se exponen las investigaciones sobre gatos. En los pri-

Clasificación de las fibras nerviosas y sus receptores (3)

Sistema de Lloyd-Hunt	Diámetro (um)	Sistema de letras	Velocidad de conducción (m/seg.)	Mielinización	**Tipos de receptores o terminaciones**
I-aa	12-20	-	70-120	+	Terminaciones en el huso muscular
I-ba	12-20	-	70-120	+	Órgano tendinoso de Golgi
II	12-20	A-alfa	70-120	+	Eferentes musculares extrahusales
II	6-12	A-beta b	30-70	+	Terminaciones encapsuladas: Meissner, Ruffini, Pacini; epiteliales de Merkel; terminaciones secundarias en husos musculares
III	2-10	A-gamma	10-50	+	Eferentes musculares intrahusales
III	1-6	A-delta	5-30	+	Nociceptores específicos A delta; receptores polimodales A delta;criorreceptores; casi todos los receptores pilosos; algunos receptores viscerales
IV	<3	B	3-15	+	Supraganglonares autonómicas
IV	<1.5	C	0.5-2.0	No	Nociceptores C.; receptores polimodales C; algunos receptores viscerales; termorreceptores; algunos mecanorreceptores; fibras infraganglionares; fibras nerviosas entéricas

mates y humanos se han medido velocidades nerviosas de 80m/seg. Las aferencias que provienen de las articulaciones, tienen velocidades de conducción de 70 m/seg. Se considera que todas las fibras del tacto, aferentes extramusculares, son de tipo A-beta.

• Los receptores en los trasplantes

Se ha expresado que *en un nervio periférico la función está determinada por la actividad que el receptor terminal tiene antes de la lesión, aunque la reinervación haya sido cruzada.* (8) Es por eso que en las investigaciones realizadas en monos, los mejores injertos para trasplante son aquellos con gran cantidad de receptores. La punta de la lengua y los labios se caracterizan por esa propiedad. También las investigaciones aseguran que no todo está tan correlacionado porque los trabajos de histoquímica y microscopía electrónica determinan que después de un traumatismo, sin receptores dinámicos en los tejidos, con el tiempo se puede obtener discriminación de dos puntos de tipo dinámica.

1. Evaluación del tacto

a. **Vías de conducción y patogenia**: el tacto estimula los receptores de los folículos pilosos (peritriquiales) y los de la piel. El impulso se vehiculiza por fibras gruesas (A beta) que captan el tacto epicrítico (discriminativo). Las prolongaciones axonales, desde los receptores, se dirigen a los cordones posteriores (médula) para ascender al área talamocortical. La perturbación de la sensibilidad estésica cutánea se denomina disestesia, y suele producir hipoestesia, hiperestesia o anestesia. Las estructuras ectodérmicas como la piel, la mucosa, la córnea y la dentina son sensibles a las lesiones mecánicas, térmicas y químicas con la producción de dos dolores: el rápido y el lento. La mucosa del pene y las conjuntivas son más sensibles a los estímulos mecánicos y térmicos.
b. **Semiotecnia**: el examinador toca la piel con un trozo de algodón o con el pulpejo, presionando más si las áreas están cornificadas. El tacto se puede obtener en forma estática o dinámica.

Prueba de von Frey: trata de medir el tacto leve empleando la presión de crines de caballo. Es de tipo académica y no se relaciona con la función. (15, 20)

Prueba de Semmes y Weinstein: reemplaza a la anterior en 1960. Se realiza con una gama de monofilamentos de nailon para medir los umbrales del tacto. Este método, mediante trabajos clínicos de investigación, fue popularizado por Omer. (11, 21)

Prueba de Sunderland: con criterio práctico, utiliza por estímulo un trozo de algodón o el pulpejo del examinador. Gradúa el tacto superficial en seis posibilidades: T0: anestesia; T1: percibe un cambio en la piel; T2: con hormigueo y sin localización; T3: tacto ligero perceptible con localización aproximada; T4: tacto disminuido pero con localización dentro de los 2 cm de aplicado el estímulo; T5: sensación normal. (22)

Recuperación después de la cirugía: se gradúa en ocho posibilidades: S0: ausencia de sensibilidad en el área autónoma; S1: recuperación de la sensibilidad estésica o algética profunda; S1+: recuperación estésica o algética superficial; S2: recuperación de la sensibilidad táctil; S2+: lo mismo que el anterior pero con mejor respuesta; S3: desaparición de una respuesta exagerada; S3+: buena localización y discriminación de dos puntos anormal; S4: recuperación completa. (22)

Primero se recobra el dolor, después la temperatura, las vibraciones de 30 por segundo, el tacto móvil, el tacto estático y, por último, la vibración cutánea a 256 por segundo. *No hay relación entre el retorno de la sensibilidad y la producción de sudor.*

Lesión perimetral de un nervio periférico (ahorcamiento): la isquemia crónica compromete primero las fibras motoras y después las fibras gruesas del tacto (A beta) que producen disestesia irradiada (parestesia). Más tarde genera dolor por lesión de las fibras A delta y C. *Ejemplo:* el atrapamiento del nervio mediano en el túnel del carpo produce parestesias: adormecimiento, pinchazos, hormigueo, etcétera.

c. **Consideraciones clínicas:** la lesión de la raíz o el nervio raquídeo produce parestesias irradiadas a las dermátomas y a las metámeras profundas correspondientes. La lesión de plexo, nervio mixto o rama cutánea produce síntomas y signos en sus respectivas áreas de influencia, sin respetar las dermatomas. Cuando se compromete un dermatoma, se detecta mejor la anormalidad en los segmentos distales. *Ejemplo*: pulgar, dermatoma C6; dedo índice, dermatoma C7; dedo meñique, dermatoma C8. El error de la distribución dermatómica se atribuye a la malformación plexual. La investigación se completa mediante pinchazos, porque este tipo de sensibilidad está menos traslapada.

2. Evaluación por vibración cutánea (palestesia)

a. **Vías de conducción y patogenia**: en 1890, Rumpf investiga la sensibilidad en el cuerpo humano mediante catorce diapasones de distinta frecuencia. Dice von Frey, en 1922, que los receptores cutáneos son los que captan la vibración y que el hueso es sólo un conductor mecánico que transmite la vibración a otras áreas de la piel. La vibración cutánea se capta mediante los corpúsculos de Pacini y de Meissner. Asciende por los cordones posterolaterales hasta el área talamocortical. La posición segmentaria articular se capta por los receptores profundos (propiocepción), en la misma forma que lo hace la sensibilidad cutánea en forma superficial. (16) El receptor cutáneo vehiculiza el estímulo mediante fibras gruesas (A beta), pertenecientes al grupo de adaptación rápida (9). La vibración se capta por los mismos receptores que actúan en el tacto móvil. La vibración lenta (30 por segundo) se detecta por los receptores de los pelos (peritriquiales), y en la piel lampiña por los corpúsculos de Meissner situados en la dermis superficial. La vibración de 256 de frecuencia es captada por los corpúsculos de Pacini, situados en la dermis profunda. Las fibras llevan la información a través del cordón posterolateral de la médula.

Pérdida motora y sensitiva por compresión perimetral crónica (isquemia): cuando se comprime un nervio en forma perimetral disminuye primero el tacto y la vibración, y secundariamente el dolor y la temperatura. *Ejemplo*: síndrome del túnel del carpo o radiculopatía por *ahorcamiento* a nivel foraminal. Primero se produce hipotrofia muscular y después trastornos de la sensibilidad. *Ejemplo*: En el síndrome del túnel del carpo, primero se produce la hipotrofia de la eminencia tenar. Y en la *ciática paralizante,* parálisis, muchas veces, sin molestias sensitivas.

Secuencia en la pérdida de sensibilidad por anestesia general: en esta práctica (analgesia en las intervenciones quirúrgicas) se produce lo inverso: primero se inhiben las fibras finas y después las gruesas. Primero se bloquean las fibras B del sistema autonómico con la subsiguiente vasodilatación y aumento de temperatura cutánea. Después dejan de actuar las fibras del dolor A delta y C. Y así se continúa con la abolición del tacto, la vibración, la presión, la propiocepción y, por último, la motricidad (fibras A alfa y gamma). *Ejemplo*: el paciente anestesiado durante una operación de escoliosis puede realizar en forma consciente y sin dolor el movimiento de los miembros para probar la indemnidad de la médula (maniobra de Stagnara). En cambio, el primer signo por ahorcamiento isquémico y crónico se expresa por debilidad motriz.

b. **Semiotecnia**: primero se le explica al paciente en qué consiste la prueba. Se coloca el mango del diapasón, no las patas, en las prominencias óseas como el esternón, el cráneo, sínfisis púbica, espinas ilíacas y apófisis espinosas. Estas últimas prominencias determinan con mayor precisión el nivel de lesión medular. La investigación del dolor es más im-precisa porque el tracto espinotalámico se decusa en la médula atravesando dos o tres mielotomas.

Los diapasones más convenientes para el examen clínico son los que poseen frecuencias de 128 o 256 por segundo. El diapasón se apoya vibrando sin detenerlo y se mide el tiempo; se puede apoyar sin vibración o detenerla. Se compara con el otro miembro en forma simétrica, y se le pide al paciente que no mire la prueba. La edad afecta el sentido de la vibración de los pies y manos, pero si es simétrica no constituye un signo patológico. Se explica al paciente, desde un comienzo, que no debe confundir el tacto generado por el metal del vibrador con el sentido de la vibración. Cuando se aplica la pata del vibrador sobre el pulpejo del dedo, no el mango, se desplaza sin hundir la piel en sentido proximal hasta que se comience a sentir la vibración. En la práctica clínica, para estimular los corpúsculos de Pacini, se utiliza el de 256 vibraciones por segundo. Un aporte a la investigación del tacto es preguntar al enfermo la localización del vibrador. Similar hallazgo se obtiene estimulando los corpúsculos de Meissner con vibraciones de 30 por segundo.

Tanto la vibración como el signo de Tinel, son métodos cuantitativos. Lo que indica que no se puede inferir el grado de severidad por la intensidad de la respuesta. El método vibratorio, similar al tacto móvil, no es doloroso y se puede aplicar a los niños. La estimulación vibrotáctil electrónica es superior a la discriminación de dos puntos. (13)

c. **Consideraciones clínicas:** se ha demostrado que la prueba vibratoria cutánea es el signo más precoz que presentan las neuropatías por compresión. (7)

El primer signo en la compresión del nervio en pasajes anatómicos preexistentes (PAP), mal llamados atrapamientos, es la disminución de la velocidad motora en el área comprometida.

Se recuerda que después de un trauma sobre un nervio periférico la recuperación se produce, primero con el dolor y cambios de temperatura cutánea, luego aparece la vibración a 30 por segundo, después la discriminación de dos puntos en secuencia dinámica, la prueba estática, y al final se recupera el tacto a la vibración de 256 por segundo. (13) Se observa que la recuperación de un nervio comienza por las fibras de menor diámetro. Por eso la recuperación del tacto está relacionada con la captación de vibraciones de alta frecuencia. Conclusión pedagógica: *la recuperación comienza por la fibra fina y el daño isquémico comienza por la destrucción de la fibra gruesa.*

La piel se presenta seca, con dolor (fibras C), trastornos en la secreción de sudor e incremento de temperatura (lesión del ortosimpático) y a veces suele mostrar la prueba vibratoria normal. La anormalidad de la vibración cutánea es común en la neuritis diabética, en la anemia perniciosa, neuralgia postherpética, etcétera. Las aferencias de este tipo de sensibilidad se dirigen por el cordón posterolateral, dado que en las lesiones limitadas al cordón posterior la vibración cutánea se mantiene indemne. La cinestesia (movilidad pasiva segmentaria consciente) anormal puede indicar una lesión en el área cortical, y la ausencia de vibración, problemas subcorticales. En la esclerosis en placa se ha observado una disociación entre el movimiento segmentario (cinestesia) normal y la vibración. Si en las extremidades se realizan las pruebas vibratorias de lo proximal a lo distal y se observan diferencias se trata de una polineuritis; en una lesión medular las deficiencias son simétricas. *Hay una relación muy cercana entre la vibración y la estatoestesia (de los receptores de Pacini a los de Merkel).*

3. Evaluación por discriminación de dos puntos estática

a. **Vías de conducción y patogenia**: se ha dicho que la discriminación de dos puntos es la prueba más fiable que indica la recuperación funcional. (17) Esta prueba, cuando es estática, mide la densidad de los receptores de adaptación lenta situados en la dermis, y cuando es dinámica lo hace con los receptores de mayor velocidad de adaptación. La discriminación estática fue descripta por primera vez por Weber en 1835. (15) Los estímulos se captan por los receptores estáticos de la piel, y las aferencias ascienden por los cordones posteriores hasta llegar al área talamocortical.

b. **Semiotecnia**: para aplicar esta prueba se requiere plena cooperación del enfermo y el profesional y mucha paciencia. La presión sobre la piel es mínima, y las puntas romas deben colocarse en el eje medio y longitudinal del dedo para que no se tome otra inervación adyacente. Se utiliza un compás, un clip de papel o una rueda. Se recomienda no realizar la prueba, o efectuarla con mucho cuidado, cuando hay hiperalgesia, hiperestesia o disestesia. Al colocar el estímulo sobre la piel, ésta no debe cambiar de color. Se le pregunta al enfermo si siente una o dos puntas. Lo normal es que advierta en los *pulpejos* la diferencia de 4 a 5 mm. En los pulpejos, la *gnosia* periférica rara vez está presente en distancias mayores de 12 mm. Cuando la discriminación de dos puntos está ausente por encima de 12 mm, es imposible tomar objetos de una caja y denominarlos. En estos casos es necesario utilizar la visión. La lesión es severa cuando sólo puede captar alguna diferencia a los de 15 mm. La maniobra se repite 10 veces y se promedia. (Figura 1) Los valores normales en la *palma* de la mano son de 7 a 10 mm y en el *dorso* de 7 a 12 mm. La *lengua* capta una diferencia de 2 mm; los *labios* de 3 mm, y de 20 a 30 mm el dorso del pie; la superficie del *cuerpo* detecta de 4 a 7 cm.

c. **Consideraciones clínicas.** Clasificación de Moberg: la sensibilidad de los pulpejos es *buena* si la discriminación es de 12 mm o menos; generalmente hay gnosia táctil periférica. Es *regular* si la discriminación es de 12 a 15 mm, y *pobre* si hay captación de dos puntos en el área autonómica del nervio lesionado. Es *mala*, si se constata dolor superficial sin discriminación de dos puntos. (15)

4. Evaluación por la discriminación de dos puntos dinámica

a. **Vías de conducción y patogenia**: es introducida en la clínica después de los trabajos de Dellon, en 1978. Se vehiculizan por las fibras dinámicas de magnitud intermedia. En la lesión de los nervios periféricos, las pruebas dinámicas aparecen antes que las estáticas.

b. **Semiotecnia:** se toman similares recaudos a los enunciados para la discriminación de dos puntos estática. Se coloca el compás en el pulpejo, en la parte media del dedo sobre el eje longitudinal, y se desplaza de la parte distal a la proximal. Al mismo tiempo se pregunta si siente una, dos o ninguna de las puntas del compás. Es normal cuando advierten las distancias de 3 mm, siendo más de 4 mm anormal; la gnosia periférica está presente hasta cuando hay captación de 7 mm de la distancia interpunta.(6) (Figura 1)

c. **Consideraciones clínicas**: la punta de la lengua y los labios son los lugares más sensibles para esta prueba, y después el pulpejo de los dedos. Cuando hay recuperación de un nervio periférico en la mano, primero se detecta la discriminación dinámica y después la estática. Es igual a lo que se produce en las pruebas segmentarias (batiestesia): primero aparece la cinestesia y después la estatoestesia. En el embrión, primero aparece la movilidad sin control de la fibra muscular, antes que la inervación. La discriminación cinestésica se encuentra perturbada en las lesiones periféricas y corticales. Se ha observado que en jóvenes con lesión severa de los nervios periféricos, primero retorna el sudor, el dolor, y después la discriminación de dos puntos dinámica. *Con la discriminación de dos puntos per se, sin movimiento de los dedos, no se prueba la estereoestesia o la gnosia.*

5. Evaluación de la grafestesia

a. **Vías de conducción y patogenia:** este tipo de prueba cutánea no es para valorar el dolor sino el tacto a través de la percepción de los números dibujados en la piel. Se capta por medio de los receptores de la piel dinámicos y estáticos, que se proyectan por el cordón posterior al área tálamocortical.

b. **Semiotecnia:** se escribe sobre la piel con un objeto romo, en tal forma que los escrito pueda ser leído por el enfermo. El examinador escribe con su dedo sobre la piel letras o números con una altura de más de 4 cm. Se le pregunta (con los ojos cerrados durante la maniobra) el significado de lo escrito. Se puede efectuar especialmente en la palma, en la cara y en la planta de los pies. La hiperalgesia enmascara el signo.

c. **Consideraciones clínicas**: esta prueba detecta lesión de los cordones posteriores o en la corteza cerebral cuando se acompaña con normalidad, o casi normalidad de la temperatura, tacto y vibración. Cuando hay hallazgos unilaterales el signo adquiere mayor importancia.

6. Evaluación de la estesia térmica

a. **Vías de conducción y patogenia:** se valoriza el frío y el calor, respectivamente, por los receptores de Krausse y Ruffini. Se vehiculizan por el fascículo espinotalámico lateral para alcanzar el área talamocortical.

b. **Semiotecnia:** las áreas a investigar se deben descubrir 15 minutos antes del examen. En tubos metálicos o de vidrio se coloca agua a diferentes temperaturas. Se apoyan sobre la piel o se hacen rodar desde la parte más afectada a la más sensible. Se comparan los hallazgos con el lado contralateral. En la lesión de los nervios periféricos se comienza de la parte distal a la proximal. La respuesta normal a menos de 10 grados es de frío y a los 50 grados es de calor. Entre los grados 28 y 32 se puede notar la diferencia de un grado, como en el caso de temperaturas de 10 a 20 ó de 35 a 40 grados. (1)

En las personas de edad siempre se compara con el otro hemicuerpo. Durante los días fríos se aumenta el umbral para la temperatura. Para captar pequeñas diferencias se recomienda dejar el tubo por lo menos 3 segundos sobre la piel. En la lesión de los nervios periféricos el frío aparece primero que el calor.

c. **Consideraciones clínicas:** medición de la estesia térmica en 5 estadios: (Te0) anestesia térmica; (Te1) insensible al calor o al frío, pero se produce dolor; (Te2) las temperaturas por debajo de 15 grados o por encima de 60 grados se interpretan como frío y calor respectivamente. Fuera de estos límites se percibe tacto o presión; (Te3) por debajo de 20 grados y por encima de 35 grados se distingue el frío y el calor. Fuera de estos límites se siente tacto o presión; (Te4) sensibilidad normal a la temperatura. (22)

La captación de la temperatura

es muy importante por la disociación que caracteriza al síndrome medular. Se explica porque los campos receptivos térmicos son pequeños y no se traslapan. Es necesario un daño del sistema nervioso central para magnificar el déficit. En la mano los sitios fríos están separados por 5 a 10 mm y los de calor, por 15 mm. *Biológicamente se es más sensible al frío, porque el humano es homeotermo.*

7. Evaluación mediante la presión profunda

Si hay una lesión de la rama cutánea del radial y se presiona sobre la articulación inflamada trapecio-metatarsiana (rizartrosis), se produce un severo dolor local por irritación de los receptores profundos. Si se presiona la línea meniscal medial de la rodilla y existe una insensibilidad por lesión de la rama cutánea, el dolor profundo articular se manifiesta. Este tipo de maniobra es indolora en la enfermedad tabética por lesión de las fibras algéticas profundas. En esa enfermedad, la presión del testículo o el tendón de Aquiles es indolora.

8. Evaluación del sistema simpático

a. **Vias de conducción y patogenia:** el sistema simpático posee sus neuronas superiores en el hipotálamo y las inferiores en diferentes mielotomas (dorsales y sacros) y en el bulbo raquídeo. Desde sus cuerpos neuronales de origen medular se incorpora a las raíces, nervios raquídeos, plexos y nervios periféricos. El síndrome más común es el de Arnold Argyll-Robertson que lesiona el ortosimpático de origen dorsal (T1) y produce miosis, pérdida de reflejo a la luz, falta de acomodación, enoftalmo y caída del párpado superior. Es importante como signo para el diagnóstico precoz del síndrome de Pancost Tobías (cáncer apexiano de pulmón).
b. **Semiotecnia** y **c) consideraciones clínicas.**

Prueba del agua: cuando se sumergen las manos durante 30 minutos en agua a 40 grados centígrados, si hay inervación simpática indemne la piel de los pulpejos se arruga, pero si se mantiene lisa indica lo contrario. (19) En las lesiones severas los pliegues papilares se hacen menos visibles por atrofia de la epidermis. La piel permanece sin piloerección, lisa, brillante y aterciopelada. En los casos crónicos se mantiene seca, poco elástica con atrofia de las faneras cutáneas (pelos y uñas). *Es una prueba importante para aquellos pacientes que no quieren cooperar como niños, enfermos mentales o simuladores.*

Prueba de sudor mediante la ninhidrina: es la prueba más precisa. El paciente debe lavarse las manos con agua y jabón, después secarlas con un algodón y dejarlas al aire, debajo de una lámpara, para facilitar la transpiración durante 15 a 20 minutos. Los pulpejos no deben tocar ningún objeto. Después se coloca la mano sobre un papel como para tomar las huellas digitales, luego se la retira y se rocía el papel con ninhidrina, dejándolo secar durante ocho horas. Se puede realizar en forma bilateral para comparar. Cuando es normal la prueba indica que no hay lesión del sistema autonómico y con ello se deduce la ausencia de dolor fisiológico. (18) Si hay parálisis o dolor indica que la lesión es en una raíz sin inervación ortosimpática como las cervicales, lumbares y algunas sacras (S1, S2).

Escala de Moberg para la sudoración: prueba normal: 3; moderada sudoración: 2; disminución marcada: 1; ausencia: 0. Se establece una relación entre el sistema simpático (sudoración) y el dolor fisiológico porque ambas fibras poseen aproximadamente el mismo diámetro.

B. Sensibilidad propioceptiva consciente e inconsciente

Se denomina propiocepción porque es producida por el cuerpo que registra mediante sus receptores los movimientos conscientes o inconscientes. Al abarcar el área musculoesquelética, esta sensibilidad se une al movimiento (batiestesia).

1. Evaluación de la propiocepción consciente (estatoestesia)

a. **Vías de conducción y patogenia**: se generan en los receptores articulares y periarticulares, sobre todo en éstos últimos, dado que una artroplastia de cadera bilateral no deteriora el equilibrio del paciente. Las aferencias se proyectan por los cordones posteriores hasta el área talamocortical. Cuando hay una lesión de esas fibras gruesas, como en algunas polineuritis, el enfermo pierde el equilibrio. *Ejemplo: la vista es el bastón del enfermo tabético.*

Clasificación de los receptores de la sensibilidad propioceptiva consciente

Receptores	Ruffini	Golgi	Pacini
Localización	Cápsula	Ligamento	Inserción ligamentaria
Adaptación	Rápida	Lenta	Rápida
Posición segmentaria	Posiciones extremas	Posiciones extremas	Posiciones discriminativas

b. **Semiotecnia**: primero se explica en qué consiste la prueba y el movimiento de los dedos que se va a realizar. Si es necesario se hace una práctica previa. Después, con el enfermo totalmente relajado y sin que mire la maniobra, se toma cada dedo en forma mediolateral, y se le pregunta al paciente si está *arriba* o *abajo*. En las extremidades superiores es normal si se detecta un arco fijo con un ángulo de 1 mm, y en las inferiores de 3 mm. Esta prueba se puede repetir en las articulaciones proximales con el mismo criterio. En el hombro se pueden reconocer cambios de posiciones de un grado y en las articulaciones interfalángicas dc 5 a 10 grados. (5)

c. **Consideraciones clínicas**: al investigar la batiestesia, ante una lesión nerviosa en recuperación, aparece primero la cinestesia y después la estatoestesia. Hay pérdida de equilibrio, sobre todo con los ojos cerrados.

2. Evaluación de la propiocepción consciente (cinestesia)

a. **Vias de conducción y patogenia:** el movimiento es captado por los receptores propioceptivos conscientes dinámicos, cuyas fibras forman en la médula el tracto espinocerebeloso.

b. **Semiotecnia:** se le pregunta al enfermo si el dedo se dirige hacia arriba, hacia abajo o si está inmóvil. No es importante si la maniobra se hace por debajo o por encima de la proyección hacia adelante de los dedos. En algunos casos en recuperación, pero aún con anormalidad, el enfermo siente el movimiento del dedo, pero no cuando está fijo en una posición.

c. **Consideraciones clínicas**: el paciente con lesión de estas fibras debe mirar sus piernas durante la marcha para no caerse. *Ejemplo*: plineuropatías con lesión de fibras sensitivas gruesas. En las lesiones nerviosas periféricas primero se recupera el sentido de la movilidad. Es decir, si el dedo se mueve para arriba o para abajo. En las lesiones cerebrales puede haber disociación entre la estatoestesia, cinestesia y el sentido vibratorio cutáneo (palestesia).

3. Evaluación de la sensibilidad propioceptiva inconsciente

a. **Vías de conducción y patogenia**: las posiciones o los movimientos se captan por los receptores husales, cadena nuclear, aparato de Golgi y receptores de los conductos semicirculares, utrículo y sáculo. Sus fibras gruesas aferentes configuran los fascículos espinocerebelosos y vestibular, con su destino último en el área talamocortical medial.

b. **Semiotecnia**: se realizan pruebas de coordinación y equilibrio como las cerebelosas (ataxia e hipotonía) o vestibulares (desviación de los segmentos corporales, trastornos de la marcha, nistagmo y vértigo).

c. **Consideraciones clínicas**: hay anormalidad de los movimientos automáticos cuando hay lesión de los receptores o las fibras que componen los fascículos cerebelosos y/o vestibulares.

C. Sensibilidad estereoestésica (sensitivo-motora)

La estereognosia se produce por la intervención del SNC , y la estereoestesia por acción del sistema nervioso periférico. Cuando la lesión es total se denomina *aestereoestesia* y cuando es parcial *disestereoestesia.* Es una disestesia anormal por la cual el enfermo desconoce los objetos que toca. Este tipo de sensibilidad combina el movimiento de los dedos con relación a los receptores profundos y superficiales. La actividad motora es al tacto, como la luz o el sonido lo son para la vista y el oído. La toma de un objeto en forma estática, como un vaso, estimula los receptores de adaptación lenta como los de Merkel, pero el hecho de modular los movimientos sobre el objeto, requiere la actividad dinámica de otros receptores (Meissner y Pacini).

1. Evaluación de la estereoestesia

La lesión reside en las aferencias nerviosas con indemnidad de la corteza cerebral, dado que si esa estructura está lesionada la anormalidad se denomina agnosia.

a. **Vías de conducción**: es la combinación aferente de fibras finas y gruesas en patrones temporoespaciales que la corteza cerebral trata de codificar. Conforman el fascículo cordonal posterior y espinocerebeloso.
b. **Semiotecnia**: para determinar esta anormalidad se emplea el reconocimiento de monedas. (20) Se presenta al paciente diferentes objetos en tamaño, peso y textura. Se le pide que, mirando primero y sin mirar después, los identifique lo más rápido posible. Esta prueba se efectúa en el caso de la lesión del nervio mediano, y se denomina: *prueba de identificación de objetos* (*pickup test*). Cuando sólo el nervio media-no está dañado, se atan los dedos cuarto y quinto para que no perturben la prueba. (14) Se cuantifica el daño de acuerdo al tiempo que tarda para designar, sólo por el tacto, nueve o diez objetos como tiza, tuerca, tornillo, llave, arandela, alfiler, etcétera. El tiempo normal es de 5 a 8 segundos y la prueba se realiza en forma bilateral. Se efectúa primero en la mano no afectada para reconocer su destreza de base. La falta de movilidad de los dedos, aunque sea leve, interfiere con la valoración de la sensibilidad. Después de una lesión nerviosa, se practica la toma de objetos durante varios meses. Si la lesión

afecta la movilidad, la recuperación es más difícil. (18) Suspender este tipo de prácticas, ya sea por falta de colaboración o por el uso de un yeso, retarda la recuperación y puede perderse lo aprendido.

c. **Consideraciones clínicas:** la aestero-estesia se manifiesta en lesiones de la neurona sensitiva inferior (raíces, nervios raquídeos, plexos o nervios periféricos). Se produce por lesión de las sensibilidades primarias, como el dolor, la presión, el tacto y la temperatura. En un injerto de piel aparece el sudor, y después, si hay movilidad se incrementa la densidad de los receptores. (12) El pronóstico de recuperación no siempre está supeditado a las pruebas. Pero la más eficiente es la de identificación de objetos. *La función se genera por la sensibilidad junto al movimiento.*

2. Evaluación de la estereognosia

Esta sensibilidad, como la estereoestesia, requiere del buen funcionamiento de la corteza cerebral, para su función normal.

Pero en el caso de la agnosia es la corteza cerebral la que está dañada. Se dice que *es la imposibilidad de reconocer la significación de los objetos por la palpación en ausencia de trastornos sensitivos, o por lo menos sin que la agnosia pueda explicarse por ese grado de patología.* (2)

a. **Vías de conducción y semiotecnia:** son similares a las expuestas anteriormente, pero con relación a las funciones cerebral y mental.

b. **Consideraciones clínicas:** el paciente tiene dificultad para designar los objetos sin mirarlos, pero su sensibilidad primaria es normal o está muy poco comprometida. Hay una relación muy precisa entre la sensibilidad periférica y el desconocimiento del objeto. Cuando la sensibilidad no capta la textura se denomina *hilognosia,* cuando no lo hace con la forma, *amorfoagnosia* y cuando desconoce el objeto *agnosia táctil.*

El investigador, al estimular la piel, puede generar sensaciones gnósicas sumadas, retardadas, o desplazadas en el cuerpo y fuera de él. En una lesión cortical, el estímulo puede ser mal ubicado o localizado en la otra extremidad (*aloquiria*). Cuando la estimulación en dos lugares se hace simultánea, una de las sensaciones puede desaparecer por extinción (*simultagnosia*), no obstante responde con precisión a estímulos sucesivos. En el lado afectado el estímulo puede sentirse fuera del cuerpo (*exosomestesia*). *Las lesiones corticales muestran generalmente indemnidad total para la sensibilidad primaria, pero pueden generar anormalidad a la discriminación de dos puntos, agrafestesias y agnosias.*

c. **Evaluación de la función motora con relación al dolor**: si hay una lesión del nervio mediano en su segmento supracodo, además de la pérdida de la sensibilidad en los tres primeros dedos, paraliza los músculos flexores largos (superficiales y profundos) de los mismos dedos, con el predominio de los extensores indemnes inervados por el radial. El pulgar, cuando el dorso es paralelo al suelo, no va a poder elevarse al cenit (retropulsión), ni oponerse con fuerza a los otros dedos por debilidad de los músculos oponentes del pulgar y parte del flexor corto. Completa este cuadro la estabilidad de la muñeca medial por acción indemne de los músculos flexores y extensores inervados por los nervios cubital y radial. Lo que se ha descripto es un ejemplo

Graduación manual de la fuerza muscular
(Consejo Británico de Investigaciones Médicas) (18)

Porcentaje	Grados	Descripción
100	Normal	Amplitud articular y fuerza normal
75	Bueno	Movilidad normal con debilidad para llegar a la amplitud total
50	Regular	Amplitud articular normal contra la gravedad
25	Pobre	Amplitud articular normal con eliminación de la gravedad
10	Vestigios	Contracción leve sin movilidad
0	Cero	No hay contracción muscular

Graduación de la recuperación muscular
(Consejo Británico de Investigaciones Médicas)

M5	Recuperación completa
M4	Todos los movimientos posibles con leve asinergia
M3	Todos los músculos importantes tienen fuerza
M2	Contracciones esbozadas en los músculos proximales y distales
M1	Contracciones perceptibles en los músculos proximales
M0	No hay contracción muscular

de cómo la lesión de un solo nervio puede perturbar o anular la llamada prensión discriminativa de la mano. Si algún estudiante lee este libro, se le recomienda que anule con cinta adhesiva su dedo pulgar, y después diga si este primer dedo es importante.

Los músculos son sensibles a la inyección salina hipertónica, estiramiento, presión intensa, o isquemia como se produce en la claudicación intermitente. Los tendones son sensibles a estímulos nocivos. La cápsula articular es sensible al trauma y a las sustancias químicas, lo cual produce inflamación. El periostio y la esponjosa del hueso son sensibles al dolor, pero no la corteza ósea que cumple con el deber ineludible de mantener el *armazón* del cuerpo y su crecimiento.

D. Sensibilidad interoceptiva

1. Dolor intracraneal y cuello

Las estructuras supratentoriales son inervadas por el nervio trigémino y las infratentoriales por los pares creananos V, VII, IX, y X. Los nervios vidianos y olfatorios inervan la nariz y la cavidad nasal, y los pares craneales IX, X, y VII lo hacen con la boca, la faringe y las glándulas salivales. Las aferencias sensitivas de la faringe inferior, tráquea, esófago y tiroides acompañan a las fibras del simpático, y los nervios sensitivos torácicos superiores a los ganglios raquídeos. La tensión de la pared vascular a nivel del seno carotídeo se trasmite por medio del par IX y por la vehiculización del X. Los *quimiorreceptores*, mediante el cuerpo carotídeo, detectan los cambios de composición de la sangre (CO, PH). Los *barorreceptores* regulan la presión. Ambos contribuyen a regular el sistema autonómico. Son insensibles la duramadre no basal, la piamadre, la corteza cerebral, la sustancia blanca, el epéndimo que recubre los ventrículos, los conductos, y los plexos coroides. Las arterias cerebrales y el sistema carotideo están inervados por el V par, y las arterias auricular posterior y occipital reciben el aporte sensitivo de los nervios cervicales superiores. El *esófago*, por ser sensible a las sustancias químicas, produce una movilidad anormal.

2. Dolor en el torax

La pared torácica y la pleura parietal son sensibles por el aporte de los nervios intercostales. La pleura visceral y el parénquima pulmonar son insensibles a los estímulos dolorosos. El pericardio es insensible a los estímulos nociceptivos, excepto la parte basal inervada por el nervio frénico (C3-C4-C5). El resto del pericardio es sensible a la inflamación como el corazón a la isquemia, pero no lo son a los estímulos mecánicos. El X par sensibiliza a los grandes vasos que acompañan al plexo cardíaco.

3. El dolor en las vísceras intraabdominales

El peritoneo parietal es muy sensible porque es inervado por nervios somáticos. El estómago, el peritoneo visceral y el mesenterio no son sensibles al corte, heridas o quemaduras. Las distensiones rápidas del mesenterio, cercano a esas vísceras, produce dolor. La mucosa estomacal es insensible al tacto y a la presión, pero es sensible a la inflamación y a las sustancias químicas. El hígado, la vesícula, el bazo y el páncreas, el útero, las trompas y los ovarios, son insensibles a los estímulos térmicos, pero captan el estímulo algético que generan la inflamación y las tracciones. La distensión rápida sensibiliza a los riñones, pelvis renal, uréter, vejiga y uretra. La mucosa vaginal normal posee un alto umbral para los estímulos algéticos y los mecánicos.

La lesión visceral genera reflejos por medio de las mielotomas que la regulan con proyección a las otras metámeras del cuerpo. *Ejemplo visceral*: el infarto del corazón en un comienzo produce dolor torácico (localizado) pero después, con intervención de la mielotoma correspondiente, refiere el dolor con frecuencia a la extremidad superior izquierda. *Ejemplo somático*: la disfunción de las articulaciones interapofisarias genera dolores localizados por irritación de los receptores en la columna lumbar, hasta que se desplaza hacia los muslos (dolor referido). Cuando comprime una raíz se produce el dolor *irradiado* que se soluciona mediante la cirugía. Pero el dolor referido, si no se inmoviliza el segmento, persiste. La dificultad fundamental para localizar los dolores viscerales es que rotan dentro del abdomen, y poseen orígenes embriológicos muy diferentes a la posición actual. Los enterotomos superiores están en vísceras inferiores y viceversa. Un dolor en la pelvis renal se refiere a la ingle, como un proceso en el centro del diafragma manifiesta dolor en el hombro del mismo lado. Las fibras motoras autonómicas (eferentes) se acompañan por aferencias sensitivas, pero con función independiente.

Las vísceras contienen nociceptores que se irritan ante distensiones, torsión o estiramiento, ante la isquemia aguda y los irritantes químicos que actúan sobre la mucosa. Se facilitan los reflejos segmentarios autonómicos produciendo espasmos, retortijones y dolor. Las molestias, con predominio autonómico, a veces son vagas, insidiosas, difusas, sordas y mal definidas como la distensión abdominal, vómitos, náuseas. La gastritis como la pirosis producen sensaciones de ardor. Las vísceras responden al estiramiento, necrosis, desgarro y generan contracciones espasmódicas del músculo liso. Las vísceras huecas también poseen mecanorreceptores en sus superficies, serosas y mucosas, por lo cual captan el estiramiento y generan reflejos autonómicos. A esto se debe la sensación de plenitud gástrica, el cambio del movimiento intestinal, la sensación de retortijón y la urgencia miccional. El *hambre dolorosa* es una variedad del espasmo y el cólico se manifiesta en ondas crecientes y decrecientes. La perforación intestinal es una *puñalada,* y el dolor terebrante y continuo es un cáncer o la extensión de una úlcera. Con la víscera dañada se experimenta miedo o angustia que no se siente por causa de una herida somática.

Las vísceras son insensibles a la quemadura, el aplastamiento y al corte porque biológicamente no han tenido la oportunidad del *aprendizaje evolutivo,* ya que en la prehistoria y en la mayor parte de la historia fueron heridas mortales. Como síntesis, las vísceras macizas son sensibles a la distensión capsular, y las huecas son sensibles a la acumulación de sustancias químicas.

4. Dolor referido e irradiado intraabdominal

Se manifiesta en algunos estudios que hay similitud entre el dolor referido y el irradiado pero, de acuerdo a lo que se expone en este libro, donde se trata de homologar las leyes somáticas con las viscerales, ese concepto es erróneo. (4) En realidad hay dos tipos de dolores referidos intraabdominales: los que se generan en los *nociceptores viscerales* y los que se producen por irritación de los *nociceptores parietales.* Las aferencias de los primeros parten de las vísceras, pero los parietales están muy unidos a la inervación somática. Las vísceras *envueltas* en receptores producen ante la noxa dolores *referidos,* que como se sabe son difusos y se desplazan a distancia. El dolor parietal, que también es referido, genera espasmo del músculo estriado (vientre en tabla). Los nervios somáticos intercostales y frénicos inervan el peritoneo parietal, la pleura y el diafragma periférico y central. Los procesos peridiafragmáticos centrales como las pleuritis, pericarditis o peritonitis (absceso subdiafragmático) producen dolores referidos al hombro y cuello. El daño a nivel visceral produce dolores o hiperestesias referidas al aparato neurolocomotor y la piel (signo del pellizco). El daño úteromuscular produce espasmo de los músculos paravertebrales, lo cual se suele adjudicar a una disfunción lumbosacra. (10)

El dolor *irradiado* dentro del abdomen se produce cuando se comprimen los nervios aferentes que acompañan al sistema autonómico. *Ejemplo*: vólvulo del colon. Las torsiones de pedículos viscerales nunca son puros, dado que estas estructuras se componen de nervios y arterias que generan simultáneamente dolores e isquemia. Un *bultoma* intraabdominal puede comprimir nervios como los abdómenogenitales que producen dolores irradiados a la ingle. *Las leyes somáticas y viscerales son las mismas, pero con diferentes características.*

Bibliografía

1. ADAMS R. .D. *Principles of Neurology.* Third Edition, Mc Graw-Hill Book Company,1985; págs. 119 y 121.
2. BARRAQUER BORDAS L. *Neurología Fundamental,* Toray, Barcelona, 1963; pág. 247.
3. BYERS M., BONICA J. J. Mecanismos del dolor periférico y plasticidad de nociceptores. En: Bonica: *Terapéutica del Dolor.* Editor John D. Loeser. McGraw-Hill Interamericana, México, 2003; pág. 30.
4. CODA B., BONICA J. J. Consideraciones generales sobre el dolor agudo. En: Bonica, *Terapéutica del Dolor.* Editor John D. Loeser. McGraw-Hill Interamericana, México, tercera edición, 2003; pág. 277.
5. COHEN L. H., LINDLEY S. R. Studies in vibratory sensibility. *Am. J. Psychol,* 1958;51:44-51.
6. DELLON A. L. The moving two point discrimination test: quantitative evaluation of the quickly-adapting fiber receptor system. *J. Hand Surg,* 1978;3:474-481.
7. DELLON A. L. Clinical use of vibratory stimuli to evaluate peripheral nerve injury and compression neuropathy. *Plast. Reconstr. Surg* 1980;65:466-476.
8. DELLON A. L. *Evaluation of Sensibility and Re-education of Sensation in the Hand,* Willians and Wilkins. Baltimore, 1981; pág. 85.
9. DELLON A. L. *Evaluation of Sensibility and Re-education of Sensation in the Hand,* Willians and Wilkins. Baltimore, 1981; pág. 39.
10. HAN Y. W. *et al.* A study on the neuronal circuit of the utero-muscular reflex. *Abstracts-7th. World Congress on Pain.* 1993.
11. LEVIN S., PEARSALL G., RUDERMAN R. J. Von Frey method of measuring pressure sensibility in the hand. An engineering analisys of the Weistein-Semmes presure aesthisiometer. *J. Hand Surg,* 1978; 3:21 I-216.
12. MANNERFELT L. Evaluation of functional sensation of skin grafts in the hand area. *Br. J. Plast. Surg,* 1962;15:136.
13. MC QUILLAN W.: Sensory recovery after nerve repair. *Hand,* 1970;2:7-9.
14. MOBERG E. Objetive methods of determining the functional value of sensibility in the hand. *J. of Bone and Surg,* 1958;40B:454.
15. MOBERG E. Criticism and study of methods for examining sensibility in the hand. *Neurology,* 1962;12:8-19.
16. MOBERG E. Future hope for the surgical management of peripheral nerve lesions. In Michon. J. Moberg. Ed. *Traumatic Nerve Lesions,* Churchill Livingstone, 1975; pág 36.
17. OMER G. Injuries to nerves of the upper extremity. *J. Bone and Joint Surg,* 1974;56A:1615.
18. OMER G. Report of the Committee for Evaluation of the

clinical results in peripheral nerve injuries. *J. Hand Surg*, 1983;8:754.

19. O'Riain S. New and simple test of nerve function in the hand. *Br Med J.* 1973;3:615.
20. Seddon H. J., Medawuar P. B., Smith H. Rate of regeneration of the peripheral nerves in man. *J. Physiology* 1943;102:191-215.
21. Semmes J., Weinstein S., Ghent L. *Somatosensory changes after penetrating brain wounds in man.* Harvard University Press. Cambridge. Massachusetts. 1960.
22. Sunderland S. *Nervios Perifericos y sus Lesiones,* (ed) Salvat SA, 1985; pág. 358.

Clasificar es una forma de crear una hipótesis para ordenar el pensamiento. Es un instrumento científico, y como tal, temporario y refutable.

José B. Cibeira

Bases anatómicas del dolor y teorías patogénicas

Capítulo 3

A. Teorías fisiopatológicas sobre la producción del dolor

1. Teoría de la especificidad

Von Müller (1838) y von Frey (1906) formulan una teoría en donde la sensibilidad está asociada a la especificidad de los receptores. Pero esta teoría no puede explicar por qué, con similares terminaciones libres, la córnea, la mucosa de la lengua del gato y el oído externo del hombre captan diferentes tipos de sensibilidad. (27) En la década del veinte, por medio de biopsias, no se logra obtener corpúsculos de Krause debajo de las áreas que captan el frío, y se prueba que no hay relación entre la modalidad sensitiva adquirida y la estructura del receptor. (40)

2. Teoría de los patrones y frecuencias

Con intensidad suficiente, los estímulos mecánicos, térmicos o químicos producen dolor. Para explicar la captación de múltiples sensaciones con sólo un tipo de receptor, los estímulos deben integrar un patrón temporoespacial. Los investigadores relacionan la producción de dolor fisiológico rápido con la lesión de la epidermis, y el lento, con el de la dermis. Este fenómeno se atribuye también a la liberación de sustancias que, para actuar, necesitan un tiempo de latencia. (28,52) Entonces, se concluye que todos los receptores de la piel son universales, y que sólo las frecuencias altas o bajas son responsables de producir el tacto o el dolor. Se manifiesta asimismo que la inervación de la dermis consta de dos plexos. El superficial con terminaciones libres y el profundo con receptores más complejos. En esta forma se relaciona la sensibilidad con la profundidad de la noxa. (32)

En síntesis, el patrón aferencial depende del número de terminaciones comprometidas, el tipo de estímulo, su intensidad y umbral, todo lo cual contribuye a formar un código temporoespacial. La dispersión temporal localiza el estímulo, y la espacial, determina la calidad. *Esta teoría no logra explicar que haya dolores sin estímulos, como en el caso del dolor fantasma, por deaferentación o por un recuerdo. Sin considerar la psicología del enfermo, separa el dolor de otro tipo de sensibilidad.*

3. Teoría de la compuerta de Melzack y Wall (1965)

A esta concepción científica se unen las dos teorías anteriores. Se tienen presentes los siguientes principios: a) La especificidad existe en el sistema nervioso. b) Es importante la secuencia y la suma de impulsos. c) Cuando hay ciertas alteraciones neurológicas, el dolor puede transformarse en un fenómeno persistente. d) La psicología desempeña un papel muy importante. (5)

Para explicar lo expuesto se crea la *teoría de la compuerta* que se compone de tres sistemas: a) un *sistema puente* de control producido por fibras de diferente diámetro; b) otro de tipo segmentario a nivel de médula que modula las aferencias; y c) el último que pertenece al sistema descendente inhibitorio del dolor de origen central. (34)

La conducción del dolor se produce por dos tipos de fibras, gruesas y finas, que con otras de mayor diámetro, no algéticas, penetran en la médula. (2) Las fibras aferentes gruesas del tacto (A beta), se colocan en la parte medial de la raíz y se dirigen al asta posterior para formar parte del cordón posterior de la médula. Las fibras laterales algéticas A delta y C, forman el tracto espinotalámico anterolateral. Estas fibras se mantienen potencialmente activas *entornando la puerta* para que entren las aferencias producidas por la noxa. Pero cuando se estimulan las fibras de mayor diámetro A beta (mecanorreceptoras), se inhiben las aferencias algéticas que *cierran la puerta.* La estimulación de las fibras gruesas (estésicas) se realiza mediante la fricción, el rascado, el ejercicio, el masaje, la estimulación eléctrica y el movimiento de acunar. Los impulsos procedentes de las fibras periféricas (gruesas y finas) llegan al asta posterior donde se realiza la modulación de los mensajes. (51) Se desprende de lo expuesto que es necesario un equilibrio entre las aferencias para que una caricia no resulte dolorosa. Aquí también la *oposición* entre fibras de diferente diámetro determina el equilibrio de las sensaciones.

Las fibras A delta, que conducen la algesia rápida, llegan a las células del asta posterior, área posteromarginal. Después, por medio del fascículo medular espinotalámico lateral (neoespinotalámico) se proyectan al núcleo talámico ventrolateral posterior. Las fibras C, amielínicas, vehiculizan el estímulo algético lento que llega al asta posterior, para después dirigirse por el fascículo espinotalámico lateral medial (paleoespinotalámico) a los núcleos intralaminares y parafasciculares del tálamo. Las fibras del último fascículo se proyectan en forma multisináptica al hipotálamo y al sistema reticular. En el tálamo, en la corteza cerebral y el tronco cerebral hay una convergencia entre estesia y algesia, que proyecta hacia la médula, mediante fascículos descendentes, la modulación de las sensaciones a nivel medular. *Por eso el soldado que odia y quiere sobrevivir se hace menos sensible al dolor.*

- **Pruebas que corroboran la teoría**

a) el asta posterior es moduladora de aferencias; b) en varias especies la estimulación eléctrica (TENS), que actúa sobre las fibras gruesas, es efectiva para inhibir el dolor; c) en los síndromes dolorosos graves hay lesión de las fibras gruesas. *Ejemplo*: regionales complejos, neuralgia postherpética y tabes dorsal; d) se constata que en las neuropatías con hiperpatía hay predominio de fibras finas (31); e) la teoría se avala porque en la acropatía ulceromutilante congénita de Thevenard, hay ausencia de fibras finas y no hay dolor a la estimulación; f) la presión profunda o el frío alrededor de un área anestesiada por lesión de un nervio periférico, produce hiperalgesia. Este fenómeno es atribuido a una neuralgia postraumática por la falta de acción inhibidora procedente de los receptores táctiles, donde se originan las fibras gruesas del nervio lesionado. (2)

- **Pruebas que hacen dudar de la teoría**

a) la teoría de la *puerta de entrada* no explica cómo se genera la especificidad de las sensaciones mediante la magnitud de las fibras, ni tampoco el dolor sin estímulo; b) hay polineuropatías con lesión preponderante de las fibras gruesas sin dolor, como la enfermedad de Friedreich, y otras, como la enfermedad de Fabry, donde se afectan las fibras finas y el síntoma en estudio es muy severo. La estimulación eléctrica que bloquea las fibras gruesas produce analgesia; c) la teoría dice que la estimulación periférica de las fibras gruesas produce un potencial radicular mayor que cuando se estimulan las finas. Pero algunos científicos han probado que ambas fibras estimuladas producen igual potencial; d) un investigador prueba que el diámetro de la fibra no se correlaciona con la función. *Ejemplo*: las fibras C responden al calor, al frío, algunas al tacto, otras al dolor, y así sucesivamente (22,7) ; e) las fibras de la córnea y el oído interno, que tienen casi todo tipo de sensibilidades, no poseen diámetros diferentes ni receptores especiales. (46) ¿Por qué la simpatectomía y la gangliectomía autonómica inhiben el dolor en la distrofia simpática? (12)

Si en personas normales hipnotizadas se colocan electrodos muy finos en las fibras del simpático dérmico del nervio peróneo, se capta un patrón eléctrico que se mantiene sin cambios. Pero si a la persona se le sugiere que padece dolor, se produce una manifestación eléctrica abrupta con hipernea y taquicardia, que se correlacionan con descenso galvánico en la resistencia de la piel. (14) Cuando se le manifiesta al paciente que todo ha pasado, se constata una disminución del dolor y todos los parámetros retornan a la normalidad. Es lógico entonces pensar que un recuerdo desagradable, en un paciente que padece distrofia simpática refleja, genere dolor.

Síntesis: la teoría de la *puerta de entrada* tiene que ser superada, pero se reconoce que fue el aporte más importante sobre dolor en el siglo xx. *Esta teoría traslada las investigaciones desde el sistema nervioso periférico, sin desconocerlo, al sistema nervioso central ascendente y descendente, considerando los factores psicológicos.*

• Preguntas sin respuestas

a. *¿Cuál es el rol de las fibras finas en el neuroma de amputación, dado que la histología del brote no se relaciona con el dolor?* Es posible que la cronicidad del dolor en un lugar marque en forma reverberante el SNC y no dependa de la constitución histológica periférica.

b. *¿Cuál es el papel de la cicatriz en el nervio? Se* realizaron en Vietnam, en 417 pacientes con heridas plexuales, desbridamientos quirúrgicos inmediatos y sólo 3 padecieron síndrome causálgico. (30) La cronicidad es deletérea.

c. *¿Por qué los de neuromas con histología igual unos duelen y otros no?; ¿la efápsis es culpable del dolor?*

d. *¿En qué magnitud es importante para el dolor la disociación entre las fibras finas y gruesas?*

e. *¿Hay algún sustractum vascular para la producción del dolor?*

f. *¿Cuál es la participación del sistema simpático y de los nervi nervorum?*

g. *¿Qué importancia tiene la regeneración de los nervios que llegan a diferente lugar y a otros receptores?*

Todos los años se sabe algo más sobre estos interrogantes.

• Conceptos actuales sobre el dolor

En algunos libros de origen inglés el dolor se divide, de acuerdo al tiempo, en agudo y crónico. El autor lo divide de acuerdo a su fisiopatología y tratamiento en: *fisiológico, neuropático y psicogénico.* Hay una diferencia abismal entre el que sufre el dolor fisiológico y el que padece el neuropático o el psicogénico. *El dolor fisiológico es normal, lo anormal es el tipo de estímulo.*

El dolor fisiológico es como la víctima que concurre a la policía a declarar un robo que, como tal, no es normal. La lógica indica que es mejor no necesitar de la policía, pero es normal que exista para defender al ciudadano. Siguiendo el ejemplo, el dolor neuropático es llamar a la policía que no cumple con su deber y además roba a la víctima. El dolor fisiológico previene y anuncia los peligros, el neuropático puede matar al que lo padece. El dolor neuropático o el psicogénico son síndromes, pero pueden a veces considerarse como enfermedad. Ejemplos de dolor neuropático: el dolor fantasma, el dolor por avulsión plexual, la neuralgia postherpética, la casalgia, etcétera. El dolor neuropático es como un sentimiento porque persiste después que la noxa deja de actuar. Este dolor, como el causado por la histeria (psicogénico) pueden cambiar el estilo de vida, la personalidad, el comportamiento, la capacidad funcional, repercutiendo en la vida socioeconómica y afectiva.

El dolor, o la disestesia, fisiológico, repetido y cronificado puede, por excepción, transformarse en dolor neuropático. El dolor como síntoma, por vías propias, como si fuera un cañamazo de receptores cubre todo el cuerpo y *borda* en el sistema nervioso central sensaciones de acuerdo a la biografía del enfermo, la situación presente y sus expectativas. Las vibraciones electromagnéticas permiten ver una *cosa* pero la mente es quien genera el dolor, la forma y el color. Las sensaciones son como los colores en la paleta del pintor, la obra artística está más allá de la suma o combinación de esos tintes porque es la actividad de la mente quien genera el resultado final. *El dolor y sus consecuencias son una elaboración superior, como los recuerdos que generan sufrimiento.*

B. Bases anatómicas para el estudio del dolor y la disestesia

1. Neuroanatomía segmentaria

- Asta posterior medular

En este segmento se constatan tres tipos de neuronas. Unas son neuronas dinámicas, sensibles al dolor y de amplio espectro *(lámina I y II),* otras a los estímulos mecanorreceptores (A beta) con bajo umbral para el tacto y muy alto para el dolor *(principalmente lámina III).* La *lámina I* es la zona de terminación de las aferencias periféricas (A delta y C) donde convergen y forman la sinapsis de segundo orden. Las fibras más gruesas (A beta) trasmiten el tacto discriminativo, la propiocepción y el tono muscular y hacen su estación en las *láminas I, III, IV y V.* Las fibras del dolor rápido hacen sinapsis en la *lámina V,* y es donde las aferencias viscerales se relacionan con el área somática. Son neuronas dinámicas de *amplio rango* (WDA), y se sugiere que originan los dolores referidos. Desde el punto de vista clínico, *es una convergencia viscerosomática intermetamérica de extrema importancia.* (Figura 1)

Una lesión nerviosas produce, en los próximos microsegundos o minutos, múltiples transformaciones en el SNC con atrofia y muerte celular. Se crea un nuevo código de adaptabilidad en el ganglio y asta posterior con disminución del umbral para los estímulos mecánicos, y una nueva relación y respuesta. El envenenamiento con capsaicina de las fibras C reproduce la sección total del nervio, e induce las transformaciones nerviosas centrales enunciadas. (50)

Parece ser que las fibras C recogen y transportan sustancias químicas anormales desde el lugar de la lesión al SNC. Es por eso que la avulsión del plexo braquial produce la atrofia del asta posterior a ese nivel. No hay lesión periférica que, por dolor, no genere cambios en el SNC, y a veces con trastornos somáticos. Es comprensible que un síndrome doloroso, una vez calmado, pueda reaparecer en el SNC cada vez más definido. La sustancia nerviosa se acostumbra a la caricia como al dolor. Tan es así que un infarto de miocardio reciente actualiza un dolor fantasma por amputación acaecido hace ocho años. En forma experimental se ha probado que, al comprimir un brazo con una venda elástica, reaparece el dolor de un antiguo infarto. Del dolor por cólico renal se ha dicho y experimentado que, sin cambiar el estado clínico, en cada ataque se perfecciona su localización y límite. *Hay rutas en el tabaco, en la droga y en el dolor.*

- Fascículo anterolateral

Las *láminas I y V* son indispensables para generar el dolor. En la *lámina I* se reciben los impulsos aferentes de las fibras gruesas mecánicas, térmicas y finas del dolor. La *lámina II* se forma por neuronas pequeñas arborizadas donde se coordinan las interneuronas locales. La investigación se dificulta por la complejidad de los circuitos entre células inhibitorias y facilitadoras y la comunicación entre láminas. Todavía no se sabe cómo interactúan modulando las aferencias algéticas. Es decir, cómo se relaciona lo segmentario con lo suprasegmentario. ¿En qué forma actúan a ese nivel los receptores opioides, la serotonina y la noradrenalina con relación a las aferencias y eferencias?

El *fascículo anterolateral,* como totalidad, nace de las *láminas I, II,* y *V.* Es bilateral, y filogenéticamente más antiguo con relación al subsistema que conduce el tacto y la discriminación a través del cordón posterior de la médula. Sus fibras provienen de *neuronas dinámicas de amplio espectro* de respuesta, dado que los receptores mecanonociceptivos poseen bajo umbral. (44) El fascículo se divide en una parte *anterior* que vehiculiza el tacto grosero y otro *lateral* que lo hace con la sensibilidad dolorosa y térmica. El componente lateral se divide en neo y paleoespinotalámico. El tracto neoespinotalámico está compuesto por la estructura lateral del tracto espinotalámico, y el paleoespinotalámico está formado por la medial, que incluye los tractos espinomesencefálico, espinorreticular y espinotalámico.

El *paleoespinotalámico*, más antiguo, está compuesto por fibras largas y cortas con menor cantidad de mielina y velocidad. Se relaciona con la emotividad y la memoria. Es el encargado de vehiculizar la algesia y, a nivel central, recordar las experiencias para prevenirlo. Sus fibras se distribuyen en las partes profundas del cerebro por medio de múltiples sinapsis y con participación del hipotálamo y el sistema límbico. El *neoespinotalámico* es oligosináptico y, como tal, más directo y localizado. Este último tracto vehiculiza la algesia a la corteza somatosensitiva, donde el individuo hace conciencia en forma inmediata de la gravedad y localización. Se dirigen desde la *lámina V* al núcleo talámico vetrolateral posterior para gestar en la corteza parietal el dolor de tipo discriminativo. (Figura 2)

- Fascículo posterolateral

Se forma con una parte de contenido inconsciente y otra consciente. El *lateral inconsciente* (fascículos cerebelosos) nace de las *láminas III, IV, V* y *VI* de Rexed, y se proyectan desde el asta homolateral hacia arriba haciendo sinapsis en el área reticular, cerebelo, tubérculos cuadrigéminos anteriores y tálamo. Es un proceso multinivel y retroalimentado que controla los movimientos automáticos y asociados. El resto del cordón, *posterior y consciente*, se proyecta al tálamo, vía lemniscal, y expresa tacto ligero y presión, discriminación de dos puntos (estático y dinámico), sentido vibratorio (palestesia), batiestesia (cinestesia y estatoestesia) y estereoestesia.

- Fascículo cervicotalámico

Se origina en las *láminas IV* y *VII*. En un corte transversal se observa en la parte posterior del cordón lateral, en donde hace sinapsis con el núcleo cervical lateral a nivel de los mielotomas C1 y C2. Cruza la línea media y se dirige al tálamo contribuyendo a formar el lemnisco medio. Este fascículo no es específicamente nociceptivo y está poco desarrollado en el humano.

- Síntesis con criterio clínico

Un cúmulo de fibras entra en la médula; las mediales (A beta) se dirigen al fascículo dorsal, y las laterales (A delta y C), al tracto espinotálamico. La presión y el tacto son parcialmente espinotalámicos en su sector anterior. (38) Hay dos clases de receptores para las fibras C, los polimodales, que reaccionan a estímulos químicos, mecánicos y calóricos (núcleo propio), y las que se comportan como nociceptores específicos. (49, 50) Hay relación entre el diámetro de la fibra y su función, pero es a nivel del asta posterior donde se *mezclan* las sensibilidades y se modulan. Ante la noxa severa las relaciones se pierden, como la educación de las personas cuando se quema un teatro y la gente quiere salir. Se suscita el caos y con ello los dolores causados por la imposibilidad de modulación (plasticidad antiálgica) a nivel del SNC. Posiblemente, por esta causa se ha dicho que no hay relación matemática entre el tipo de aferencia y el diámetro de la fibra. A las fibras A beta (del tacto) muy gruesas, heridas, se les atribuye la producción de disestesia. Las fibras A delta (intermedias) conducen lo que ha de determinar el dolor rápido y punzante, y las fibras finas (C), el dolor lento, quemante, profundo, sordo, opresivo, difuso y con posibilidad de generar reflejos autonómicos, como náuseas, hipotensión, suda-ción, etcétera. Como ejemplo de dolor rápido y puro se designa al pinchazo, y como ejemplo del segundo, a la presión de un testículo o el tendón de Aquiles. Las aferentes viscerales son menos del 10% de las fibras de la raíz posterior pero sus efectos se superponen abarcando la influencia de varias raíces. Un detalle anatómico, extraño al conocimiento clásico, es que el 20% de las fi-bras sensitivas toman la raíz anterior para llegar al asta posterior; provienen de cualquier parte del cuerpo. (11,5) *¿Qué función tienen?*

2. Neuroanatomía modulatoria del dolor

- Modulación a nivel cortical

El sistema descendente compuesto por eferencias corticales también se une al área periacueductal y a los núcleos del rafe para provocar influencias moduladoras sobre la nocicepción. En la mayoría de las especies se han descrito, en cada hemisferio cerebral, áreas somatosensitivas *primarias* (SI), *secundarias* (SII) y otras (SIII y SIV). Las aferencias periféricas conforman en el SNC una organización somatotópica.

Área somatosensorial primaria SI: ocupa la circunvolución postcentral, correspondiendo a las áreas 3-l y 2 de Brodmann, y posee la representación completa del lado opuesto del cuerpo. La sensibilidad cutánea está representada en el área 3b y en la parte rostral del área I; el área 3a responde a la propiocepción. El área 1 recibe las aferencias rápidas cuando provienen de los receptores de Pacini, y la 3b, las de adaptación lenta.

Área somatosensorial secundaria SII: se localiza en el borde superior de la cisura de Silvio recibiendo aporte sensitivo de las dos mitades del cuerpo; las latencias son más largas y las recepciones más imprecisas. (53) Muy pocas de estas células son estimuladas por aferencias propioceptivas.

Área somatosensorial terciaria SIII: es el área suplementaria que ocupa la corteza medial y pertenece al área 5 de Brodmann. Funcionalmente parece un área asociativa que abarca la parte contralateral del cuerpo. Se conecta con otras áreas corticales o subcorticales y con el asta posterior medular. Responde a estímulos complejos donde intervienen receptores superficiales y profundos.

Área SIV: está relativamente poco estudiada. La anestesia en el hombre, después de un traumatismo encefálico, indica compromiso subcortical. El sentido vibratorio generalmente no está perturbado. El dolor se recupera primero y los últimos en aparecer, si es que lo hacen, son el tacto ligero y la propiocepción.

- Neuronas corticales y dolor

Si se estimula a la cortezaz cerebral en toda su extensión más de 100 veces y sólo en cinco lugares se produce el síntoma. (53) La contradicción es evidente: *la víscera creadora del dolor no lo padece.* En otra investigación, mediante tomografía por emisión de positrones, se ubican en el cerebro las áreas más activadas durante los estímulos dolorosos térmicos en la parte anterior de la circunvolución cingulada. (45) El error de la primera investigación se atribuye a la gran dificultad técnica para llegar mediante estímulos al área nombrada.

En los heridos de guerra, las lesiones en el área poscentral no generan dolor pero producen analgesia y falta de discriminación táctil en el lado contralateral. Los pacientes lobotomizados frontales no pierden el umbral estándar para el dolor, pero no reaccionan al gran estímulo doloroso. Se dice que captan el dolor pero no lo sufren. (1) El paciente neurótico mantiene el umbral para el dolor, pero puede reaccionar con desproporción a un estímulo nocivo, y el dolor patológico, una vez establecido, responde en forma anormal a estímulos normales.

La distracción, la sugestión, la hipnosis y el estrés son otros poderes de la corteza cerebral para inhibir el dolor. Esto le hace recordar al autor que en el pie, el hueso astrágalo es el encargado de distribuir las cargas durante la marcha, que se miden en toneladas de peso acumulativo por hora, y la naturaleza, para ese trabajo, no lo provee de inserciones musculares para que con libertad se adapte a las circunstancias. Si lo comparamos con la corteza cerebral se infiere que la naturaleza le da a ésta la capacidad de modular el dolor con *libertad,* para que actúe de acuerdo a los momentos. *En biología y en política, la libertad sobre principios determina estabilidad y equilibrio.*

- Modulación encefálica de la sensibilidad

La modulación se describe me-diante los efectos de una sustancia y su desaparición. El fenómeno que provoca se registra a distancia y en volumen. La corteza cerebral modula la actividad subcortical transfiriendo la respuesta a nivel emocional, recuerdo, cognición y cultura. La región frontal, área medial, es el centro de la expresión del dolor después que sus aferencias han sido consideradas por el sistema límbico, hipotalámico y sistema neuroendocrino. Una de las investigaciones más interesantes ha sido la de constatar un sistema inhibidor descendente para modular el dolor. Dice Moskowitz, que el primero en confirmar este hecho fue Reynols que, al estimular el área periacueductal, produjo en las ratas suficiente analgesia como para abrirles el abdomen sin dolor. (39) En todas las especies la estimulación eléctrica de ciertas áreas encefálicas produce ese tipo de efecto. La capacidad analgésica de la corteza cerebral es una paradoja: la que *fabrica* el dolor no registra centros que lo certifiquen. Este concepto no es improcedente si se piensa que la creación de la secuencias del lenguaje o de los movimientos automáticos son inconscientes e involucran al tálamo. (23) *Siempre hay algo que aparece en forma explícita, porque en forma implícita, otro subsistema lo permite.*

- Modulación a nivel encefálico

Se divide en *ventromedial* y *dorsolateral.* Los fascículos *ventromediales* descienden hasta llegar a la *lámina IX* de Rexed en forma bilateral. Controlan los segmentos proximales de los miembros y su eje axial. Se componen de los fascículos vestibuloespinal (medial y lateral), retículo-espinal y tectoespinal, así como las eferencias del núcleo solitario y los núcleos de Cajal, del rafe y *coeruleus.* La modulación *dorsolateral* está constituida por el tracto piramidal (corticobulbo-espinal) y rubroespinal que controlan la actividad discriminativa de la motilidad, distal y segmentaria. Se distribuyen en la misma lámina medular que los anteriores, con una ubicación más lateral. Se ha establecido que el sistema piramidal y extrapiramidal contribuyen a la modulación rápida del dolor a nivel medular y en forma lenta a nivel mesencefálico. La sensibilidad ante el dolor es desigual en cada persona, así como el comentario que sugiere su dolencia. (55) *Siempre lo lateral más sofisticado, moderno y decusado.*

- Las áreas grises periventricular y periacueductal

Se componen de eferencias corticales que se unen a los núcleos del rafe, para provocar influencias moduladoras al inhibir las fibras aferentes primarias excitadoras que provienen de la médula. El sistema descendente se proyecta por el *cordón dorsolateral*, por detrás del tracto corticoespinal, para hacer sinapsis en las láminas I, II, y V. Para su actividad inhibidora utiliza neurotransmisores serotoninérgicos y norepinefrina. Los antidrepresivos tricíclicos actúan, en principio, a este nivel. El inhibidor más potente de las interneuronas es el ácido gamma-aminobutírico (GABA), que produce inhibición mediante la apertura de los canales de cloruro. También las encefalinas y los opioides mediante los receptores agonista *mu* producen respuestas antiálgicas. Los receptores *delta* se encuentran en forma predominante en los axones como inhibidores presinápticos. Otro subgrupo de neuronas contiene dinorfina, que es el ligado endógeno del receptor opioide *Kappa,* que se incrementa ante procesos inflamatorios. (43) Se han descrito mecanismos inhibitorios colinérgicos, adrenérgicos, noradrenérgicos, peptidérgicos. En síntesis, la activación de los receptores *mu, delta, kappa, alfa 2, 5HT, glicina, y* GABA son potentes inhibidores de las aferencias medulares algéticas. Las sustancias inhibidoras se originan en el núcleo del rafe magno y bulbo ventromedial. Las neuronas NA se distribuyen en áreas pontomesencefálicas como el *locus coeruleus,* y las acciones a nivel medular son mediadas por varios tipos de receptores.(42)

- Sistema límbico y tálamo

Contribuyen a estructurar aferencias reticulocorticales para modular el dolor en la corteza, lo cual se estudia más adelante cuando se trata sugestión y placebo. En todos los niveles, como sucede en el funcionamiento de los sistemas sensitivos motores o de aprendizaje, se producen autoajustes pro y retroalimentados. (10) El reconocimiento del estímulo es función del tálamo, pero la corteza parietal le otorga intensidad, localización y gnosia. De acuerdo con una visión integradora de los fenómenos, la modulación del dolor se realiza en forma conjunta y retroalimentada entre el hipotálamo, tálamo, sistema límbico y la corteza cerebral.

El tálamo es un grupo de núcleos que concentra la sensibilidad y está formado por dos subsistemas: el ventrolateral posterior y el centromedial. (16) El primero responde a pequeños estímulos en forma discriminativa, y el otro se compone de un campo mayor de captación que actúa fundamentalmente ante el displacer. Algunas investigaciones sugieren que el núcleo ventrolateral posterior se proyecta a nivel de los núcleos trigeminales y cervicales hasta llegar a la lamina V y I del asta posterior. Las múltiples conexiones que se observan, inclusive con el cerebelo, son para generar el movimiento automático de defensa ante el dolor. Está probado asimismo que la estimulación periacueductal, la periventricular y las de los núcleos del rafe, principalmente el magno, producen analgesia por las eferencias que actúan a nivel del asta posterior mediante el fascículo posterolateral, que termina en las láminas medulares I y V.

Si se estimula en pacientes el área periventricular se inhibe el dolor por varias horas, en oposición al animal que dura segundos o minutos. (20) Para influir sobre el asta posterior, se estimula el área periacueductal que modula los núcleos magnos del rafe, situados en la protuberancia inferior y bulbo superior. (12) Estas áreas reciben información de la corteza frontal, del hipotálamo, del núcleo *coeruleus* y de otras regiones, lo que hace muy difícil la interpretación de estos múltiples fenómenos que se facilitan y se inhiben a diferentes niveles. La localización precisa del estímulo, aún dentro de un mismo núcleo, es muy importante porque cambia la calidad y cantidad de la respuesta.

La serotonina se involucra, principalmente, en las estructuras inferiores del SNC, pero a nivel mesencefálico el control es facilitado por las encefalinas. Más adelante se hace referencia a la acción morfínica quc actúa a través del sistema nombrado y se complementa con la actividad peptídica de las monoamidas.

C. Bases neuroquímicas para el estudio del dolor

Se divide en: 1) neuroconducción *química periférica* y 2) *segmentaria y suprasegmentaria.* (18) Se definen los términos para interpretar estos fenómenos.

1. Neurotransmisores periféricos

Los neurotransmisores detectan estímulos nocivos e informan al SNC. Actúan a través de sustancias químicas que se concentran en las sinapsis y se liberan por la estimulación eléctrica mediante un mecanismo calcio-dependiente. Sus centros son los ganglios raquídeos y los núcleos del trigémino cuyos componentes neuronales transmiten la algesia por medio de las fibras gruesas (A delta) y finas (C). Para continuar con su influencia, los neurotransmisores poseen mecanismos propios de almacenamiento, degradación, y recaptación. Se facilitan o inhiben de acuerdo con el estado de polarización. Provocan acciones lentas o rápidas; por su estructura química son simples o complejas, y por el peso molecular, altos o bajos. Se caracterizan porque en el ganglio o en la fibra aferente primaria hay un precursor que los facilita en forma inme-

Vías ascendentes y descendentes moduladoras del dolor

Niveles	Sistema nervioso	Vías
1	Corteza y sistema diencefálico	Tracto piramidal directo y cruzado
2	Mesencéfalo y área periacueductal	Hipotalámicas y mesencefálicas Acción peptidérgica y noradrenérgicas
3	Núcleos del puente	Acción noradrenérgica
4	Bulboprotuberancial	Acción serotoninérgica

diata. Se liberan por estimulación presináptica y sus efectos pueden repetirse.

La excitación en la columna posterior genera la liberación de glutamatos (acción rápida y breve) y sustancia P (acción prolongada y lenta). Ambos neurotransmisores se liberan desde las fibras finas y son modulados por las estructuras suprasegmentarias. (13, 25) En las neuronas aferentes primarias (fibras finas) existen otros neuropéptidos relacionados con el gen de la calcitonina, la somatostatina, colescistocinina, dinorfina, etcétera. La lesión de los tejidos genera facilitación de estas sustancias que producen el dolor fisiológico o contribuyen al neuropático. Los neurotransmisores más conocidos son la *acetilcolina, serotonina, histatamina, gabaglicina, catecolaminas, etcétera.*

2. Neuromoduladores

Son péptidos que producen efectos a distancia lentos y en volumen. Su acción no solamente depende del lugar, sino del estímulo previo y el concomitante. Si las hormonas se incorporan a la sangre, los neuromoduladores lo hacen en el sistema nervioso. Si los neurotransmisores parecen una conversación telefónica, los neuromoduladores se ejemplifican con la televisión. Los neuromoduladores producen acciones retroalimentadas, sin la actividad directa intersináptica que caracteriza a los neurotransmisores. El efecto de la modulación es proporcional a la concentración de la sustancia activa que favorece la comunicación neuronal y facilita la respuesta en forma lenta. Actúa sobre las sinapsis a distancia y sobre la secreción endocrina. La prostaglandina (ácido graso araquidónico) es un neuromodulador que se descubre en los líquidos seminales en 1934. Está presente en todos los tejidos y es responsable del síndrome in-flamatorio. La modulación es como el principio, y el neurotransmisor como la circunstancia.

Los llamados *neuromediadores* facilitan la respuesta postsináptica sin generar impulsos eléctricos. Las sustancias más conocidas son la *guanosina* y la *adenosina*. Se los ha denominado segundos mensajeros.

3. Neurotransmisores periféricos y centrales

Son mecanismos químicos de alta precisión porque facilitan o inhiben sus acciones con relación a múltiples factores que mantienen la supervivencia. Cuando se daña un tejido con una quemadura, aunque haya desaparecido la noxa se liberan sustancias que producen dolor. (48, 28). Las terminaciones periféricas son tan complejas como a nivel del asta posterior. Aquí las neuronas nociceptoras poseen receptores específicos como aminoácidos, capsaicina, potasio, trifosfato de adenosina (ATP), taquicininas, prostaglandinas, opioides, noradrenalina, neutrofinas y bradicinina. (26) Las terminaciones periféricas son como los porteros de un teatro que reciben la entrada mientras otro personal (como los nervios periféricos) guían al espectador a la platea o a los palcos cerca o lejos de la escena hasta llegar al sistema ascendente de origen medular.

Cuando se lesiona tejidos o nervios, se perturba el metabolismo, y comienza la regeneración con cambios en las estructuras moleculares que informan al SNC. La inflamación, al irritar las terminaciones nerviosas, disminuye el umbral para el dolor y aumenta la permeabilidad vascular. Las prostaglandinas (Pge1 y Pge2) inician la reacción algética, dado que estimulan localmente las terminaciones nerviosas libres. Son un grupo de ácidos grasos cíclicos que poseen múltiples funciones, y se sintetizan a partir de ácidos grasos no saturados. Por sus propiedades vasoconstrictora y vasodilatadora, provocan todos los signos clásicos de la inflamación. Otros mediadores clínicos incrementan la algesia, como la bradicinina, la serotonina, el leucotriene, la sustancia P, la histamina, la amina, el ATP, el potasio y los péptidos. Los antiinflamatorios, como la indometacina, la fenilbutazona y la aspirina rompen el ciclo químico de la producción de estas sustancias, disminuyendo el dolor y atenuando la inflamación. Los principales nociceptores aferentes provienen de los ganglios raquídeos y el trigémino (ganglio de Gasser) y terminan en el asta posterior medular mediante fibras gruesas mielínicas (A delta) y finas amielínicas (C). Estas fibras terminan en la lámina I (zona marginal), II (sustancia gelatinosa) y V. Se describen tres sistemas que intervienen en la patogenia del síntoma dolor: *a) colinérgico, b) monoaminérgico y c) peptidérgico.* (35)

- Sistema colinérgico

Estos compuestos se asocian a actividades antinociceptivas. La acetilcolina es un mediador de la memoria y del aprendizaje que se degrada rápidamente en los tejidos. Mediante su acción, muscarínica periférica, estimula los ganglios simpáticos y el músculo liso. Se ha probado que, inyectando sustancias colinomiméticas en el cerebro y en el sistema nervioso periférico de animales, se inhibe la reacción algética. Se infiere que hay un sistema colinérgico descendente, que a través de los receptores muscarínicos y nicotínicos actúa inhibiendo la algesia. La acetilcolina actúa sobre el ácido gamma-aminobutírico (GABA), que se encuentra, entre otras partes, en la hipófisis anterior y en el hipotálamo. Refuerza la acción del barbitúrico y la diazepina, de ahí su acción miorrelajante, anticonvulsiva y antiálgica.

Se han descrito dos formas de GABA, la A y la B. El A produce acción antiálgica y el B miorrelajación por intermedio del baclofén (Lioresal). Y en la corea de Huntington, por la degeneración de las neuronas que contienen GABA, se produce la facilitación de los movimientos involuntarios. (36) Las drogas colinérgicas producen, por medio de la actividad de los opioides o a través de los sistemas catecolaminérgico y serotoninérgico, efectos antiálgicos.

- Sistema monoaminérgico

Contiene principios activos como la *adrenalina*, la *noradrenalina*, la *dopamina y la serotonina*. Se denominan *catecolaminas* por que se componen químicamente por un grupo catecol que proviene de los aminoácidos fenilalanina y tirosina. Son importantes en las reacciones de alarma y adaptación, inclusive se han vinculado a los desórdenes afectivos y a la esquizofrenia. (36) Estos compuestos se sintetizan en el cuerpo neuronal, para dirigirse después hacia las terminaciones libres. Se componen de dos subsistemas: el *catecolinérgico y el serotoninérgico.*

- Subsistema catecolinérgico

Las catecolaminas nombradas provienen de los aminoácidos *fenilalanina y tirosina.* Son simpaticomiméticos que aumentan el umbral para la algesia, sobre todo en los momentos de estrés. Se entiende porque la actividad eferente ortosimpática libera noradrenalina, que incrementa el umbral para el dolor. Cuando se inyecta en forma intratecal noradrenalina o clonidina, los aferentes primarios, ricos en sustancia P, pueden ser inhibidos a través de los receptores alfa-2-adrenérgicos. Es una analgesia por estrés no opioide, que se reconoce porque es inhibida por la reserpina, lo que indica la participación de los sistemas catecolinérgico, serotoninérgico e histaminérgico. (29)

Se ha probado que la noradrenalina potencia la acción de la morfina, efecto que desaparece si se dañan los centros productores del último fármaco. Esta relación también se prueba cuando se inyecta morfina en las áreas encefálicas o se estimulan eléctricamente las áreas periacueductales. Se reduce el metabolismo y la actividad a nivel de la lámina V de la médula, y en forma simultánea se aumentan los metabolitos de la noradrenalina. La morfina ejerce su acción antiálgica a través de los receptores opiáceos del encéfalo y sobre el asta posterior por mediación de los receptores alfa-1 y 2-adrenérgicos. El daño encefálico de esas estructuras inhibe la liberación de la noradrenalina y la actividad analgésica de la morfina.

La dopamina se concentra en el asta posterior de la médula y produce acción antiálgica porque actúa, en forma similar a la noradrenalina, sobre las neuronas que forman el fascículo espinotalámico. Por eso, la estimulación encefálica dopaminérgica inhibe las reacciones algéticas a nivel medular. Se infiere por múltiples investigaciones que, el comportamiento a nivel medular depende de los lugares e intensidad de la estimulación central. (9, 15)

- Subsistema serotoninérgico

En la parte más periférica del asta posterior se concentran, como si fuera una *puerta química* de modulación, la serotonina, los péptidos y los receptores opioides. La inhibición se hace más evidente cuando se inyectan estas sustancias a nivel intratecal, en donde actúan en forma específica con menos efectos secundarios. (4) La serotonina, incluida dentro de los neurotransmisores centrales, se concentra en las áreas periacueductales y núcleos magnos del rafe. La estimulación de estas áreas, como la inyección intratecal del fármaco, aumenta el umbral del dolor a nivel de las láminas medulares I, II y V. En animales, se observa que la inyección de antagonistas serotoninérgicos facilita la reacción algética que, a su vez, se inhibe por métodos electroquímicos, que a nivel del asta posterior liberan serotonina extracelular. La serotonina es un regulador de la percepción del dolor a través de la liberación de sustancia P en el SNC. Los fármacos que a nivel medular interfieren con la función de la serotonina, es porque actúan sobre las interneuronas nociceptivas, disminuyendo los efectos antinociceptivos producidos por la estimulación periacueductal, y también la de los opiáceos introducidos por vía sistémica o intraventricular. (3) Cuando se estimula el mesencéfalo hay áreas que responden más a la analgesia serotonínica, y otras que facilitan el efecto opioide. Pero la analgesia por estrés no opioide es inhibida por la reserpina, lo cual indica la participación de catecolaminas y/o serotonina. (29)

El efecto antiálgico serotoninérgico se proyecta por el fascículo posterolateral, dado que el bloqueo de esa vía produce una disminución del umbral nociceptivo.

Si las monoamidas se reducen, o si los receptores de la dopamina son bloqueados con drogas como los neurolépticos (haloperidol), la analgesia no se obtiene por estimulación periacueductal. Por el contrario, si se eleva la dopamina con levodopa se produce el aumento del umbral para el dolor. Por lo expuesto se puede afirmar que la serotonina como la noradrenalina y la dopamina están involucradas en la inhibición del dolor, inclusive en forma intratecal. (37) La serotonina y la histamina actúan durante el estrés, y por esa particularidad se las denomina *hormonas locales* (autacoides). (17)

- Sistema peptidérgico

Se divide en *opioides* y *no opioides*. Los no opioides son la *sustancia P, calcitonina y somatostatina*; los opioides son los *péptidos endógenos*. En las neuronas aferentes primarias, de pequeño diámetro, existen otros neuropéptidos como el gen relacionado con la calcitonina, somatostatina, polipéptidos intestinales vasoactivos, colecistocinina, la galanina y la dinorfina. (43)

- Subsistema peptidérgico no opioide

Sustancia P: esta sustancia fue descubierta en extractos de intestino de caballos en 1931. La letra P indica *precipitado*. La sustancia **P** se sintetiza en el *ganglio* *espinal*, dado que si se liga la raíz dorsal, esta sustancia desaparece del asta posterior y se incrementa en su porción distal. Por sus propiedades neurohumorales actúa como neuromodulador, pero asimismo puede hacerlo como transmisor. Se libera por estimulación del área dorsal periacueductal y ventral. La estimulación de la última área produce acciones opioides naloxona-dependientes. (8) La sustancia P es transportada por las fibras sensitivas de la periferia al asta posterior, donde interviene en los procesos de inflamación para modular la algesia. La contienen múltiples tejidos, somáticos y viscerales, dado que su acción neurotransmisora es muy importante para las aferencias primarias. Su liberación está unida a la analgesia porque es capaz de movilizar encefalinas, con características naloxona-dependiente. La sustancia P se compara con la histamina por su efecto neurovascular, similar a lo demostrado en la tríada de Lewis. (47) Pero se une a otras sustancias que bajan el umbral para el dolor, entre las que se incluyen la hitamina, prostaglandina, leucotrienes, etcétera.

La sustancia P, unida a las fibras finas, ante una severa inflamación, sensibiliza a otras fibras, como las A beta del tacto, y produce disestesias. Esta sustancia para modular la algesia se asocia a la somatostatina, dinorfina, colecistoquinina y calcitonina. Cuando se indica capsaicina (polipéptido derivado del ácido homovainillínico) desaparece la sustancia P de los lugares periféricos y centrales enunciados, y los estímulos térmicos y químicos incrementan el umbral para el dolor.

Las neuronas del asta posterior contienen dos componentes inhibidores de la algesia. Uno actúa rápido y breve liberando glutamato, y otro lento y prolongado que libera sustancia P. También se libera cuando se estimula la médula (láminas I y II) y el ganglio espinal.

Calcitonina: se compone de 32 aminoácidos y es segregada por la tiroides y la *pars intermedia* de la hipófisis. Se concentra en el área periacueductal, área reticular mesencefálica, núcleo del rafe, hipotálamo, etcétera. Participa en las acciones generadas por las hormonas tirotropina, luteinizante, prolactina e inhibe la reabsorción ósea por acción sobre los osteoclastos. Es naloxona independiente, y al ser influenciada por el sistema serotoninérgico eleva el umbral para el dolor. Tiene asimismo injerencia sobre el metabolismo fosfocálcico y se relaciona con la sustancia P y la dinorfina. La calcitonina, como estas sustancias nombradas, son neurotransmisores centrales y periféricos, con acciones similares a la morfina y a los corticoides, pero su efecto analgésico no depende de la naloxona. Producen una analgesia por estrés no opioide, por lo tanto, esta sustancia se concentra en el área periacueductal, área reticular mesencefálica, núcleo del rafe, hipotálamo, etcétera, inhibida por la reserpina, lo cual indica que interviene el sistema monoaminérgico.

Somatostatina: es un péptido que inhibe a la *adenohipófisis* (anterior). Se encuentra por primera vez en el hipotálamo de los ovinos, y se concentra en las áreas subcorticales, hipófisis, tronco cerebral, y láminas I y II de la médula, sistema autonómico, vísceras, etcétera. En los animales genera sedación, analgesia e hipotermia, y en el hombre, para el tratamiento de las neoplasias, produce analgesia por inyección intratecal. Esta sustancia no está excenta de riesgos, dado que produce necrosis de las astas anteriores medulares. La somatostatina, en vías de experimentación, se considera un analgésico para los dolores que no obedecen a los opioides.

- Subsistema peptidérgico opioide (endorfinas)

Las propiedades analgésicas de algunos compuestos se conoce desde los trabajos de Limen, 1964, pero el descubrimiento trascendental se produce cuando, estimulando eléctricamente el mesencéfalo de una rata, ésta permanece sin dolor y con el abdomen abierto. (39) La designación antigua de los derivados naturales del opio los denomina *opiáceos* y la moderna, *opioides*. Los péptidos son sustancias activas compuestas por aminoácidos y producidas por las neuronas. Son endógenas porque las genera el SNC sin propiedades psicoactivas. Este tipo de analgesia se observa en todas las especies. (33, 54) En humanos y animales, estos péptidos inhiben los dolores crónicos más que los agudos. Son moduladores de la algesia a nivel del asta posterior. (55) Estas sustancias poseen una potente capacidad analgésica, por lo cual se infiere que se producen por liberación de agonistas opioides (naloxona-dependientes), captadas por receptores específicos ubicados en el SNC. Son antagonizados por la naloxona y la naltrexona, por lo tanto se utilizan para inhibir su acción, sobre todo en las investigaciones. Según algunos autores el dolor agudo facilita la actividad opioide, que eleva el umbral del dolor, en cambio el crónico facilita la liberación de la metencefalina.

Se conocen más de veinticuatro tipo de opioides con propiedades similares a la morfina o al opio. Se producen en forma natural en la hipófisis (lóbulo anterior o intermedio) y el hipotálamo, y en forma artificial en el laboratorio (sintéticos). Poseen acciones similares a la morfina con capacidad de modulación de la nocicepción en todo el organismo. Se concentran en la hipófisis y áreas subcorticales, actuando en forma lenta y a distancia como moduladores. Ejercen su acción a través de múltiples receptores.

Los opioides se forman mediante péptidos precursores: la propio-melanocortina (POMC) es precursor de la beta-endorfina; la proencefalina A de la met-encefalina y de la leu-encefalina, y la proencefalina B (prodinorfina) de la dinorfina y de la alfa-neoendorfina.(41) Las proendorfinas forman endorfinas (propiomelanocortina) que son precursoras de la beta endorfina cuyo gen produce la hormona adrenocorticotropa (ACTH). Cuando el nervio es estimulado las pro-endorfinas se sintetizan en el núcleo y por medio de los microtubos llegan a las terminaciones nerviosas y se liberan a nivel de los receptores postsinápticos. En las mismas áreas se concentran otras sustancias con similares características, como las *neoendorfinas* y las *lipotropinas.* Actúan como moduladores pero sus metabolitos se vuelven a utilizar como neurotransmisores. Los neuropéptidos inhiben el dolor porque liberan hormonas sexuales desde la hipófisis, durante el ejercicio físico, el llanto, el estrés, la risa y la actividad sexual. Son neurotransmisores y moduladores de las neurohormonas. *Su papel no sólo se centraliza en la algesia.*

- Los opioides endógenos

Comprenden tres sistemas endorfínicos: a) *beta-endorfinas*; b) *encefalinas* (met-encefalinas y leu-encefalina) y c) *dinorfinas* (alfa neoendorfina). (19) La endorfina más importante y potente es la *beta-endorfina* compuesta por 31 aminoácidos cuyo agonista es el sufentanilo y el antagonista la naltrexona. La beta-endorfina, similar a la morfina, posee treinta veces más poder que ésta. Genera acciones *lentas* con mayor fuerza antiálgica. Se libera junto con el ACTH, dado que posee el mismo polipéptido (precursor) que da origen a los opioides que se liberan durante el estrés. Se descubre que la proencefalina da origen a la metaencefalina, y que la propiomelanocortina tiene la secuencia de los aminoácidos que caracterizan a la hormona estimulante de los melanocitos, de la adenocorticotropina (ACTH) y de la beta-lipotropina. (19)

Las *encefalinas* responden al mismo receptor y poseen como agonista a la morfina y antagonista a la naloxona. Es una sustancia peptídica opioide que se obtiene del extracto de cerebro. (24) Este compuesto, naloxona dependiente, se combina con metionina o leucina y tiene, como la morfina, los mismos efectos y complicaciones. Se observa que la met-encefalina se concentra en el núcleo caudado y locus niger, y genera una secuencia de aminoácidos idéntica a la hormona hipofisaria llamada beta-lipotropina.

La estimulación eléctrica en humanos y animales produce analgesia no opioide más en los dolores crónicos que en los agudos. Su acción se debe a múltiples factores. (8) La estimulación ventral del área periacueductal produce sustancias naloxona-dependientes (analgesia opioide), pero la estimulación dorsal genera analgesia por otros mecanismos. Es evidente que hay una modulación opioide y otra no opioide que actúan a nivel segmentario y suprasermentario. La analgesia por estrés (no opioide) se reconoce porque es inhibida por la reserpina, lo cual certifica la participación del sistema mo-noaminérgico. (29) La serotonina y las catecolaminas, como el sistema histaminérgico, son los responsables principales de este tipo de analgesia. (17) He aquí otro ejemplo de la plasticidad del SNC para modular el dolor. Como síntesis se dice que en el cerebro se han descrito tres sistemas peptídicos opioides moduladores del dolor: El sistema endorfínico actúa sobre los núcleos optoestriados, área periacueductal, asta posterior, etcétera. Su actividad está ligada a la liberación de las hormonas de la hipófisis, que es donde se concentra la *dinorfina*, quién como tercer componente inhibidor, libera la hormona del crecimiento.

Se ha probado que la morfina y la codeína como tales, en forma natural, se encuentran unidas a las proteínas de todos los mamíferos. En Alemania y Estados Unidos se han constatado sustancias opioides en la leche (caseomorfinas), que hacen que el niño duerma plácidamente después de la ingestión o tenga problemas con el destete. Después de este último acto, el niño comienza a querer pan por la abundancia en la misma estructura química. (21,6) El adicto a la droga, generalmente, una vez recuperado, prefiere la leche y al alcohol.

Lo expuesto indica la unión funcional de las hormonas y el sistema nervioso con respecto al dolor. Más adelante se explica la vinculación con el sistema inmunitario.

- Consideraciones clínicas (ligandos opioides y sus receptores)

Los opioides comercializados actúan a nivel de los mismos receptores cerebrales endógenos. *Receptor mu/delta:* se une a las beta endorfinas y encefalinas y produce analgesia supramedular y medular, efectos eufóricos, reducción de la motilidad inestinal, contracción de la pupila, depresión respiratoria, dependencia física y espasmo de músculo liso. *Receptor kappa*: se une a las dinorfinas y actúa a nivel medular. Produce analgesia con inquietud y malestar, menor dependencia física y depresión respiratoria. *Receptor sigma*: es posiblemente el causante de fenómenos alucinatorios, intranquilidad, malestar y dilatación de la pupila. *Receptores mu1:* produce analgesia con captación especial de la morfina como ligando exógeno. También actúa unido a la endorfina y la encefalina. *Receptor mu2:* genera depresión respiratoria. Es agonista antagonista (actúa simultáneamente sobre varios receptores). *Receptor delta*: interviene en la analgesia pero causa alucinaciones y delirios. Actúa a través de los canales de K+. *Receptor kappa*: antagonista parcial; es sedante pero genera depresión respiratoria y disforia. Las dinorfinas son los ligandos de los receptores kappa que generan analgesia medular *(k1) y k3* y suprasegmentaria. Actúa a través del ca-nal del Ca2. La función k2 se desconoce.

Las acciones rápidas y lentas existen en todo el sistema vivo. En las moléculas, en las percepciones del oído, en las aferencias del dolor, en las frecuencias de la luz que inciden sobre la retina, en los movimientos corporales, etcétera. Se puede decir que con todos los sentidos se "palpa" el mundo, en donde los estímulos se convierten en reacciones neuroquímicas rápidas y lentas.

Láminas de Rexed

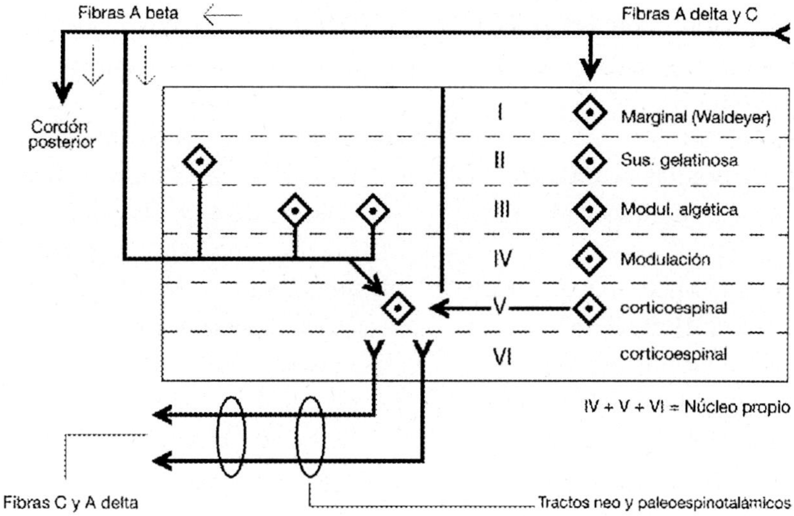

Figura 1. Se representa el asta anterior medular y sus aferencias periféricas. Las fibras A beta forman el fascículo posterior y las del dolor (A delta y C) los facículos neo y palioespinotalámico.

Dolor fisiológico (Síntesis como recurso pedagógico)

Corteza	Frontal	Parietal
↑	↑	↑
Neurotransmisores	B. endorfinas	Encefalinas
↑	↑	↑
Tálamo	Medial	Lateral
↑	↑	↑
Fascículos	Paleoespinatalámico	Neoespinotalámico
↑	↑	↑
Tipos de fibra	C	A delta
↑	↑	↑
Tipos de dolor	Afectivos	Discriminativos
	↑	↑
	Receptores	

Figura 2. El estímulo nociceptivo irrita a los receptores que adquieren, por lo menos, dos caminos: el *afectivo* o el discriminativo.

Bibliografía

1. ADAMS J. E., HOSOBUCHI FIELDS H. L. Stimulation on internal capsule for relief of chronic pain. *J. Neurosurgey,* 1974. 41:740-744.
2. BARRAQUER BORDAS L., CARRENCA J. F. *El Dolor.* Paz Montalvo, Madrid, 1968, págs. 29 y 37.
3. BASBAUM A. I., MARLEY N. J., OKEEFE J., CLANTON C. H. Reversal of morphine and stimulus produced analgesia by subtotal spinal cord lesions. *Pain,* 1977;3:43-56.
4. BESSON J. M., CHADUCA A. Descending serotoninergics systems. *In: Pain and Headache.* Ed. Akil, H. and Lewis, J.W. Kalger. Basilea, 1987; vol. 9,pág. 64-100.
5. BOND M. R. *Pain.* Ed. Churchill Livisgston, New York, 1984; pág. 9, 31 y 40.
6. BRANTL V, TESCHEMACHER H. Opioids in the milk. Trends In Pharmacology. *Sciences,* 1983; pág. 183.
7. BURGESS P. R., PERL E. R. Cutaneous mechanoreceptors and nociceptors. In: Iggo. A. *Handbook of Sensory Physiology.* Springer. Heidelborg, 1973; vol.2 P.29-78.
8. CANNON J. F., SHAVIT Y., LIEBESKIND J. C. Rotation speed can determine whether the resulting stress-induced analgesia is blocked by naloxone. *Ann NY Acad Sci,* 1986.
9. CARSTENS E., KLUMPP D., ZIMMERMANN M. Differential inhibitory effects of medial and lateral midbrain stimulation on spinal neuronal discharges to noxious skin heating in the cat. *J. Neurophisiology.* 1980;43:332-342.
10. CIBEIRA J. B., ZANCOLLI E. A., ZANCOLLI E. R. *Parálisis Cerebral, Clínica y Cirugía.* El Ateneo, Buenos Aires, 1991; pág. 168.
11. DODSON M. E. *The Manegement of Postoperative Pain.* Ed. Edward Amold. Londres, 1985; pág. 168.
12. FIELDS H. L., BASBAU A. I. Endogenous pain control mechanisms. In: Patrick, Wall and Melzack: *Texbook of Pain.* Ed. Churchill Livingston. Edimburgo. 1984; pág. 142-152.
13. FIELDS H. L. *et al.* Nucleus raphe magnus inhibition of spinal cord dorsal hom neurons. *Brain Res,* 1977;126:441-453.
14. FINER B. L., HALLIN R. G., TOREBJORK H. E. Sympathetic outflow in human skin nerves during hypnosis. Second World Congress On Pain. Canada. *Pain Abstracts.* 1978; vol.1, pág. 33.
15. GEBHART G. F. *Modulatory effects of descending systems on spinal dorsal horn neurons. In: Sepinal Afferent Processing Plenum.* Publishing Corp. New York, London, 1986; pág. 391-416.
16. GIESLER G. J. *et al.* The spinohypotalamic tract: a direct nociceptive projection fron the spinal cord to the hypotalamus. *Pain,*1987; 4-245.

17. Gogas K. R., Hough L. B., Glick S. D., Su K. Opposing actions of cimetidine on naloxone-insensitive forms of foot shock induced analgesia. *Brain Res,* 1986;370-374.
18. Goodman y Gilman. *Bases Farmacológicas de la Terapéutica.* Octava edición. Ed. Panamericana, Buenos Aires, 1991; pág. 22 y 51.
19. Gooodman y Gilman. *Bases Farmacológicas de la Terapéutica.* Octava edición. Ed. Panamericana, Buenos Aires. 1991; pág. 479
20. Greenberg H. S., Taren J., Ensminger W. D., Doan K. Benefit from and tolerance to continous intrathecal infusion of morphine for intractable cancer pain. *J. Neurosurg.* 1982; 57:360-364.
21. Hazum *et al.* Morphine in cow and human milk: could dietary morphine constitute a ligand for specific -morphine receptors. *Science,* 1981; 213:1010-1012.
22. Hoffert M. J. The Neurophysiology of the Pain. In: *Evaluation and Treatment of Chronic Pain.* Ed. Aronoff. G. M 1992; pág. 10.
23. Hoffert M. J. The Neurophysiology of the Pain. In: *Evaluation and Treatment of Chronic Pain.* Ed. Aronoff, G. M. 1992; pág. 20.
24. Hughes J. Isolation of an endogenous component fron the brain with pharmacological properties similar to morphine. *Brain Research,* 1975;88:295-308.
25. Joung R. F., Feldman R. A., Kroenmg R., Fulton W., Morris J. Electrical stimulacion of the brain in the treatment of chronic pain in man. In: *Advances in pain Research and therapy.* L. Kruger, and J. C. Liebesk ind. Raven Press. New York, 1984; Vol. 6, pág. 289-302,
26. Keele C. A., Amstrong D. Mediators of pains. *Farmacology of Pain.* Ed. Pergamon Press Oxford, 1968; pág. 3.
27. Lele P. P., Weddell G. The relationship between neurohystology in corneal sensibility. *Brain,* 1956;79:11-I9.
28. Lewis T. *El Dolor.* Buenos Aires, Ed. Lopez Echegoyen 1942; pág. 25.
29. Lewis J. W, Itordof M. G, Liebeskind J. C., Viveros O. H. Evidente for adrenal medulary opioid involvement in stress analgesia. *Soc Neuro Sc Abstr,,* 1982;8:778.
30. Loeser J. D. Dorsal rizotomy for the relief of chromc pain. *J. Neurosurgery,* 1972; 3 6:745.
31. Lourie H. and King R. B. Sensory and neurohistogical correlates of cutaneus hyperpathia. *Archives of Neurology,* 1966;14:313-320.
32. Marshall J. Somatic sensibility and applied physiology of pain. In: (ed.) Melzack and Wall: *Pain mechanisms: a new theory.* Science 1975;I50:971-979.
33. Mayer D. J. Analgesia from electrical stimulation in the brain

stem of the rat. *Science,* 1971; 174:1351-1354.

34. MELZACK R., WALL P. D. Pain mechanisms: a new theory. *Science* 1965;150:971-979.
35. MIRANDA A. *Dolor Posoperatorio.* Editorial JIMS. Barcelona, 1992; pág. 105.
36. MOIZESZOWICZ J: *Psicofarmacología. Psicodinámica.* Paidos. Buenos Aires. 1988. pág. 25.
37. RIVOT J. P. *et al.* Involvement of serotonin in both morphine and stimulation produced-analgesia: electrochemical and biochemical approaches. In: *Advances in Pain Research and Theraphy.* Ed. L. Kruger and J. C. Liebeskind. Raven Press. New York. 1984; vol. 6. pág. 289-303.
38. RUTH T. C. Y COLS. *Neurofisiología.* Ed. Prensa Médica Argentina, Buenos Aires, 1974; pág. 351.
39. REYNOLS D. V. Surgery in the rat during electrical analgesia by focal brain stimulation. *Science,* 1969;164:444-445.
40. SINCLAIR D. C. Cutaneous sensation and the doctrine of especific energy. *Brain,* 1955;78-584.
41. STRAC D. S. Opioides endógenos. En: *Diagnóstico y Tratamiento del Dolor.* Carol Warfield y Hilary Fausett. Editorial Masson S. A, Barcelona, 2004. pág 13.
42. STRASSMAN A. M. Neurotransmisores. En: *Diagnóstico y Tratamiento del Dolor.* Carol Warfield y Hilary Fausett. Editorial Masson S. A., Barcelona, 2004; pág. 17.
43. STRASSMAN A.M. Neurotransmisores. En: *Diagnóstico y Tratamiento del Dolor.* Carol Warfield y Hilary Fausett. Editorial Masson S. A.,Barcelona, 2004; pág. 16.
44. SURMEIER D. J., HONDA C. N., WILLIS W. D. Natural grouping of primate spinothalamic neurons based on cutaneous stimulation; physiological and anatomical features. *J. Neurophysiology,* 1988; 59:833.
45. TALBOT J. D., MARRETT S., EVANS A. C, MEYER E., BUSHNELL M. C., DUNCAN G. H. Multiple representations of pain in human cerebral cortex. *Science,* 1991;25I-1350.
46. TAUB A. Local segment and supraespinal interaction with a dorso lateral spinal cutaneous afferent system. *Exp. Neurol,* 1964;10:357.
47. TERMAN G. W., BONICA J. J. Mecanismos medulares y su modulación. En: Bonica *Tratamiento del Dolor.* Tercera edición, Editorial MacGrow-Hill Interamericana, México, 2003; pág. 113.
48. VON FREY M. The distribution of afferent nerves in the skin. *JAMA,* 1906;47:645-648.
49. WALL P. D., CRONLY-DILLON J. R. Pain, itch and vibration. *Archives of Neurology,* 1960;2:365-375.
50. WALL P. D. The J. Bonita Distinguished Lecture: stability and instability of central pain

mechanisms. In Dubner R., Gebhart G. F., Bond M. R: *Pain Research and Clinical Manegement.* Vol. 3. Ed. Elsevier. Amsterdam, 1988.
51. WALL P. D. The laminar organization of dorsal horn and effects of desending impulses. *J. Physiology London,* 1967;188:403-423.
52. WEDDEL C. L, PALMER W. P. Nerves endings in mamalian skin. Revision Critica. *Biol Rev.* 1955;30:159-195.
53. WOOLSEY C. N., ERICKSON T. C., GILSON W. E. Localization in somatic sensory and motor areas of human cerebral cortex as determined by direct recording of evoked potentials and electrical stimulation. *J. Neurosurg,* 1979;51:476-506.
54. YAKSH T. L. Direct evidente that spinal serotonin and noradrenaline terminals mediate the spinal antinociceptive effects of morphine in the periaqueductal gray. *Brain Res,* 1978;160:180-185.
55. YOUNG R. F. Clinical experience with radiofrequency and laser DREZ lesions. *J. Neurosurg.* 1990;72:715-720.

El dolor fisiológico es normal,
lo anormal es el estímulo.

El dolor fisiológico

Capítulo 4

Dolor o disestesia de tipo fisiológico

Las terminaciones libres de los nervios y los receptores son los *vigilantes* del cuerpo que cuidan las estructuras. Procesos crónicos, como una radiculopatía, un síndrome del túnel del carpo o una artritis de rodilla duelen durante muchos años hasta que se decide curarlos mediante cirugía. En alguna literatura anglosajona moderna se define el dolor de acuerdo al tiempo transcurrido, y no por su fisiopatología y su terapia farmacológica. Dicen los estudios taxonómicos que *más de 6 meses de dolor, se consi dera crónico.* En muchos libros modernos se expone la clasificación de *agudo* o *crónico* como sinónimo de dolor nociceptivo (fisiológico) o neuropático. El autor prefiere clasificar las dolencias de acuerdo a su fisiopatología y la respuesta a los fármacos y no por la duración de los síndromes. Algunos investigadores denominan al dolor fisiológico *nociceptivo,* pero todo dolor, incluyendo el psicogénico, comienza con un factor nocivo. El nombre de *dolor fisiológico* es más acertado, porque sentir dolor es normal, y anormal es el estímulo que lo provoca. La sensibilidad fisiológica (dolor o disestesia) es una reacción *normal* de protección. Se repite: el dolor es como considerar a la asistencia de la policía una actividad normal, aunque el robo perpetrado sea anormal. Siguiendo el ejemplo, si el dolor fisiológico es normal, el neuropático se presenta cuando la policía, en vez de estar al servicio de la comunidad, roba. En general el dolor fisiológico produce malestar, pero defiende al cuerpo. Dice René Leriche del dolor, literariamente escrito, *siempre es inútil y hace al hombre más miserable.* El genial neurólogo se refiere al dolor neuropático, no al fisiológico.

Cuando el sistema nervioso sufre una agresión se genera un patrón que modula múltiples aspectos de la personalidad: experiencia, motivaciones y expectativas. Se producen aferencias periféricas, segmentarias y suprasegmentarias somáticas y viscerales. (25) *El dolor vive de lo que le dan orientado por la genética y las circunstancias.* Para estudiar el dolor fisiológico hay que relacionarlo con el neuropático y el psicogénico, dado que clasificar es analizar sin haber realizado síntesis. No se puede hacer un diagnóstico sin relacionar la biografía del enfermo con su dolor, disestesia y su relación con las metámeras. El dolor fisiológico puede ser agudo, subagudo o crónico. Cuando es de este último rango implica un contenido cronológico, pero relacionado con la patogenia del síndrome. El síntoma doloroso se manifiesta como parte de una reacción fisiológica de defensa, y la calidad es determinada por su descripción. Este tipo de dolor, cuando se inhibe, o se extirpa la noxa, desaparece. Hay síndromes por compresión nerviosa que producen dolores durante muchos años, por impericia del médico o no, pero que mediante un tratamiento correcto generalmente curan en forma total. No sucede lo mismo con los dolores neuropático y psicogénico, que son crónicos por definición, y necesitan fármacos diferentes. El dolor fisiológico se presenta como agudo que dura segundos, minutos u horas o crónico que dura meses o años. Puede ser intermitente, cuando hay períodos de remisión, y continuo, cuando permanece sin cambiar durante horas o días. Y es subintrante cuando en los momentos de remisión se constata una sensación dolorosa pero amortiguada.

1. Receptores cutáneos

Los receptores se dividen en: a) por la función; b) por la calidad; c) por la velocidad; y d) por su fisiopatología (referidos o irradiados).

a. **Por su función**: la algesia se origina por estímulos en los receptores que se proyectan al SNC por medio de fibras gruesas (A delta) y finas (C). Los primeros receptores y fibras captan la sensibilidad en forma precisa y rápida, y las otras (C), en forma difusa y lenta. Los nociceptores polimodales de los tejidos, que se distribuyen dejando espacios, son sensibles a múltiples estímulos. Su función es producir una regulación de la homeostasis hística durante la inflamación y la cicatrización. Poseen una capacidad citoquímica adaptativa mediante receptores silenciosos a determinados estímulos.

La disestesia es gestada por receptores encapsulados que captan las aferencias táctiles, y la proyectan a las áreas suprasegmentarias mediante las fibras A beta. *Las fibras A beta poseen propiedades similares a las nociceptivas y a los mecanorreceptores, y en el tejido inflamado sufren trastornos de sus propiedades de conducción.*(3) El mismo autor, en otro párrafo, dice que las neuronas nociceptivas C, A delta y A beta actúan en diferentes etapas funcionales de acuerdo a la intensidad de la inflamación, lesión de nervio, metabolopatías o para generar regeneración o restauración.(4) Los receptores táctiles son capaces de transformarse y hacerse hipersensibles modificando, a nivel del asta posterior, la modulación algética. Hay receptores lesionados en forma transitoria, reversible, pero a veces se generan transformaciones irreversibles como los dolores neuropáticos.

Nociceptores: son epidérmicos y dérmicos. Actúan como *mecano-nociceptores* (unimodales), *nociceptores polimodales*, *crionociceptores*, *mecano-termo-nociceptores.*

Los nociceptores *mecano-receptores de umbral alto* (A delta) responden a estímulos muy violentos como pellizcar, apretar y a sustancias químicas algéticas. El 20% de los receptores de alto um-bral se distribuyen en la piel y poseen campos de recepción en el tejido subcutáneo y aponeurosis. Determinan la sensibilidad mayor o menor de la piel de acuerdo a sus áreas. En la epidermis se ubican en los queratinocitos basales y se agrupan en áreas de 1 mm a 2 mm. Las áreas nociceptivas, en la superficie de la espalda, se extienden de 1 a 8 cm y en la cara de 1 a 2 mm. La estimulación mecánica, sin nocicepción, posee un umbral de 5 a 1 000 veces mayor que las estimulaciones nociceptivas. Por eso el tacto no es doloroso. Los estímulos mecánicos se desplazan mediante axones que conducen velocidades entre 5 y 50 m/s.

Los *nociceptores mecánico-calóricos* responden a temperaturas bajas (menos de 10 grados) y umbrales altos de 50°C, con velocidades que llegan a los 50 m/s. Los *crionociceptores* no son silentes o in-sensibles a estímulos algéticos, dado que se han probado fibras aferentes de esos receptores del calibre A delta y C. La inervación vascular, en los seres humanos, es sensible al calor y al frío. (2) En condiciones normales, cuando se apli-ca calor por encima del umbral del do-lor, en forma repetida, el área se sensibi-liza para ese síntoma, pero no para las noxas mecánicas.

Los *nociceptores polimodales* en los nervios periféricos son abundantes, y responden a estímulos químicos, mecánicos y térmicos. Proyectan sus estímulos por las fibras A delta y C. Los *polimodales C* también reaccionan, como lo hacen las fibras A delta, a estímulos me-cánicos, químicos y térmicos. La lesión sensibiliza el área y genera hiperalge-sia primaria. Es decir, que en la piel hay áreas de alto umbral rodeadas por otras de bajo umbral, con aferencias de fibras de menor diámetro versátiles y *emotivas*. Se atribuye a que los receptores de la piel responden, como en las quemaduras, a irritantes químicos específicos como la histamina, el cloruro de potasio, la bradicinina, la prostaglandinas, la serotonina, etcétera. El decapéptido denominado sustancia P, sintetizado por el ganglio espinal y su homólogo trigeminal, es importante en la producción de este tipo de dolor. Es el neurotransmisor de las fibras C, y se libera, asocia-do a la calcitonina, como respuesta a la inflamación.

La piel trabaja como la retina que posee campos receptores centrales y periféricos que responden, respectivamente, a la longitud de onda o a la intensidad de luz. La retina, como la piel, de acuerdo al estímulo, actúa *palpando* el ambiente en *off* y en *on*. Igual signi-ficado se le atribuye a las formaciones ciliares externas e internas de la audición, en donde unas captan las relaciones mecánicas con menor aferencia nerviosa, y otras, en menor número, lo hacen con mayor cantidad de neuronas. En un tra-bajo realizado sobre ratas se describe en el área ventromedial del bulbo un sistema *on* y *off*, el cual modularía la nocicepción medular. (29) *En sentido físico grosero, las huellas dactilares y la cubierta de los autos, con sus irregularidades, trabajan en la misma forma.*

b. **Por la calidad**: la sensibilidad es mayor en el periostio, y después, en forma decreciente, en el ligamento, cápsula articular, tendón, fascia y por último el músculo. (19) Cuando se estimula el periostio y la sinovial el dolor es rápido y preciso, pero cuando se presionan los ligamentos o los músculos es *sordo* profundo y difuso. Un ejemplo de dolor profundo, rápido y preciso, es cuando en la rizartrosis, se presiona la articulación trapecio-metacarpiana. La palpación de todas las sinoviales son ejemplo para este tipo de dolor. El dolor difuso e impreciso se obtiene por cansancio muscular, cuando se comprimen los músculos gemelos, el tendón de Aquiles, los testículos, o se realiza una hiperflexión exagerada de los dedos.

El estímulo nocivo en la piel puede generar sensación lancinante, urente (quemante) o desgarrante. La punzante se homologa al pinchazo, al calor, la electricidad o al pellizco y, como se dijo, se vehiculizan por las fibras A delta. La fibra fina C genera en la corteza cerebral, sin implicar el calor, un dolor prolongado, *afectivo,* urente, quemante y con prurito. (32)

Hay sistemas de captación más cognitivos y otros más emotivos. Sobre 95 pacientes que sufren ocho síndromes diferentes (neuralgia posherpética, dolor fantasma, metástasis, dolor de dientes, discopatía, osteoartritis, dolor menstrual y parto), mediante el cuestionario de la Universidad de MacGill, se registran las expresiones que emitieron con relación a sus respectivas enfermedades. El resultado obtenido indica que hay una coincidencia entre las palabras escogidas y el tipo de dolor (descriptivo o emotivo) en un 77%. (26, 27). *El clínico debe escuchar al paciente, dado que por la forma de hablar puede orientarse, y con grandes probabilidades de éxito, realizar un diagnóstico correcto.*

c. **Por la velocidad de sus fibras**: la rapidez de conducción está en proporción al diámetro de las fibras. La más rápida (A delta) desplaza los estímulos algéticos a 5 - 50 mt por segundo, y las lentas (C) a 0.3 - 0.5 mt. por segundo. La diferencia de velocidad entre ambas fibras produce una sensación doble de dolor, siendo el primero *cognitivo* (fibra A delta) y preciso, y el último más difuso y *afectivo.* Al primer dolor que es rápido, le sucede otro lento y perdurable.

d. **Por su fisiopatología:** los dolores o disestesias que se producen por estimulación de receptores somáticos o viscerales generan, de acuerdo a la metámera comprometida, reflejos medulares referidos locales y a distancia. Si se estimula la fibra nerviosa genera dolor irradiado que, *per se,* no da origen a reflejo. La estimulación del epineuro irrita las terminaciones libres nociceptoras (receptores nervi nervorum) que producen dolor referido. *Es decir que, al comienzo de la compresión de un nervio, primero se irritan los receptores que producen reflejos medulares.* (Ver distribución de las metámeras en el capítulo 4.)

2. Dolores o disestesias referidos

a. **Dolores referidos por causa cutánea (dermatómicos):** las raíces, los plexos y los nervios periféricos son *vías férreas,* formas de comunicación, pero las vísceras y el soma en general representan *estaciones* —grupo de receptores— en donde se indica en forma *social* —metamérica— las necesidades o el estado del *pueblo* que corresponde a la *estación.* El dolor por lesión de las *estaciones* (referido) es diferente al de las *vías del tren* (irradiado). La interrupción de una *vía* es un problema local, pero la inhabilitación de una *estación* indica problemas a distancia que se expresan por el dolor *referido* y la presencia de *reflejos.*

La base de las uñas está inervada por terminaciones *polimodales* (fibras A delta y C) que reaccionan con rapidez a los estímulos mecánicos, térmicos y químicos. El área cutánea se investiga mediante la tríada de Lewis, donde se demuestra la fisiopatología del dolor cutáneo. Si se raya la piel con un objeto romo aparece una *línea blanca* que indica vasoconstricción, que se incrementa en el coma, pero no pertenece a la triple respuesta. Cuando se aumenta la presión aparece una *línea roja*, y después un área de *enrojecimiento* que la sobrepasa (eritema) finalizando en pápula. El edema local se inicia por la salida de líquido de los capilares que han aumentado la permeabilidad. La *línea roja* se interpreta como una dilatación activa vascular sin intervención de la actividad nerviosa. Pero el *eritema* arteriolar y venular se genera por un *reflejo antidrómico* (no medular) llamado *axonal*. Este reflejo se produce cuando hay indemnidad de los nervios aferentes que corresponden a las células nerviosas que forman el ganglio espinal.

La inyección cutánea de histamina produce este fenómeno, por lo cual se utiliza para determinar la indemnidad de las neuronas que componen el ganglio y sus aferencias axonales periféricas. Cuando la raíz medular está comprometida la reacción con la histamina es normal, porque está sólo lesionado el componente supraganglionar. Este fenómeno se utiliza para saber en forma práctica, sobre todo en las lesiones del plexo braquial, si la lesión traumática ha comprometido las raíces (sector supraganglionar), o las aferencias de las neuronas ganglionares que componen el nervio raquídeo, el plexo y los nervios periféricos (sector infraganglionar).

En el área de la *línea roja* disminuye el umbral para el dolor (hiperalgesia primaria) pero el tacto es normal (estesia). Si se incrementa el área enrojecida con connotaciones desagradables, se puede inferir que se trata de una hiperalgesia secundaria o *algesia referida*. Se ha probado que la hiperalgesia y la hiperestesia se producen por la intervención de la corteza cerebral y reflejos segmentarios. (37) El estímulo nocivo facilita la acción central de inhibición suprasegmentaria. La sensibilización de los receptores se atribuye al hecho de que, en el área estimulada, se liberan sustancias químicas como la *histamina, bradicinina y neurocinina*. La electricidad, la quemadura solar o la noxa mecánica produce el mismo efecto. El prurito se produce por liberación de histamina a nivel de las terminaciones libres y es conducido por las fibras amielínicas C. Los dermatomas, de acuerdo a la equivalencia metamérica en profundidad, refieren mediante reflejos la dolencia a distancia. (Figuras 1, 2, 3)

b. **Dolores referidos por causa osteoarticular y muscular (esclerotómicos y miotómicos):** una determinada metámera dañada origina componentes reflejos a todas las metámeras de igual segmento embriológico, a distancia y en profundidad. (24) Se produce el *dolor referido* cuando se mueve la cabeza y se irritan sus articulaciones o los tejidos blandos que la rodean. La referencia puede ser al músculo pectoral mayor inervado por todas las ramas anteriores del plexo braquial, o al serrato mayor (C5-C6-C7). El músculo dorsal ancho (C6-C7-C8) responde, con los mismos síntomas, por debajo de la sexta vértebra dorsal hasta el sacro. Es decir que la lesión de las ramas anteriores del plexo braquial produce dolor en el plano posterior o anterior del cuerpo. Si se irritan los esclerótomos C4, C5 y C6, el dolor se refiere al hombro y al antebrazo. *Es evidente que el dolor visceral es menos activo, más instintivo y aterrador, y el osteomuscular más racional, agresivo y activador, para que el ser vivo dispare, ataque, nade o vuele.*

Las aferencias nerviosas parten del músculo, los tendones, las fascias, y las paredes de los vasos sanguíneos. El síndrome inflamatorio se genera a nivel de las *terminaciones A delta y C* (polimodales), que reaccionan a los cambios mecánicos, térmicos y químicos. Alrededor del 80% de las fibras C son polimodales, de adaptación lenta y con umbral alto ante la acción mecánica. El periostio y la esponjosa del hueso se componen de nociceptores polimodales, en cambio, las fibras vasomotoras se desplazan por los canales de Havers, la cortical y la médula ósea. El periostio y la porción esponjosa generan dolor referido a distancia, producto de los reflejos centrales y su ubicación metamérica (esclerotomas).

Las articulaciones se forman por dos tipos de aferencias: las propioceptivas conscientes e inconscientes, de mayor diámetro, que son vehiculizadas por las fibras A alfa (grupo I mecanorreceptoras), y las A delta (grupo II) y C (grupo IV) que van a *transmitir, desde todas* las partes blandas, la sensibilidad mecánica, térmica y química. La hiperalgesia en la piel se produce por el reflejo originado en los tejidos profundos agredidos (miotomas, esclerotomas o enterotomas). Los reflejos se constatan en la piel tomando con dos dedos esta estructura y comparando su volumen, temperatura y sensibilidad con el lado contralateral y simétrico (signo del *pellizco rodado).* Con el movimiento de rodar la piel se advierte si hay hiperalgesia o la hiperestesia. Estos signos y síntomas se producen por reflejos autonómicos y somáticos.

En el individuo, el dolor genera un reflejo de retirada, con una acción inhibitoria posterior. Si la noxa se mantiene por largo tiempo, se produce un reflejo referido que genera hipertono muscular de las estructuras que pertenecen a la misma metámera. *Ejemplos*: en el campo quirúrgico al estimular la raíz anterior motora se produce dolor. Pero si se bloquea la raíz posterior (sensitiva) el síntoma se inhibe. Esto significa que al estimular la raíz anterior, también se ha hecho con los receptores de la sensibilidad que cubren la superficie del nervio y se dirigen a la médula por vía posterior. (1) El segmento sensitivomotor trabaja como un sistema reflejo integrado. Una inyección de suero glucosado en el espacio interespinoso a nivel de la quinta vértebra cervical, inervado por la raíz homóloga, genera dolor en el músculo deltoides. (20) Al infiltrar con suero hipertónico las fascias y tendones superficiales, así como también el ligamento de rodilla y codo, los investigadores producen *dolor referido* en la piel. La infiltración en el ligamento intertransverso y músculo paravertebral refieren el dolor de acuerdo a la metámera estimulada. Cuando se inyecta en personas normales suero glucosado hipertónico en los ligamentos interespinosos a nivel C8 y T 1, se genera un dolor similar al infarto de miocardio. (23)

Cualquier noxa que actúe sobre los receptores, superficiales o profundos, puede generar espasmos musculares o hiperalgesia cutánea. Todos los receptores de las metámeras, miotomas, escletomas, enterotomas y mielotómicos tienen su representación en la piel; de ahí la importancia de conocer las relaciones entre los segmentos embriológicos. Se repite: la relación segmentaria, con relación a la piel, constituye un conocimiento indispensable para la práctica clínica. Los signos de dolor localizado se obtienen por la compresión directa de las estructuras. Es por eso que el diapasón, vibrando sobre las apófisis espinosas, localiza mejor la lesión medular que el síntoma dolor, porque el tracto espinotalámico se decusa.

El músculo (miotoma) puede tener varias inervaciones segmentarias, pero el esclerotoma como el ligamento, son más fijos en sus manifestaciones, como lo prueba el valor semiológico del dolor local que presenta el periostio traumatizado, o el esguince. El dolor referido esclerotómico, cuando se produce en columna cervical o lumbar, no se desplaza por debajo del codo o la rodilla. Y una artrosis cervical o lumbar sensibiliza los puntos de inserción muscular en las articulaciones proximales. Es lo que se ha dado en llamar en la extremidad inferior *seudociática* y en la superior *seudorradiculalgia.*

El autor, en su libro *Dolor lumbar,* observa que las estadísticas de los pacientes operados por lumbociáticas, muestran que después de la operación hay ausencia del dolor irradiado, pero aproximadamente en el 50% de los casos permanece el síntoma en forma referida en el área musculo-esquelética. (11) Se soluciona la compresión radicular (dolor irradiado), pero persiste el dolor generado a nivel de las vértebras por las estructuras articulares inflamadas (dolor referido). Cuando se inyecta 0,5 de ml de sustancia opaca en el disco cervical se produce un dolor referido en el lado medial de la escápula, y cuando se incrementa la presión, se desplaza por encima del codo. En 1963, Cloward denomina a este dolor *discogénico,* pero en realidad expresa un dolor referido por distensión de los receptores que rodean al disco. (14) La extirpación quirúrgica del periostio vertebral (articulaciones interapofisarias), utilizado para evitar la recidiva de las lumbalgias, es exitosa en principio, pero con el tiempo fracasa porque se regenera la sensibilidad. (17) En el 60% de las artrodesis sacrolumbares se produce seudoartrosis, pero lo interesante es que el dolor de la columna calma. (35) Esto indica que, la remoción quirúrgica de los receptores articulares o su fibrosis posterior es causa suficiente para calmar el dolor esclerotómico. La falta de alineación geométrica de las articulaciones por deformaciones o malformaciones genera distensión ligamentaria con espasmos musculares referidos, a veces con calambres, de acuerdo a la metámera esclerotómica comprometida. (Figuras 4 y 5, y 4 cuadros) Los siguientes cuadros representan las miotomas que responden con espasmo de acuerdo a las metámeras comprometidas.

c. **Dolores referidos por causa visceral (enterotómicos):** los senos transversos de la duramadre están compuestos de unidades mecanorreceptoras. El nervio trigémino inerva los principales vasos meníngeos. Los núcleos y nervios III, VII, IX, y X inervan la cara, la córnea, la membrana del tímpano, la lengua, la mucosa intracráneo, los músculos de la pupila, los de acomodación del cristalino (músculo ciliar), las glándulas salivales y lagrimales, los músculos extrínsecos del ojo, etcétera. El nervio frénico (C3-C4) conduce la sensibilidad parietal del centro del diafragma, tracto biliar y parte del pericardio con referencia al hombro derecho. Los nervios intercostales inferiores y los lumbares superiores inervan la pleura, el peritoneo parietal, los bordes del diafragma y parte del mesenterio, incluyendo los órganos retroperitoneales. El dolor en el infarto cardíaco es vehiculizado por fibras A delta y C que producen reflejos en las primeras mielotomas torácicas con referencia a la extremidad superior izquierda. Es posible que los quimiorreceptores de las prostaglandinas generen el síndrome anginoso. Las aferencias sensitivas de T1 a T 12 se incorporan a los plexos autonómicos (cardioaórticos y esplácnicos) y se dirigen a las

Diagnóstico diferencial entre el dolor esclerotómico y el enterotómico

Metámeras	Esclerotomo	Enterotomo
Comienzo	Lento	Generalmente brusco
Duración	Días o semanas	Minutos
Signos autonómicos	Ausentes	Presentes
Presión articular	Dolorosa	No hay dolor
Infiltraciones anestésicas	Calma el dolor	No calma el dolor

Algunas relaciones metaméricas entre dermatomas y enterótomas		
Receptores	**Aferencias**	**Vísceras afectadas**
Viscerales	C3-C4-C5	Diafragma (centro)
Viscerales	T1 a T4	Corazón
Viscerales	T7 a T9	Vesícula
Viscerales	T9 a T11	Intestino delgado
Viscerales	T 10 a L1	Pelvis renal y uréter
Viscerales	S2 a S4	Próstata, uretra, recto
Estímulos	**Área afectada**	**Consecuencias**
a) Reflejo enterotómico		
Nociceptor a nivel visceral	Pared visceral	Espasmo visceral reflejo (cólico) y referencia cutánea
Nociceptor a nivel somático	Pared abdominal	Espasmo muscular somático *Vientre en tabla*
b) Reflejo esclerotómico		
Nociceptor a nivel perióstico o articular	Hueso y/o articulación	Espasmo muscular y referencia cutánea
Estímulos	**Área afectada**	**Consecuencias**
c) Reflejo cutáneo y miotómico		
Nociceptivo a nivel muscular	Músculo	Espasmo muscular con referencia cutánea
Nociceptivo a nivel cutáneo	Cutáneo	Hiperalgesia o hiperestesia secundaria (Tríada de Lewis)
Nociceptivo en enterotomo, miotomo o esclerotomo	Víscera, periostio, músculo o piel	Hiperalgesia o hiperestesia cutánea

mielotomas correspondientes. Desde allí parten las eferencias ortosimpáticas que inervan y movilizan las estructuras viscerales del tórax y el abdomen superior. Hay que recordar que al lesionar el sistema autonómico (simpatectomía) se produce una deaferentación de las fibras sensitivas que lo acompañan. Un infarto de miocardio es indoloro cuando se produce desmielinización de las fibras sensitivas, como en la diabetes millitus.

El neumogástrico (nervio vago) conduce la algesia desde los receptores ubicados en el epitelio de los pulmones, tráquea, bronquios mayores y los dos tercios superiores de la mucosa del esófago. Las aferencias corresponden a las fibras A delta y C, cuyos receptores actúan entre los capilares. Al inhalar irritantes químicos se produce sensación de disnea, compresión torácica y quemazón por estimulación de los receptores vehiculizados por las fibras A delta, que parten de la mucosa endotraqueal y se proyectan a través del nervio vago. (13) El dolor en el embolismo pulmonar es por la irritación de receptores con aferencias de tipo C.

El tercio inferior del esófago es inervado por las mielotomas T5 a T8, y el estómago, el intestino delgado y el colón, hasta el ángulo esplénico, son inervados por las mielotomas entre T5 y L 2. Los dolores del aparato digestivo tendrían su origen en los mecarreceptores de las paredes viscerales, inervadas por las fibras A delta y C que acompañan a los nervios ortosimpáticos esplácnicos. Las aferencias que inervan el riñón llegan a las mielotomas de T10 a L2. La lesión de los receptores a nivel pielocalicial, por un cálculo, produce dolor severo con referencia al abdomen inferior. Los receptores estimulados siempre producen reflejos con relación metamérica. La calculosis artificial del uréter produce hiperalgesia e hipertono muscular en las ratas. (16) Las tensiones sobre el peritoneo, la contracción espasmódica de la fibra lisa y la distensión de la víscera hueca producen dolor. La torsión o la isquemia producida por los vasos mesentéricos o la distensión de la cápsula de las vísceras macizas producen dolor. La víscera hueca genera aferencias A delta y C que responden a los estímulos mecánicos ligeros, a las tensiones del peritoneo, a la contracción de la fibra lisa y a la distensión visceral. La vejiga está inervada por el plexo hipogástrico (ortosimpático) y el nervio pélvico (parasimpático) los cuales determinan su movilidad. Sus aferencias sensibles son vehiculizadas por el nervio pudendo que genera la algesia, la temperatura y la disestesia. Los nervios esplácnicos toracolumbares y el nervio hipogástrico inferior inervan la porción superior de la vagina, cuello y cuerpo del útero, y el tercio inferior, la trompa de Falopio y ligamentos; sus proyecciones llegan a las mielotomas entre T 10 a L 1. Las que provienen del ovario y la porción distal de la trompa se incorporan a la mielotoma L 4. La disfunción en estas estructuras produce dolores referidos a la columna y a la parte anterior del muslo. El colon descendente y el recto son inervados por el nervio pudendo (sensitivo-motor) que se desplaza y nace de las mielotomas S2 a S4. La información sensitiva consciente es captada por este nervio que parte de las mucosas del recto, en don-de se ha observado abundantes fibras C polimodales. Las fibras aferentes sensitivas conscientes inervan la vejiga, el recto y el cuello del útero mediante el nervio pudendo y mediante la actividad autonómica que genera el nervio pélvico (parasimpático sacro). Este nervio nace, como el nervio pudendo somáti-co, de las mismas mielotomas (S3-S4-S5). (12, 34)

Las aferencias sensitivas pueden tomar varias vías hasta llegar a la médula; acompañando a los nervios esplácnicos, hipogástrico, pudendo o pélvico. Atraviesan los ganglios autonómicos, pero haciendo sinapsis solamente en los ganglios espinales. La segunda sinapsis la efectúan en el asta posterior, para ascender y llegar al tálamo, a la corteza sensorial posrolándica primaria y a la secundaria (SI-SII). Es donde la mayor representación se manifiesta para las aferencias exteroceptivas y propioceptivas.

El dolor intraabdominal genera dolor referido de origen enterotómico, que repercute en la piel configurando el siguiente síndrome: a) dolor difuso a la palpación profunda; b) hiperalgesia cutánea; c) espasmo muscular (vientre en tabla); d) signo del pellizco rodado; e) reflejos autonómicos como sudor, piloerección y cambios vasomotores; f) las paredes abdominales poseen bajo umbral para el dolor porque dependen del sistema nervioso somático; g) este tipo de dolor produce inmovilización, gran ansiedad y miedo. Estos dos últimos factores son característicos y comunes en este tipo de síndrome dado que generan en el paciente trastornos autonómicos como palidez, aumento de frecuencias cardíacas, incremento del sudor, frecuencia respiratoria y presión arterial. El miedo y la ansiedad pueden llevar al enfermo a la desesperación y al sufrimiento.

Los dolores viscerales suelen ser difusos, imprecisos o agudos de tipo cólico. Como paradoja, no duelen a la manipulación, cauterización, a la presión o al corte. Los dolores agudos son vehiculizados por las fibras A delta y los otros por las fibras C. Las aferencias son complejas porque una inyección dolorosa de solución salina al 6% en el músculo temporal, que no es una víscera, puede producir aumento del sudor, salivación, lagrimeo, náuseas y espasmo muscular.

Consideraciones clínicas: cuando la noxa comienza a lesionar los receptores viscerales, el dolor es impreciso y difuso, y, por lo tanto, se expresa en forma referida a distancia. El estímulo nocivo se produce en las vísceras (enterotomo) y por reflejo se proyecta al área cutánea (dermátomo) y a la musculoesquelética (esclerotomo). *Ejemplo*: una lesión visceral, produce hiperalgesia o hiperestesia cutánea, y si irrita el peritoneo parietal, *vientre en tabla.* El sistema autonómico responde a sus aferencias específicas en forma segmentaria. *Ejemplo*: secreciones, movimiento ciliar, síndrome de Claude Bernard Horner, respiración, micción, defecación, eyaculación, etcétera. Pero los reflejos se producen cuando las estructuras eferentes y aferentes están indemnes.

Se prueba que la anestesia de la piel disminuye el dolor visceral leve, como se inhibe el espasmo intestinal con un tirón de la piel *en la cura de empacho.* Todo estímulo irritativo de la piel inhibe el dolor leve. Como el dolor referido siempre es causado por irritación de nociceptores, con relación a las metámeras, es imperioso conocer las áreas cutáneas involucradas para saber algo de lo que pasa en las profundas.

Las causas que irritan los receptores perihepáticos generan dolor en el hombro homólogo, sobre todo cuando se estimula el centro del diafragma. El cólico renal se refiere al área inguinal y al testículo; la isquemia cardíaca al hombro y al borde medial de la extremidad superior izquierda. La irritación de esclerotomos cervicales o lumbares por artrosis produce dolores referidos a la piel, sobre todo por encima del codo y la rodilla. La disfunción vertebral, sin lesión radicular, produce espasmos en los músculos paravertebrales. En la tríada de Lewis esa referencia a distancia se denominada *hiperalgesia secundaria.*

Cuando se comprimen fibras nerviosas, como en los llamados *atrapamientos,* no se producen espasmos musculares porque no se irritan receptores. *Ejemplo*: síndrome del túnel del carpo. Sólo y al comienzo de la compresión nerviosa se irritan los receptores del epineuro (*nervi nervorum)* con molestias indefinidas en la mano. La investigación clínica implica saber de dónde provie-ne el compromiso de los receptores de acuerdo a las metámeras involucradas. (Figura 6)

d. **Análisis de algunos reflejos**

Reflejo cutáneo-muscular. Es el que se utiliza en ejercicios terapéuticos: cuando se rasca la piel se facilita la contracción de los músculos que están por debajo. *Ejemplo*: maniobra de estimulación cutánea para contraer músculos paréticos.

Reflejo cutáneo-cutáneo y cutáneo-visceral: la hiperalgesia secundaria en la piel es un reflejo metamérico con participación medular, como se produce alrededor del eritema en la triple respuesta de Lewis (reflejo cutáneo-cutáneo). Ejemplo de reflejo cutáneo-visceral: cuando se fricciona la piel se relajan los músculos que están por debajo. Cuando la piel del abdomen se tira con fuerza y rapidez se inhibe el cólico intestinal. Las curanderas tienen razón cuando *quiebran el empacho.*

Reflejo músculo-muscular: la lesión de un músculo produce espasmo con referencia cutánea y metamérica.

Reflejo artro o perióstico-muscular (esclerotómico): la disfunción vertebral por irritación de sus receptores articulares genera un espasmo paravertebral como si fuera una férula de inmovilización refleja para estabilizar el segmento dañado. Es también el denominado reflejo esclerotómico-cutáneo. *Ejemplo*: la artrosis vertebral genera dolores en las extremidades llamados seudociáticos o seudorradiculares, a veces con hiperalgesia en el área metamérica correspondiente. Al flexionar el tronco del paciente (maniobra de Adams) se inhiben los músculos con espasmo y persiste la falta de alineación ósea en caso que haya una escoliosis. (11)

Víscero-muscular: el dolor por irritación apendicular produce primero dolor periumbilical, pero cuando compromete el peritoneo parietal responde con una contracción muscular de la pared abdominal (*vientre en tabla*). La última referencia pertenece a la metámera T1 y la lesión apendicular a la aferencia visceral que vehiculiza la raíz T10. Por lo tanto, el dolor apendicular se registra primero en el epigastrio y después en el segmento inguinal. (31) Una disfunción del útero produce espasmos en los músculos paravertebrales. (18)

Dolor o disestesia referidos por hábito: donde previamente se sintió dolor, las aferencias aprendieron un camino que no han olvidado. De ahí la importancia, como concepto general, de tratar este síntoma en forma precoz. En un paciente con antecedentes de dolor por infarto, el dolor se reproduce cuando se aprieta intensamente el miembro superior izquierdo. (23) El sufrimiento de un infarto trajo a la conciencia el dolor fantasma desaparecido hace ocho años. (11) En los vuelos a grandes alturas los pilotos padecen de dolores que se proyectan en la cara por penetración de aire en los senos maxilares, y cuando hay antecedentes de dolor en los dientes, aunque curados, las molestias reaparecen en el área. (33) *La ruta del dolor no se olvida.*

Dime con quién andas y te diré quién eres. Dime, dolor, qué signos y síntomas te acompañan, y te diré de dónde provienes. *Se padece de una enseñanza que considera sólo la relación enterotómica-dermatómica. Los estudios clínicos deben incluir la interacción entre todas las metámeras.*

3. Dolor o disestesia irradiados (parestesias)

No tiene *per se* componente reflejo. La disestesia irradiada se produce por irritación de las fibras gruesas (A beta) y el dolor se genera, como se ha dicho, por irritación de fibras rápidas (A delta) y/o lentas (C). Los síntomas se producen por agresión al sistema nervioso, sin actuar sobre los receptores. La disestesia, o el dolor, es causada por lesiones de las sustancia nerviosa del sistema nervioso central, raíces, nervios raquídeos, plexos, nervios mixtos con o sin ramas cutáneas. Sin embargo, la compresión de un nervio comienza por irritación de receptores ubicados en el epineuro para después comprometer la fibras. El nervio, al comienzo de la compresión, sensibiliza y mejora las respuestas a los estímulos mecánicos y eléctricos conducidos por las fibras gruesas. (21) Los nervios de un miembro privado de circulación producen parestesias (disestesias irradiadas): a) Se siente aumento de temperatura. b) Se produce hormigueo en el área afectada con bajo umbral para la vibración. c) Se constatan pinchazos irregulares y netos que aumentan con la presión. d) Se advierte sensación de espasmo o calambre y movimientos involuntarios producidos por irritación de las fibras gruesas (seudoatetosis). (28)

En síntesis: la disestesia irradiada (parestesia) no genera dolor y se manifiesta mediante pinchazos, hormigueos, adormecimientos, cambios térmicos y aparentes de volumen en el segmento afecto, y a veces con espasmos musculares (seudoatetosis). Las parestesias se producen por la destrucción del patrón temporoespacial de las sensaciones. (38) De acuerdo a un experimento realizado en extremidades humanas privadas de circulación, se determina que este fenómeno se produce por isquemia de las fibras gruesas que nacen de los mecanorreceptores. (28) El impulso responsable del prurito es diferente, dado que es vehiculizado por fibra finas C, sin relación con la parestesia. (39) (Figuras 7, 8, 9, 10 y 11)

a. **Parestesia producida por lesión del nervio periférico o raíz**

Por lesión de un nervio cutáneo: produce una irradiación algética o estésica (parestesia) en el área del nervio comprometido. *Ejemplo*: la lesión de la rama cutánea del nervio radial produce la *queralgia parestésica*; la lesión del nervio musculocutáneo *meralgia parestésica*, y por lesión de una rama del nervio crural, a nivel de la rodilla, la *gonalgia parestésica*. Las parestesias o los dolores son irradiados al área dominada por la rama cutánea. No son metaméricos.

Por lesión de un nervio mixto sin rama cutánea: la lesión de este tipo de nervio produce, además del daño motor, parestesias en la misma área, pero sin trastornos de la sensibilidad cutánea. En el nervio facial se suele constatar *entumecimiento molesto* en la cara en algunas parálisis faciales *puras*. Se atribuye al compromiso de las fibras trigeminales que acompañan al nervio. Muchos autores le adjudican al enfermo un error de apreciación; sin embargo, todo nervio *motor* posee fibras algéticas y estésicas profundas que pueden manifestar los síntomas (sensibilidad profunda y consciente). La lesión del nervio hipogloso mayor produce parestesias en la punta de la lengua (síndrome cuello-lengua) porque el aporte sensitivo proviene de las raíces C2 y C3. El autor denomina a este nervio cervicohipogloso. (8, 22) Los dolores irradiados por lesión de nervios en pasajes anatómicos preexistentes (PAP), como se produce en los nervios in-teróseos (anterior o posterior del antebrazo), genera malestares porque se compromete la sensibilidad profunda. La lesión del nervio espinal (XI par) *motor*, después de dar una rama al músculo estemocleidomastoideo, produce parálisis del músculo trapecio con disfunción del hombro, y a veces con disestesias difíciles de interpretar. El síntoma no se produce por alteración mecánica sino porque el nervio espinal es mixto, sin ramas cutáneas, que nace de las raíces posteriores motoras y sensitivas de las mielotomas C2 y C3. El autor lo ha denominado nervio cervicoespinal. (6) El nervio suboccipital de Arnold, al ser comprimido a nivel cervical superior por el espasmo del músculo oblicuo inferior, produce cefaleas posteriores con referencia trigeminal en la frente y región retroocular, dada su relación me-tamérica, a nivel del núcleo inferior del trigémino, con los tres mielotomas cervicales superiores. Se describen parestesias en polineuropatías, esclerosis en placa, en síndromes neuroanémicos, en angio-espasmos cerebrales, etcétera.

Por lesión de un nervio mixto con rama cutánea: se manifiesta con un síndrome sensitivo con parestesias y/o dolor que se irradia a la piel y en profundidad. Se agrega paresias o parálisis en los músculos que inerva. *Ejemplo:* el nervio mediano dañado a nivel del codo o del túnel del carpo. Los pacientes con este síndrome generan parálisis (C8-C7) e hipoalgesia cutánea a nivel de los dedos índice y mayor (C7). El nervio cubital, formado por las raíces C8 y T1, inerva las estructuras profundas y superficiales. Produce parálisis e hipoalgesia o anestesia en la inervación cutánea (C8). Si se lesiona a nivel del codo produce disestesias o dolor referido al lado me-dial del antebrazo, producto de la lesión de las aferencias profundas (T1), dado que el área cutánea del mismo segmento está inervada por el nervio braquial cutáneo interno (T1). Siguiendo el mismo ejemplo, una lesión radicular T1 produce síntomas irradiados a esa dermatoma, y no al área cutánea C8 (dedo meñique).

Cualquier maniobra de distensión o compresión de un nervio periférico o plexo enfermos causa parestesias en el área de inervación, pero sin encuadre metamérico. Es el caso de las maniobras de hiperflexión en la muñeca (nervio mediano) o el codo (nervio cubital), o maniobras de Adson o de Ross cuando se investiga la compresión del plexo braquial (9).

Lesión por isquemia crónica del nervio a nivel de PAP (atrapamiento): las parestesias de origen radicular se producen cuando el síndrome es crónico y compromete por isquemia primero, las fibras gruesas motoras, después, las sensitivas gruesas (A beta). Si la compresión perimetral continúa se presenta el dolor por lesión de las fibras A delta y C. Si la lesión radicular es crónica lesiona las fibras gruesas (A beta), y si es por una extrusión discal aguda lesiona las fibras del dolor rápido (A delta). Recordar que la lesión de las raíces, de los nervios raquídeos y de los troncos primarios del plexo, dan síntomas en los planos flexores y extensores de la extremidad, con distribución metamérica.

La lateralización del cuello o la columna lumbar pueden irritar las raíces y producir dolores o parestesias en los miembros. Las maniobras de Lasègue o Wassermann distienden el nervio ciático mayor o el crural y generan parestesias; indican lesión de las fibras gruesas (A beta) de los respectivos nervios o raíces. Si el paciente flexiona el tronco con extensión de rodillas, se percute a nivel sacrolumbar y genera parestesias en las extremidades, se interpreta como lesión de las fibras gruesas del tacto a nivel radicular (signo de Spurling). Si el paciente toma la misma posición y sufre parestesias sin percusión es un signo de Lasègue parado que puede repetirse en sentado o en decúbito, y provenir de lesión de nervios o raíces. (11) En la extremidad superior, mediante maniobras como las de Lasègue invertido, o de percusión foraminal, se produce también irradiación referida o parestesias. La hiperflexión de muñeca o codo comprime los nervios medianos o cubital y produce el síntoma en estudio. Las lesiones crónicas generan sin paresias y con frecuencia hiporreflexia o hipotonía tendinosa con hiperreflexia (lesión de las fibras tónicas motoras). *Se recuerda que la distensión de los nervios en la polineuritis genera el mismo síntoma.*

Dolor o parestesia por lesión aguda. *Ejemplo:* lesión traumática del nervio mediano. Se establece el síndrome sensitivo-motor en forma inmediata en el área de inervación no metamérica.

Parestesia por compresión lateral y crónica del nervio periférico o raíz: se produce un síndrome difuso, que con el tiempo se localiza a lo largo del recorrido del nervio o de la metámera.

Parestesias por lesión radicular de tipo perimetral crónica continua. *Ejemplo:* en el síndrome del túnel del carpo se produce una primera etapa donde se lesionan, por isquemia, las fibras más gruesas (motoras) lo cual produce paresia de los músculos de la eminencia tenar con sensibilidad normal. En un segundo estadio se comprometen las fibras gruesas de la sensibilidad produciendo parestesia y después se dañan las fibras finas generando dolor. Se atribuye la misma patogenia al síndrome radicular de tipo motor, con casi indemnidad sensitiva, denominado comúnmente como *ciática paralizante* o *braquialgia paralizante.* En la ciática paralizante se produce parálisis de los músculos anterolaterales de la pierna sin dolor o molestias que tengan relación con la magnitud de la parálisis. Por eso, durante la cirugía de columna vertebral, al paciente parcialmente anestesiado, se le hace mover voluntariamente las piernas (maniobra de Estagnara) para saber si hay compromiso motor de origen medular.

Parestesia por lesión radicular de tipo perimetral crónica intermitente. *Ejemplo*: el paciente en reposo no tiene síntomas pero cuando camina aparece una *claudicación intermitente radicular* que genera la parestesia o el dolor. Es producido por el *acogotamiento* radicular que se congestiona durante el movimiento. La marcha produce hiporreflexia pero el reposo normaliza el signo. Muchas veces no generan síndromes bioeléctricos por la intermitencia de la lesión. Se hace el diagnóstico diferencial con la claudicación intermitente de tipo vascular. El paciente que padece el síndrome en estudio, cuando camina, cada vez efectúa tramos con menos pasos, y el dolor nunca se inhibe en forma manifiesta. En la claudicación de tipo vascular, los tramos son iguales y el dolor desaparece con el descanso en su totalidad.

Diagnóstico diferencial entre lesión de la fibra o el receptor: cuando se lesionan los receptores a nivel de la columna se producen reflejos referidos que generan espasmos musculares. El espasmo del músculo trapecio, que suele doler en su inserción vertebral inferior (T11), es producido por disfunción de la columna cervical superior, dado que este músculo está inervado por las raíces C2-C1. (5) Los espasmos concomitantes se producen por lesión de los receptores en el sector comprometido. El daño es acompañado por molestias profundas y cutáneas además del compromiso motor. La lesión radicular, o de un nervio raquídeo, *pura* produce dolor o disestesia cutánea y con distribución metamérica. En las compresiones crónicas la parestesia (adormecimiento) se produce en forma distal y a veces con dolor o disestesia irradiada proximal. En las lesiones radiculares el primer síntoma es irradiado pero, como se dijo, puede superponerse al referido por lesión de los nociceptores musculoesqueléticos. Es la diferencia entre la ciática (irritación de la fibra nerviosa) y la lumbalgia generada por los receptores agredidos. (15) Un ejemplo opuesto es cuando una artrosis de cadera genera espasmo de los músculos aductores sin lesión de la fibra nerviosa. *Otro ejemplo*: una mielopatía por pedículo corto no padece espasmo de los músculos paravertebrales, pero por compresión medular genera disestesias a lo largo de la espalda (signo de Lermitte). La lumbalgia es producida por irritación de receptores articulares, que genera espasmo muscular e inmovilizador del sector agredido. La ciática es producida por lesión de las fibras radiculares. Se repite: la extirpación del disco mediante la cirugía garantiza la desaparición del dolor, pero si no se inmoviliza el segmento continúa la lumbalgia con dolores referidos a los muslos o a ambos glúteos. *Similar comparación se puede realizar en cualquier parte del cuerpo.*

Signo de Tinel: este investigador, en 1918, describe el signo que lleva su nombre. (36) Para obtenerlo se percute el nervio desde la posición distal a la proximal, para no producir hiperalgesias en el área y dificultar con ello la localización del punto parestésico (*axón desnudo*). El nivel de la parestesia indica el crecimiento del axón; cuanto más distal mejor pronóstico. La recuperación del nervio se registra de acuerdo a la distancia, pero nunca por la severidad de la parestesia desatada, dado que es un signo que representa calidad de respuesta y no cantidad de lesión. (30) Se confirma la neurapraxia (no hay lesión nerviosa) cuando en la tercera semana hay ausencia del signo en estudio y la función es normal. Si hay un neuroma en el nervio la percusión produce dolor siempre en el mismo lugar, por lo tanto no se denomina signo de Tinel. Este signo es positivo en toda lesión de nervio, en particular en las compresiones nerviosas en pasajes anatómicos preexistentes (atrapamientos). (7)

Dolor por compresión aguda compartamental: *Ejemplo*: traumatismo en la región anterolateral de la pierna. Se compromete primero la sensibilidad por compresión y después, de no mediar la descompresión quirúrgica, el nervio es lesionado en su totalidad.

b. **Formas de recuperación o anestesia en secuencia**

De un nervio periférico: *Ejemplo*: después de una lesión de nervios aparece primero el dolor y después la temperatura, la inervación autonómica, la vibración (30 por seg) y la discriminación de dos puntos móviles antes que la discriminación estática. Por último, la vibración rápida (256 por seg) y la motricidad somática. *Las fibras gruesas, más modernas, se recuperan en último término.*

De una raíz nerviosa: primero desaparece el dolor, después la disestesia, y por último se mantiene la hipo o arreflexia que depende de la severidad de la agresión. La disfunción vertebral se mantiene y por lo tanto el espasmo de los músculos paravertebrales continúa. *Primero desaparece el síndrome radicular, después el esclerotómico.*

Durante la anestesia: se afecta primero la función de las fibras finas y después la de las gruesas, es decir, primero la algesia y el sistema autonómico que incrementa la temperatura cutánea, después, la estesia y el movimiento voluntario. Por eso, en la operación de una escoliosis se solicita paciente que mueva la pierna insensible para darle seguridad al cirujano de la indemnidad medular motora (maniobra de Stagnara). *La anestesia afecta primero las fibras finas y por último las motoras.* (Figuras 12 y 13 y cuadros 1-2-3-4)

El cuadro que sigue está simplificado

Diagnóstico diferencial, como hipótesis, entre dolores irradiados y referidos		
Dolor o disestesia	**Irradiado**	**Referido**
Estímulo	En la fibra nerviosa	En el receptor somático o visceral
Aferencias	No produce reflejos	Produce reflejos medulares
Velocidad	Rápida	Lenta
Localización	Áreas localizadas	Áreas a distancia
Ejemplos	Golpear el nervio cubital en el codo	Dolor por infarto referido al brazo
Acciones autonómicas	Taquicardia y aumento de presión arterial	Bradicardia con reducción de la presión
Compromiso emocional	Leve	Más intenso

Diagnóstico diferencial		
Síndromes	**Radiculopatía (irradiado)**	**Artritis reumática (referido)**
Dolor al dormir	Menos	Más
Rigidez matinal	Menos	Más
Ejercicios	Empeora	Mejora
Sensibilidad y reflejos	Anormales	Normales
Espasmo	Local	Difuso
Amplitud articular	Asimétrica	Simétrica
Problema sistémico	No	Sí

Distribución de los dermatomas

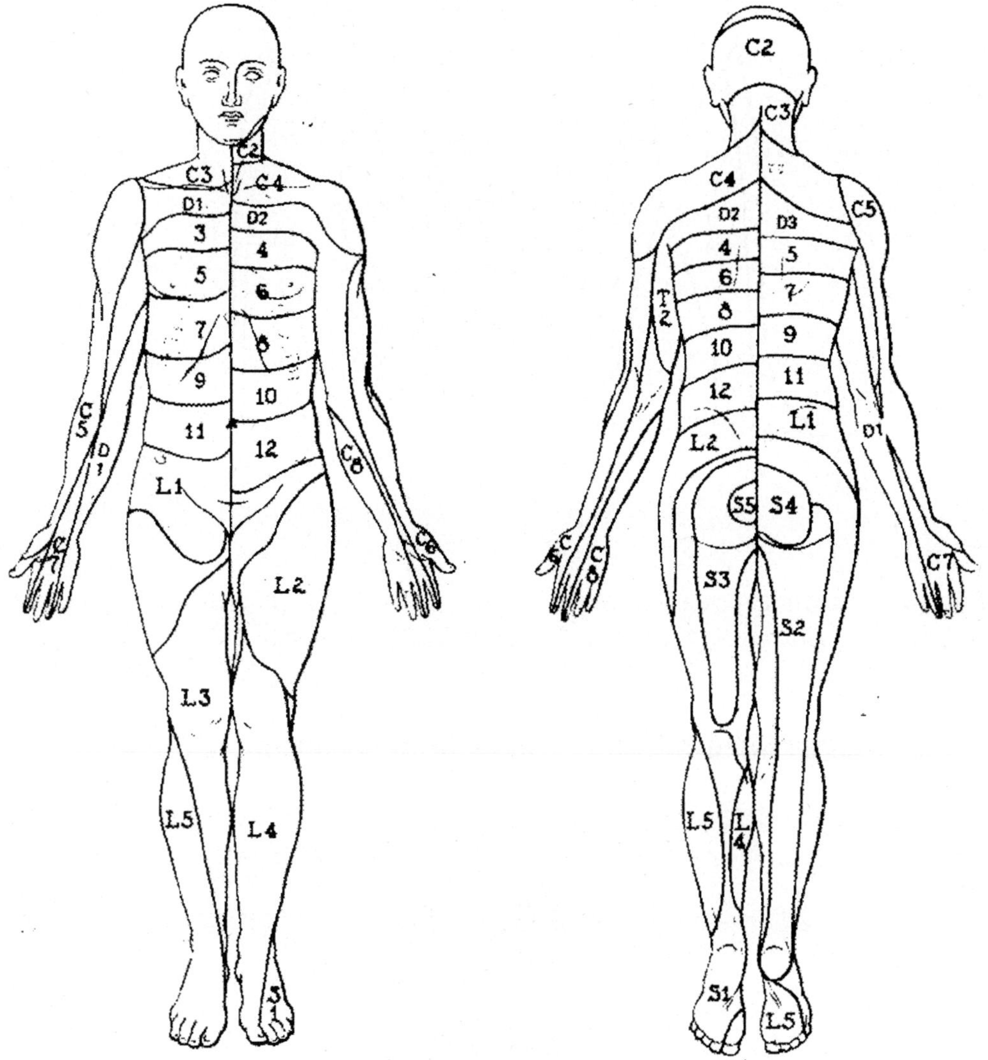

Figura 1. Se muestra la máxima extensión de cada dermatoma.
(Modificado por Ford FR: *Diseases of the Nervous System in infancy, Childhood and adolescence,* 3.ed.Charles C.Thomas Publisher, 1952. Springfield III.

Localización de los dermatomas, visión perineal

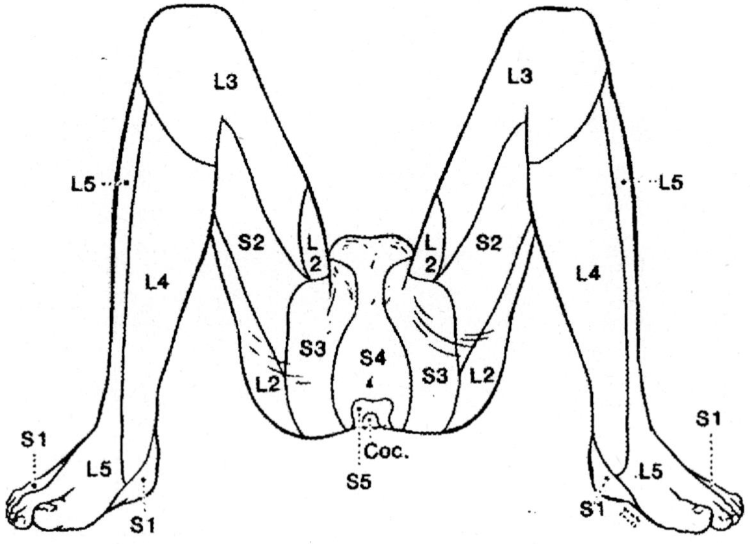

Figura 2. Procedente de Haymaker W, Woodhall B: *Peripheral Nerve Injuries: Principles of Diagnosis,* 2. ed. WB. Saunders Co. Philadelphia, 1953.

Reaseguro biológico para la inervación cutánea

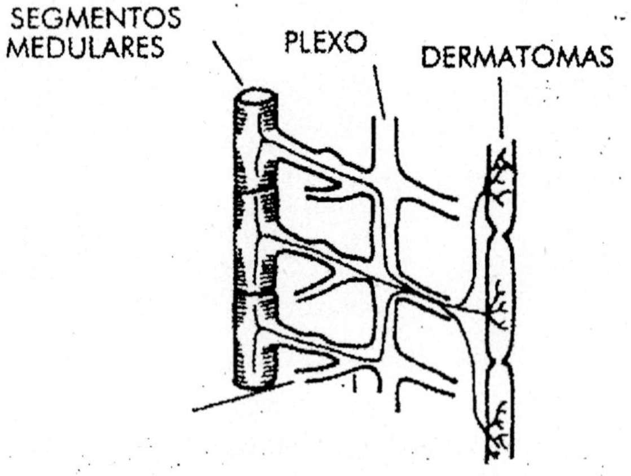

Figura 3. Las aferencias de tres segmentos medulares se disponen unidas pero con individualidad para asegurar la reinervación.

Inervación del esqueleto (esclerotomas)

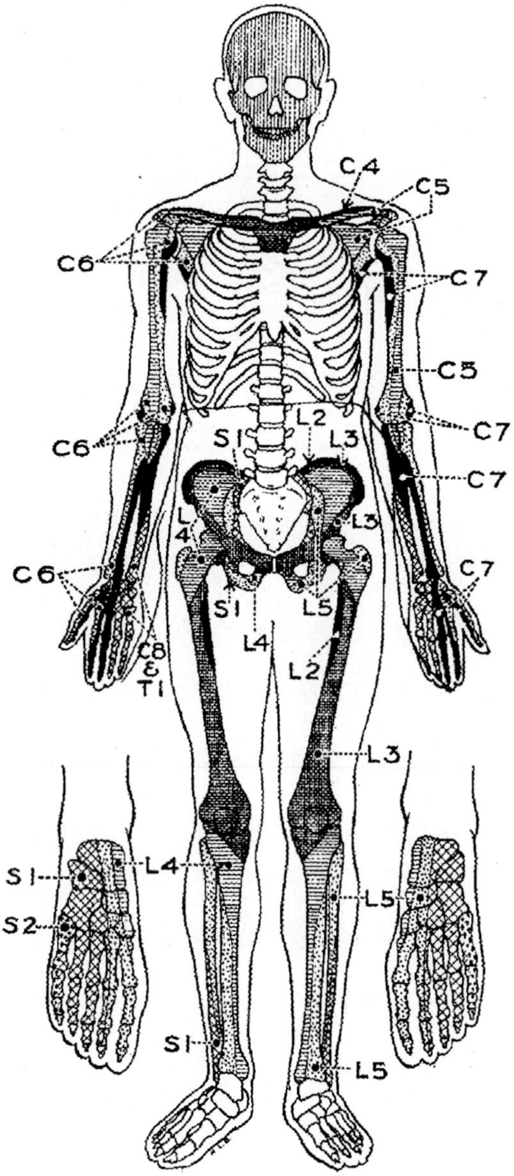

Figura 4. Vista anterior

Haymaker W, Woodhall B: *Peripheral Nerve Injuries: Principles or Diagnosis,* 2. ed. WB. Saunders Co. Philadelphia, 1953.

Inervación del esqueleto (esclerotomas)

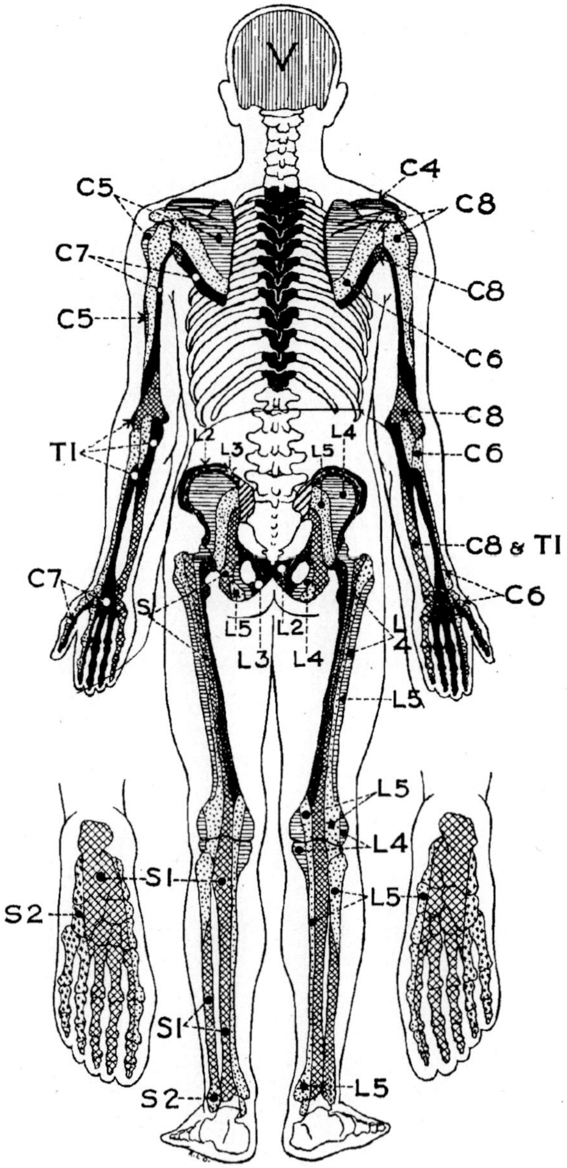

Figura 5. Vista posterior

Haymaker W, Woodhall B: *Peripheral Nerve Injuries: Principles or Diagnosis,* 2. ed. W.B. Saunders Co. Philadelphia, 1953.

Enterotomos con referencia cutánea

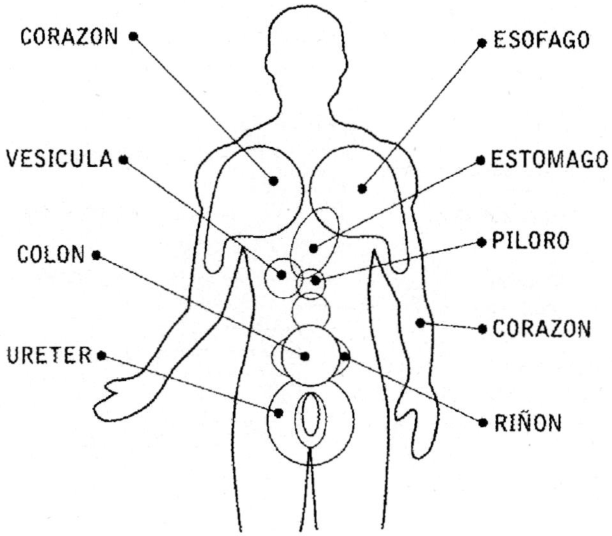

Figura 6. Las lesiones de los receptores viscerales producen dolores referidos a las áreas cutáneas. Responden a la organización metamérica.

Distribución de los nervios cutáneos y sus dermatomas

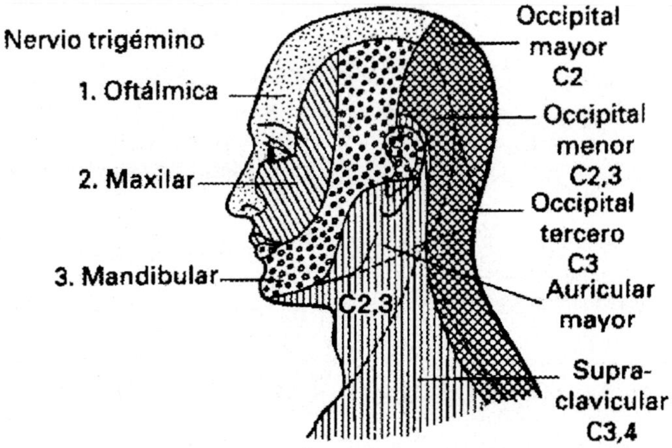

Figura 7. Modificado de Brash JC: *Cunningham´s Text Book of Anatomy,* 9 ed. Oxford University, Press, New York 1951.

Territorio cutáneo de los nervios periféricos

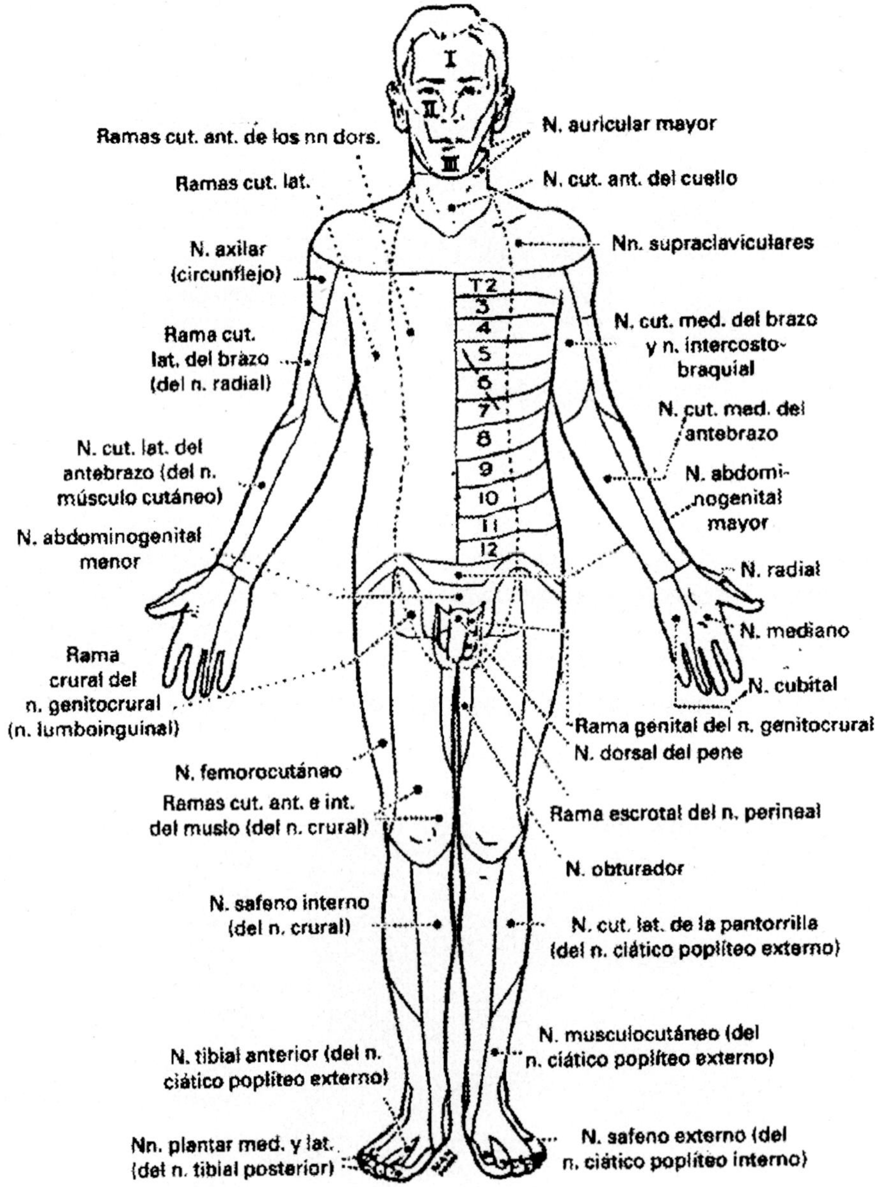

Figura 8. Vista anterior

Procedente de Haymaker W, Woodhall B: *Peripheral Nerve Injuries: Principles or Diagnosis*, 2. ed WB. Saunders Co. Philadelphia, 1953.

Territorio cutáneo de los nervios periféricos

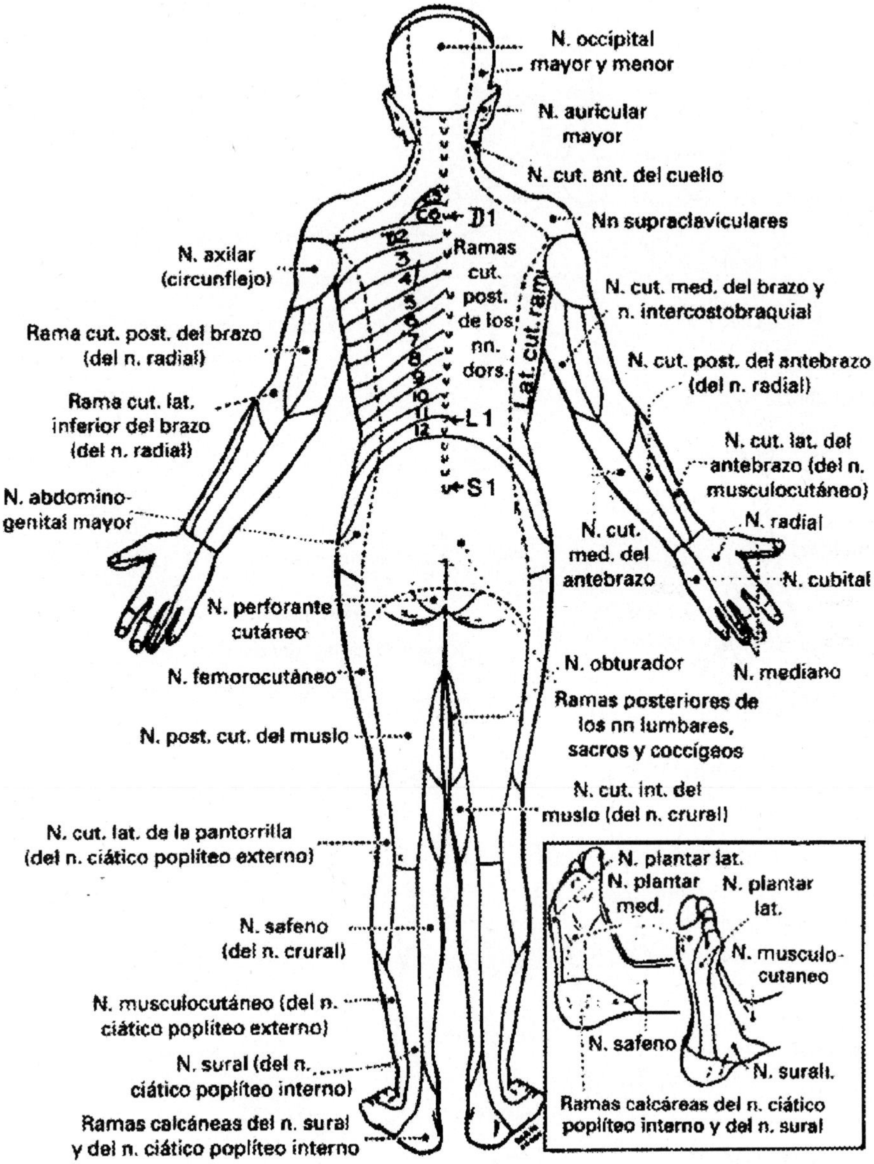

Figura 9. Vista posterior

Procedente de Haymaker W, Woodhall B: *Peripheral Nerve Injuries: Principles or Diagnosis,* 2 ed WB. Saunders Co. Philadelphia, 1953.

Territorio cutáneo de los nervios periféricos

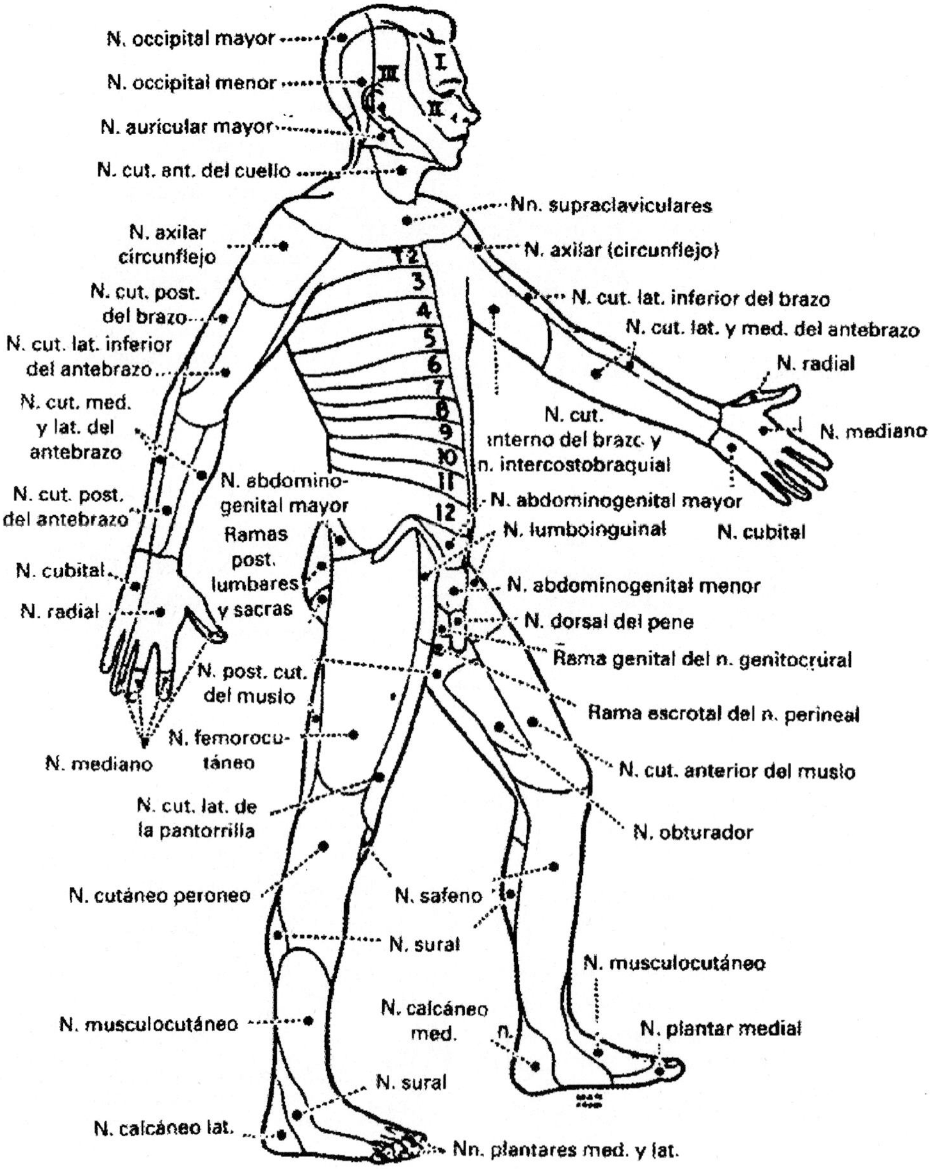

Figura 10. Vista lateral

Procedente de Haymaker W, Woodhall B: *Peripheral Nerve Injuries: Principles or Diagnosis,* 2 ed WB. Saunders Co. Philadelphia, 1953.

Territorio cutáneo de los nervios periféricos

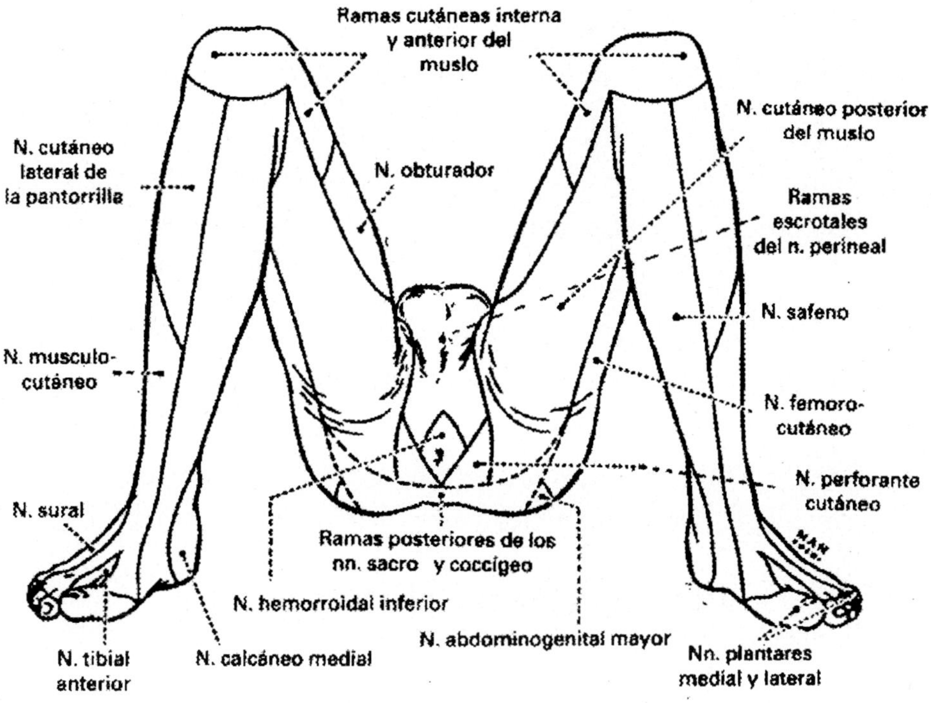

Figura 11. Vista perineal

Procedente de Haymaker W, Woodhall B: *Peripheral Nerve Injuries: Principles or Diagnosis,* 2ed. WB. Saunders Co. Philadelphia, 1953.

Dolor y disestesia referidos e irradiados

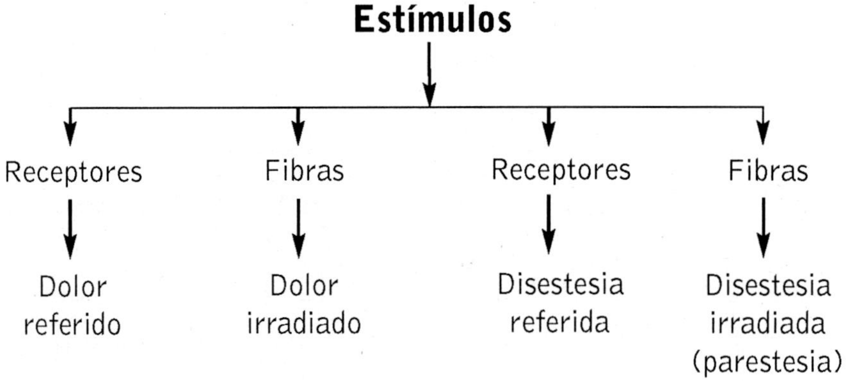

Figura 12. Los receptores y fibras irritadas se expresan en el síndrome en forma diferente.

Vías y reflejos que produce el dolor

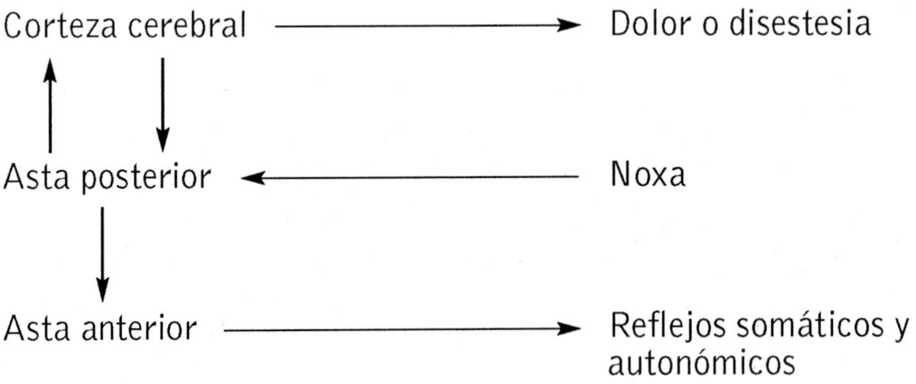

Figura 13. Esquema que muestra la llegada a la corteza del estímulo nocivo y los reflejos de defensa que provoca.

Relación del nervio raquídeo con los músculos que inerva (miotomos)

Nervios Raquídeos	Músculos Inervados a) Por su rama anterior	 b) Por su rama posterior
1.er cervical	Rectolateral Recto anterior menor Recto anterior mayor Genihioideo Músculos subhioideos	Recto posterior mayor Recto posterior manor Oblicuo mayor Oblicuo manor Complexo mayor
2.do cervical	Recto anterior mayor Largo de cuello Esternocleidomastoideo Genihioideo Músculos subhioideos	Oblicuo mayor Complexo mayor Esplenio Complexo menor
3.er cervical	Recto anterior mayor Largo de cuello Músculos infrahioideos Escaleno posterior Angular de omóplato Esternocleidomastoideo (?) Trapecio Diafragma (?)	Complexo mayor Músculos espinales
4.to cervical	Recto anterior mayor Largo de cuello Escaleno posterior Escaleno anterior (?) Diafragma Angular del omóplato Trapecio	Músculos espinales
5.to cervical	Largo de cuello Escalenos Diafragma (?) Angular del omóplato Romboides Serrato mayor Subclavio Supraespinoso Infraespinoso	Músculos espinales

5.to cervical	Redondo menor Subescapular Redondo mayor (?) Deltoides Pectoral mayor Bíceps braquial Braquial anterior	Músculos espinales
6.to cervical	Largo del cuello Escalenos Subclavio (?) Serrato mayor Supra e infraespinosos (?) Redondo menor (?) Subescapular Redondo mayor (?) Deltoides Pectoral mayor Bíceps braquial Braquial anterior Pronador redondo Palmar mayor Supinadores largo y corto Radiales externos Abductor del pulgar Oponente del pulgar Flexor corto del pulgar	Músculos espinales
7.mo cervical	Flexor propio del pulgar (?) Pronador cuadrado (?) Radiales externos Extensores de los dedos Cubital posterior Abductor del pulgar (?) Oponente del pulgar (?) Flexor corto del pulgar (?)	Músculos espinales
7.mo cervical	Largo del cuello Escaleno posterior Serrato mayor (?) Pectorales mayor y menor Dorsal ancho Redondo mayor (?) Coracobraquial	Músculos espinales

7.mo cervical	Tríceps braquial Ancóneo Flexor superficial de los dedor Flexor profundo de los dedos (?)	Músculos espinales
8.vo cervical	Largo del cuello Pectorales mayor y menor Dorsal ancho Tríceps braquial Ancóneo Flexor de los dedos Cubital anterior Pronador cuadrado Abductor del pulgar Interóseos Abductor del meñique Flexor corto del meñique Oponente del meñique	Músculos espinales
1.er dorsal	Pectorales mayor y menor Flexores de los dedos Cubital anterior Pronador cuadrado Intercostales Supracostales Serrato posterior menor	Músculos espinales
2.do dorsal	Intercostales Supracostales Serrato posterior menor Triangular del esternón (?)	Músculos espinales
3.ro dorsal y 4.to dorsal	Intercostales Supracostales Serrato posterior menor Triangular del esternón (?)	Músculos espinales
5.to dorsal y 6.to dorsal	Intercostales Supracostales Triangular del esternón Oblicuo mayor del abdomen Recto mayor	Músculos espinales

7.mo dorsal y 8.vo dorsal	Intercostales Supracostales Subcostales Oblicuo mayor del abdomen Oblicuo menor del abdomen Tranverso del abdomen Recto mayor	Músculos espinales
9.no dorsal, 10.mo dorsal y 11.vo dorsal	Intercostales Supracostales Subcostales Serrato posterior menor Músculos anchos del abdomen Recto mayor	Músculos espinales
12.vo dorsal	Cuadrado lumbar (?) Músculos anchos del abdomen Recto mayor Piramidal del abdomen	Músculos espinales
1.er lumbar	Cuadrado lumbar Oblicuo menor del abdomen (?) Tranverso del abdomen (?) Cremáster	Músculos espinales
2.do lumbar	Cuadrado lumbar (?) Cremáster Psoas mayor Psoas menor (?) Ilíaco Pectíneo Aductor mediano Aductor menor Recto interno Sartorio	Músculos espinales
3.er lumbar	Psoas ilíaco Pectíneo Abductores Recto interno Obturador externo Sartorio Cuadriceps crural	Músculos espinales

4.to lumbar	Psoas mayor (?) Aductor menor Aductor mayor Recto interno Obturador externo Cuadriceps crural Glúteos mediano y menor Tensor de la fascia lata Glúteo mayor (?) Obturador interno (?) Cuadrado crural Semimembranoso Músculos profundos de la cara posterior de la pierna (?) Músculos de las regiones anterior y externa de la pierna Pedio	Músculos espinales
5.to lumbar	Cuadríceps crural (?) Aductor mayor Glúteos mayor, medio y menor Tensor de la fascia lata Piramidal de la pelvis (?) Cuadrado crural Obturador interno Músculos posteriores del muslo Músculos de la pierna, salvo los gastrocnemios Pedio Músculos internos de la planta	Músculos espinales
1.er sacro	Glúteos mayor, medio y pequeño Tensor de la fascia lata Piramidal de la pelvis Obturador interno Cuadrado crural Aductor mayor (?) Músculos posteriores del muslo Músculos de la pierna y del pie	
2.do sacro	Glúteo mayor Glúteo mediano y menor (?) Tensor de la fascia lata (?)	

2.do sacro	Piramidal de la pelvis Obturador interno Semitendinoso Bíceps crural Músculos anteriores de la pierna (?) Peroneos (?) Gastrocnemios Sóleo Flexor largo del dedo gordo Flexor largo de los dedos del pie (?) Tibial posterior (?) Músculos externos de la planta Músculos del perineo	Músculos espinales
3.er sacro	Piramidal de la pelvis (?) Bíceps crural (cabeza larga) Gastrocnemios (?) Sóleo (?) Flexor largo de los dedos del pie (?) Elevador del ano (?) Músculo coccígeo (?) Músculos del perineo	
4.to sacro	Elevador del ano Músculo coccígeo Músculos del perineo	?
5.to sacro	Músculo coccígeo	?
Nervio coccígeo	Músculo coccígeo	?

Como se ve en este cuadro, existen músculos que están inervados por raíces diferentes: Thornburn, generalizando el hecho, opina que cada músculo, aunque se halla bajo la dependencia de varias raíces, siempre posee una principal, preponderante. Por otra parte, cada raíz va a músculos muy numerosos, y a veces muy diferentes por si situación y función.

Testut L, Latarjet A: *Anatomía Humana.* Tomo III, Salvat EditoreS.A. Barcelona, 1979.

Bibliografía

1. Barraquer Bordas L., Carrencia F. *El Dolor.* Ed. Paz Montalvo, Madrid. 1968; pág. 51.
2. Byers M., Bonica J. Mecanismo de dolor periférico y plasticidad de nociceptores. En: *Terapéutica del dolor.* Ed. John D. Loeser. McGraw Hill Buenos Aires, 2003; vol. I, pág. 66.
3. Byers M., Bonica J. Mecanismo de dolor periférico y plasticidad de nociceptores. En: *Terapéutica del dolor.* Ed. John D. Loeser. McGraw Hill, Buenos Aires, 2003 vol. I, pág. 30.
4. Byers M, Bonica J. Mecanismo de dolor periférico y plasticidad de nociceptores. En: *Terapéutica del dolor.* Ed. John D. Loeser. McGraw Hill México, tercera edición, 2003; vol. I, pág. 49.
5. Cibeira J. B. *Cervicobraquialgias. Enfermedad por Microtrauma.* Editorial Médica Panamericana. Buenos Aires, 2001; pág. 178 (sub Arnold).
6. Cibeira J. B. *Cervicobraquialgias. Enfermedad por Microtrauma.* Editorial Médica Panamericana. Buenos Aires. 2001; pág. 72 (cervicoespinal).
7. Cibeira J. B. *Cervicobraquialgias. Enfermedad por Microtrauma.* Editorial Médica Panamericana. Buenos Aires. 2001; pág. 224 (atrapamiento).
8. Cibeira J. B. *Cervicobraquialgias. Enfermedad por Microtrauma.* Editorial Médica Panamericana. Buenos Aires. 2001; pág. 71 (cuello lengua).
9. Cibeira J. B. *Cervicobraquialgias. Enfermedad pot Microtrauma.* Buenos Aires, Editorial Médica Panamericana. 2001; pág. 223 (operculo).
10. Cibeira J. B. Zancolli E, Zancolli E. *Parálisis Cerebral. Clínica y Cirugía.* El Ateneo, Buenos Aires, 1992; pág 208.
11. Cibeira JB. Espagnol R. *Dolor lumbar.* El Ateneo, Buenos Aires, 1984; págs. 3, 47 y 60.
12. Cibeira J. B. *Rehabilitación del parapléjico.* EUDEBA, Buenos Aires,1976; pág 98.
13. Cingolani E. *et al. Fisiología Humana.* Buenos Aires, Ed. El Ateneo, 1989; Tomo 4. pág 88.
14. Cloward R. B. The clinical significance of the cervical disk sindrome. *J. of Neurology Neurosargery and Psychiatry,* 1960; 234-321.
15. Eaton L. M. Pain caused by desease involving the sensory nerve roots. *JAMA,* 1941;117:1435-1439.
16. Giamberardino M. A. Valente R., Vecchiet L. Muscular hiperalgesia from artificial ureteral calculo in rats. *Abstracts 7th. World Congress on Pain.* 1993.
17. Gill GG. Manning J. G. White H. L. Surgical treatment of spondylolisthesis without spine fusion. *J. Bone Joint Surg.* 1955;37-A:493.
18. Han J. W. *et al.* A study on the neuronal circuit of the utero-muscular

reflex. *Abstracts-7th. World Congress on Pain,* 1993.

19. INMAN V. T. SAUNDERS J. B. Referred pain fron skeletal estructures. *J. Nerv and Ment Dis.* 1944;99: 660-667.
20. KELLGREN M. El dolor. En: Tomas Lewis, *El Dolor,* editado por Lopez Echegoyen, Buenos Aires, 1944; pág. 135.
21. KUGELBERG E. Injury activity and trigger zones in human nerves. *Brain.* 1946;69:310-325.
22. LANCE, J. W. ANTHONY, M.: Neck-tongue syndrome on sudden turning of the head. *J. Neurol Neurosurg Psychiatry.* 1980; 43:97-101.
23. LEWIS T. *El Dolor.* Lopez Echegoyen, Buenos Aires.1944; pág. 33.
24. MACKENZIE J. *Simtoms and Their Interpretation.* Shaw and Sons London, 4Th. Edition. 1920; pág. 40.
25. MELZACK R., LOESER J. Phanton body pain in paraplegia. *Pain.* 1978;4:195-210.
26. MELZACK R., TORGERSON W. On the language of pain. *Anesthesiology.* 1971;34:50-59.
27. MELZACK, R. *Psychologic of Pain.* J. Bonnica Raven Press, New York, 1980.
28. MERRINGTON W. R., NATHAN P. W. A study of postischaemic paraesthesiae. *J. Neurol Neurosurg Psychiat*.1949;12:1-18.
29. OLIVERAS J. L. Implications for "on" and "off "cells in pain modulation. *Abstracts -7th World Congress on Pain,* 1993; pág. 240.
30. OMER G, SPINNER M. J. *Management of Peripheral Nerve Problems.* W. B. Saunders, New York, 1980; pág. 12.
31. ROBLERO R. A. Inervacion visceral. En: Ninomiya J. M *Fisiología Humana. Neurofisiología.* Ed. Manual Moderno. México, 1991; pág 146.
32. RUCH T. C., FULTON J. *Medical Physiology and Biophysics.* Saunders Company, New York, 1960; pág. 323.
33. RUCH T., FULTON J. *Medical physiology and Biophysics.* Saunders Company, New York, 1960, pág. 350.
34. SEMBER M., CIBEIRA J. B. COLINAS R. *Manual de Neurourología.* El Ateneo. Buenos Aires, 1990; pág 24.
35. SHAW E. G., TAYLOR J. G. The results of lumbo sacral fusion for low back pain. *J. of Bone Joint Surg.* 1956;32-B:485.
36. TINEL J. The tingling sign in peripheral nerve lesions. In: Kaplan E, Spinner M. *Injuries to The Mayor Branches of Peripheral Nerves of the Forearm,* WB Saunders, Filadelfia, 1978; pág. 8-11.
37. TOREBJORK E. Nociceptor dinamics in humans. *Abstracts -7th World Congress on Pain.* 1993; pág. 130.
38. WALKER A. E. El significado del Tálamo. *Rev Neuropsiquiat.* (Lima) 1955;18:2-131.
39. ZOTTERMANN Y. The Peripheral Nervous Mechanisms of Pain. A brief review. In: *CIBA Foundation Study. Grupo 1, Pain and itch.* Churchill, London, 1959.

Bloqueo diagnóstico o terapéutico

Capítulo 5

Los bloqueos se hacen con el propósito de realizar un diagnóstico diferencial, una terapia o gestar un ejercicio teórico clínico. Cuanto más se sabe de clínica, mejor se interpreta la iconografía y los bloqueos se realizan menos.

Fármaco utilizado y tipos de agujas: considerar que el paciente puede ser alérgico a la lidocaína al 0,25, 1 ó 2% (Xylocaína); aunque es excepcional que suceda. Si es así se realiza un habón intradérmico. Generalmente es suficiente inyectar de 3 ml a 5 ml al 1 ó 0,5% de lidocaína. El cálculo se realiza de acuerdo a la magnitud de la estructura a anestesiar.

Instrumental: agujas para el habón de 2 cm de largo y calibre 25; las otras pueden ser de calibre 22 y jeringas de 5 ó 10 ml. *Técnica:* se instruye al paciente para que avise cuando se provoca la parestesia. *Se debe aspirar antes de inyectar.* Se ha escrito que la lidocaína al 0,25% bloquea las fibras simpáticas, al 0,5% toma las fibras sensitivas más finas y al 1% todas las fibras. Si con la primera concentración el primer bloqueo es exitoso, las fibras del sistema autonómico son las responsables del síndrome y así sucesivamente.

Infiltraciones en cabeza y cuello

Una línea trazada desde la glabela al occipucio cruza las ramas cutáneas que inervan el cuero cabelludo. De atrás hacia adelante: el nervio suboccipital, su rama mastoidea, el auriculotemporal, el nervio temporal profundo, el temporomalar y los frontales externo e interno. En el diagnóstico diferencial de los dolores de la cara se considera esta línea para aplicar la inyección a la rama que corresponda.

• Nervios radiculares C2-C3

Las ramas sensitivas de estos nervios se incorporan al nervio hipogloso mayor. Se infiltra el anestésico en el foramen vertebral perteneciente a esas raíces. *Utilidad clínica*: desaparece la sensación displacentera en la lengua (síndrome cuello-lengua).

• Nervio suboccipital de Arnold

Se forma por la conjunción de las raíces C2-C3. El bloqueo se efectúa inmediatamente por encima de la línea superior de la nuca y a 2,5 cm de la protuberancia occipital externa. Se halla inmediatamente por dentro de la arteria occipital que se capta por palpación. El nervio occipital menor se encuentra a la misma distancia y nivel, pero hacia fuera 1 cm. Otra forma de liberar el nervio en estudio es inyectar el anestésico en el músculo oblicuo mayor que se dirige desde el atlas al axis. El nervio rodea al músculo que lo irrita. *Utilidad clínica:* calma el dolor en la parte posterior de la cabeza, la pesadez retroocular y un halo de compresión que se siente sobre la frente. A veces se subsanan problemas de equilibrio, acústicos y mareos.

• Apófisis estiloides y nervio glosofaríngeo

Con el paciente en decúbito supino y la cabeza rotada hacia el lado opuesto, se repara la mastoides y el ángulo mandibular. Una aguja de calibre fino, en la mitad de esos puntos, perfora perpendicularmente la piel hasta que a una profundidad de 2 a 4 cm toca la apófisis estiloide inyectándose el anestésico. Junto a ella corren el nervio espinal y el hipogloso mayor. Si se quiere tomar el nervio glosofaríngeo, se dirige la aguja 5 mm por detrás de la apófisis. La aguja se coloca entre la carótida interna y la yugular interna, por lo cual cual antes de inyectar se debe aspirar. (8,6). *Utilidad clínica*: la calcificación o inflamación de la primera estructura produce dolores atípicos en la cara. La neuralgia del nervio nombrado produce dolor en el oído y la amígdala. Se incrementa durante la deglución y el habla. El bloqueo de los nervios nombrados inhibe la neuralgia.

• Articulación temporomaxilar

Esta articulación produce dolores referidos al oído y cara. La estructura está inervada por los pares craneanos V-VII-IX y X y además por los nervios cervicales 2 y 3. El área maxilofacial tiene gran confluencia nerviosa. Se infiltra (0,5 ml. de lidocaína al 0,5%) con una aguja de calibre 25; se profundiza a 1,5 cm ligeramente en dirección posterior, por delante del trago e inmediatamente por debajo del arco cigomático. (8) *Utilidad clínica:* facilita el diagnóstico diferencial con la migraña, hemicranea paroxística o cefaleas vasculares de la cara.

- En los músculos escalenos

Se hace inspirar al paciente y el citado músculo se pone en tensión. En el borde posterior del músculo esternocleidomastoideo (ECM) y a la altura de su inserción clavicular, se puede tomar e inyectar el músculo investigado. (8) *Utilidad clínica:* la paresia del escaleno anterior alivia el dolor cuando el músculo comprime el plexo braquial. Los síndromes por compromiso radicular no calman.

- Ramas cutáneas del plexo cervical

El plexo cervical produce dos ramas ascendentes (auricular mayor y occipital menor); una transversal superficial y otra supraclavicular. Las inyecciones subcutáneas y subaponeuróticas se practican en el tercio medio y borde posterior del músculo ECM. Con agujas de calibre 22 y 5 cm de largo, previa aspiración, se inyecta 10 a 15 ml de solución anestésica en la profundidad y en el tejido celular subcutáneo. Se suele repetir otra inyección 1 cm más arriba, siempre atravesando la aponeurosis profunda y sin pasar de ese volumen. *Utilidad clínica:* en los esguinces de cabeza por *latigazo* se presentan múltiples dolores cuyo origen se desconoce. La infiltración de las ramas cutáneas por detrás, por delante y por encima de la yugular externa calma el dolor cuando se trata de una distensión de las ramas cutáneas del plexo cervical.

- Nervio espinal

Se inyecta 10 ml de lidocaína al 0,25% en el borde posterior (lateral) del músculo esternocleidomastoideo (ECM) entre el tercio medio y el superior. Al ser infiltrado el nervio espinal (nervio mixto) el músculo trapecio disminuye el espasmo y la disestesia referida. No afecta al músculo ECM porque es inervado por la rama proximal. *Utilidad clínica:* el hipertono muscular y la sensación displacentera desaparecen. Un proceso de base de cráneo o intravertebral puede afectar a ambos músculos.

- Nervios raquídeos cervicales inferiores

La apófisis transversa más palpable es la de la vértebra cervical 6 (tubérculo de Chassaignac), que está a nivel del cartílago cricoides. La apófisis transversa de la vértebra C2 se palpa a 1,5 cm por debajo del ángulo maxilar y a 1 cm por detrás de la punta mastoidea. El foramen de la raíz C3 se palpa a nivel del hueso hioides, y el C4 a nivel del borde superior del cartílago tiroides. El foramen C5 está hacia atrás, a nivel de la mitad del cartílago tiroides, y el C6 a nivel del cricoides. El C7 se encuentra a un centímetro por debajo de C6. En los pacientes con gran desarrollo muscular se puede palpar sólo la apófisis transversa de la vértebra C6. La presión sobre los forámenes con raíces comprometidas produce parestesia o dolor irradiado.

Para la infiltración se traza una línea desde la apófisis mastoides al tubérculo de la vértebra C6. Desde la apófisis nombrada, se colocan tres habones intradérmicos con separación de 1,5 cm. Los habones sobre la línea coinciden con las apófisis transversas de las vértebras C2, C3 y C4. La inyección se hace colocando en forma perpendicular la aguja (3 cm) sobre las diferentes apófisis transversas. Se mueven lateralmente y se obtienen parestesias. La irradiación es al área occipital cuando se toma la raíz C2. Las molestias a la cara anterior del cuello son por irritación de la raíz C3, y si la irradiación es sobre el hombro, la raíz comprometida es C 4. (2) *Utilidad clínica:* se trata de conocer de dónde provienen los dolores crónicos de cuello y cabeza. Puede tratarse de un esguince cervical, distensión de las ramas cutáneas del plexo braquial, o de una radiculopatía.

Infiltración del hombro y área periescapular

• Nervio supraescapular

Es un nervio mixto con fibras autonómicas y sin fibras cutáneas. Inerva a los músculos supraespinoso e infraespinoso, dando además sensibilidad profunda al hombro. Atraviesa la escotadura supraescapular, donde se hace vulnerable a las cargas sobre esas estructuras. La inyección para bloquear el nervio se realiza en un punto que se calcula desde la mitad de la espina del omóplato, a un través de dedo por encima, y otro hacia afuera. Al tocar el nervio con la aguja se producen parestesias irradiadas sobre el acromion. *Utilidad clínica:* si hay un traumatismo crónico con dolor sobre la escotadura supraescapular, por donde transita el nervio, sin síntomas dolorosos disminuye la abducción del brazo. Una lesión del músculo supraespinoso, o la lesión del nervio circunflejo, produce manifestaciones parecidas. Cuando la causa es por radiculopatía (C4-C5) o irritación del tronco primario del plexo braquial, la dolencia continúa.

• Articulaciones acromioclavicular y esternoclavicular

A la palpación, se ubican con facilidad. Con frecuencia se inflaman y el dolor espontáneo confunde al examinador. *Utilidad clinica:* la infiltración a ese nivel suprime el dolor. Se descarta el hombro doloroso o etiología torácica.

- Tendón largo del biceps braquial en la corredera bicipital

Al resistir el ascenso de la extremidad en supinación y con extensión de codo, el examinador pone en acción el tendón sobre la estructura nombrada y causa dolor. La infiltración a ese nivel lo calma. *Utilidad clínica:* hace el diagnóstico diferencial entre un síndrome del supraespinoso y la tendinitis bicipital en la corredera. Asimismo se descarta el compromiso del nervio circunflejo.

- Dolor en la articulación glenohumeral

Apoyando las manos sobre ambos ilíacos, en posición de *jarrón con asas*, se abre la interlínea articular y se infiltra el anestésico a ese nivel. *Utilidad clínica:* las molestias sobre el lado lateral del hombro, como a la movilidad de la articulación, se calman.

- Disfunción de la articulación toracoescapular

Esta articulación intermuscular suele presentar espolones escapulares o bursitis que, al movimiento, producen crujidos y dolor. La infiltración anestésica en el área subescapular calma las molestias. *Utilidad clínica:* se descarta una patología visceral.

- Síndrome entésico

Se denomina *codo de tenista* o epicondilitis cuando el dolor se produce en la inserción proximal de los músculos extensores de la muñeca. La extensión con fuerza de la muñeca incrementa el dolor. Cuando el dolor se produce en la inserción de los músculos flexores largos a nivel proximal, se denomina epitrocleítis o *codo de golfista*. No es necesario practicar deportes para padecer el síndrome. (7) La infiltración a ese nivel calma el dolor. *Utilidad clínica*: la radiculopatía incipiente cervical C6 o C7 produce molestias con una localización aproximada.

- Síndrome de De Quervain

A nivel del antebrazo distal, en los tendones abductor largo y extensor corto del pulgar, se genera una tenosinovitis estenosante. La infiltración anestésica calma el dolor. *Utilidad clínica:* se efectúa el diagnóstico diferencial con la artritis trapeciometacarpiana (rizartrosis).

- Lesión del nervio mediano

La compresión del nervio mediano en el túnel del carpo se produce por múltiples causas que generan parestesias y dolor en la mano. El dolor se refiere con frecuencia de la mano al antebrazo hasta llegar al cuello. La infiltración a nivel del túnel del carpo se realiza con una aguja calibre 25 que se inserta a 1 cm por encima del pliegue de flexión distal de la muñeca, entre los tendones del palmar mayor y menor. La inclinación de la aguja con respecto al plano del antebrazo es de 45 a 60 grados. (9) *Utilidad clínica:* calma el dolor irradiado y desaparece la referencia a la extremidad. La lesión radicular cervical 7 continúa con dolor a nivel de cuello e hiporeflexia tricipital. Se debe pensar siempre en la posibilidad de una doble compresión (foramen-túnel del carpo).

- Anastomosis Martin y Gruber

Es la comunicación anormal que se produce desde el nervio mediano al cubital. El mediano, además de su inervación normal, toma la inervación, por lo menos, del primer interóseo dorsal, aductor del pulgar y abductor corto del meñique. Se produce, en una población no seleccionada, en forma bilateral en el 15 al 31%. (10) Si se bloquea el nervio cubital a nivel del codo, se observa la pérdida de sensibilidad en el área cutánea que inerva, pero la motricidad de los músculos intrínsecos nombrados permanece indemne. *Utilidad clínica:* se certifica que la inervación de los músculos intrínsecos no es producida por el nervio cubital. Puede tratarse de una lesión del tronco primario inferior (C8-T1) pero en ese caso los músculos intrínsecos y los músculos flexoextensores largos están afectados.

- Artrosis de la articulación trapeciometacarpiana (rizartrosis)

Se produce generalmente por malformación de esa articulación. *Utilidad clínica:* con la infiltración de esta articulación se realiza el diagnóstico diferencial con la lesión radicular cervical 6, el síndrome del túnel del carpo o el síndrome de De Quervain.

- Inflamación de las articulaciones costoesternales o costocostales

La infiltración de estas uniones inflamadas calma los dolores (síndrome de Tietze). *Utilidad clínica:* se realiza el diagnóstico diferencial con respecto a los dolores torácicos, como la angina de pecho, o los de origen cervical referidos, o por irritación radicular.

- Dolor en el periostio costal

Cualquier traumatismo costal o movimiento espontáneo (costocondritis) genera inflamación de esas estructuras. El dolor local al toser y al dormir suele persistir durante muchos meses. *Utilidad clínica:* las infiltraciones en el lugar de mayor dolor calman la dolencia y corroboran su origen.

- Xifoalgia

La apófisis xisfoides inflamada produce dolores epigástricos. La infiltración a ese nivel calma los trastornos dolorosos. *Utilidad clínica:* se descarta la etiología visceral.

- Síndrome de la costilla flotante

Cuando hay escoliosis las últimas costillas se incrustan en los tejidos blandos y generan dolor. *Utilidad clínica:* la infiltración en el lugar de mayor dolor calma el síndrome, que parecía de origen visceral.

- Lesión del nervio intercostal

Se coloca la aguja en la línea axilar media en forma perpendicular sobre la piel y en el borde inferior de la costilla hasta chocar con ella, luego se inyecta el anestésico en el espacio intermuscular donde están el nervio y los vasos. *Utilidad clínica:* el dolor calma en los casos de neuropatía intercostal o daño de la parrilla costal. Tomar precauciones para no producir neumotórax.

- Lesión de los nervios abdominogenitales mayor y menor

Inervan la ingle, la parte superior del pubis y el escroto, el dorso del pene, y la cara medial y superior del muslo. Dan ramas motoras para los músculos abdominales. Se infiltra en el tercio inferior de una línea trazada del ombligo a la espina ilíaca anterior y superior. *Utilidad clínica*: se diferencia del compromiso radicular lumbar 5 en que suele referir el dolor o la disestesia a la ingle. La raíz sacra 1 suele referir el dolor en los testículos por la anostomosis del nervio glúteo superior (L5 S1) con el nervio ciático menor (S1-S2-S3). (12, 3)

- Compresión de los nervios cutáneos abdominales en pasajes anatómicos preexistentes (atrapamiento)

Hay dolores abdominales que se presentan por compresión de los nervios intercostales en el borde externo y posterior de la vaina de los músculos rectos. Los dolores se producen durante la contracción voluntaria. (1) *Utilidad clínica:* la infiltración anestésica calma el dolor, lo cual es importante para el diagnóstico diferencial con los procesos intraabdominales.

- Lesión de la articulación del pubis

Después de varias semanas de intervenciones quirúrgicas sobre próstata, vejiga, parto o herniorrafia suelen producirse dolores en la sínfisis púbica y en la parte superior del muslo, que se agravan con la tos y el esfuerzo. Se trata de una osteítis púbica que produce espasmos musculares en el abdomen inferior y músculos aductores. La infiltración anestésica a ese nivel calma la sintomatología. *Utilidad clínica:* se descarta enfermedad visceral.

Infiltraciones en columna dorsal, lumbosacra y cóccix

- Lumbociática de origen mecánico

Se infiltra los nervios radiculares con corticoides. *Utilidad clínica:* la respuesta favorable que se extiende más de 72 horas indica, en principio, un tratamiento incruento. (3)

- Dolor lumbar en áreas cicatrizadas

Después de una laminectomía la retracción de los tejidos puede englobar a terminaciones nerviosas y producir dolor. La infiltración superficial en esa área calma la dolencia. *Utilidad clínica:* se hace el diagnóstico diferencial con disfunciones mecánicas de la columna lumbosacra.

- Coccigodinea

Se produce por fractura, esguince o infección. El coccis es vulnerable por ausencia de ligamentos resistentes. Hay dolor a la palpación y se agrava cuando el paciente se sienta. Los dolores o disestesias se irradian al periné donde se produce hipertono muscular del diafragma inferior, área glútea y parte posterior de los muslos. La infiltración anestésica en esta estructura calma el dolor espontáneo y a la palpación. (11) *Utilidad clínica:* se descarta dolores referidos de columna que son frecuentes, e inclusive procesos intracraneanos.

- Infiltración del nervio pudendo en pacientes con lesión medular

Se deposita el anestésico para relajar el esfínter de la uretra y poder colocar la sonda. *Utilidad clínica:* para realizar el diagnóstico diferencial entre la estrechez uretral de causa neurogénica o por retracción fibrogénica. (5,13)

- Infiltraciones en los músculos de los enfermos con parálisis cerebral

Al infiltrar con anestésico un músculo se realiza el diagnóstico diferencial entre hipertono neurogénico o músculo retraído por causa sarcomérica (miogénica). *Utilidad clínica:* el músculo de origen neurogénico se relaja y el de origen sarcomérico no lo hace. En el último está indicado el alargamiento quirúrgico. Además de bloqueo de los músculos espásticos, posibilita visualizar en otros músculos actividades latentes que se hacen manifiestas al inhibir la difusión refleja. (4)

• Infiltración epidural con opioides, sin anestésico

Calma el dolor por actuar a nivel radicular sin modificar las causas que generan el dolor. No interfiere con la sensibilidad ni con la motricidad. *Utilidad clínica:* calma el dolor periférico pero no el del sistema nervioso central.

Infiltración en miembros inferiores

• Trocanteritis

Hay dos bolsas serosas en la cadera, la grande que es subglútea y la menor en el trocánter mayor. La última se inflama con frecuencia con referencia a la parte lateral del muslo. La inyección sobre el trocánter mayor calma este síntoma en forma inmediata. *Utilidad clínica:* se realiza el diagnóstico diferencial con la patología coxofemoral, o con dolores referidos a la columna lumbosacra.

• *Cadera en resorte*

Esta articulación produce ruido por el choque sobre el trocánter mayor, cara posterior, cuando la banda iliotibial se desplaza hacia adelante. Al aducir la cadera con extensión de muslo y rotación interna, se produce dolor o se genera un salto. El síntoma se inhibe al flexionar la rodilla. *Utilidad clínica:* diagnóstico diferencial con las afecciones de cadera.

• Artrosis coxofemoral

La arteria femoral se palpa en la mitad de una línea trazada desde la sínfisis del pubis y la espina ilíaca anterosuperior. La infiltración coxofemoral se realiza lateral a la arteria, a los 3 cm, y por debajo de la espina nombrada, a 2 cm. *Utilidad clínica:* desaparecen los dolores por artritis, artrosis o sinovitis transitoria. No mejora el dolor producido por lesión de la raíz L.5, o el generado por los nervios genitocrural o el ilioinguinal.

• Lesión del nervio femorocutáneo (meralgia parestésica)

Se genera por las ramas anteriores de los nervios raquídeos L.2 y L.3. Atraviesa la pelvis hasta la espina ilíaca anterior y superior; pasa por debajo del ligamento inguinal a nivel de la escotadura innominada para penetrar en el muslo. Se inyecta de 5 a 10 ml de anestésico a 2 ó 3 cm medial a la espina y sobre el ligamento nombrado. Se puede repetir, a la misma altura, rozando el borde inferior del ligamento. *Utilidad clínica:* se efectúa el diagnóstico diferencial con relación a los dolores irradiados por lesión de la raíz lumbar 5 ó patología de cadera.

• Lesión del nervio obturador

Nace de las raíces ventrales del plexo lumbar (L2-L3-L4); la máxima contribución procede de la tercera. Pasa lateral al músculo psoas mayor, atraviesa la pelvis menor y el agujero obturador para dividirse en el muslo en dos ramas. La anterior inerva principalmente la cadera y varios músculos (aductores menor y mediano y recto interno). La rama posterior inerva los músculos obturador externo, aductor mayor y mediano. Envía además una rama cutánea que inerva la parte medial del muslo, en un área equivalente a la palma de una mano. Se inyecta el anestésico a nivel de la espina del pubis, a 2 cm por fuera y debajo, y a una profundidad de 2,5 a 5 cm. *Utilidad clínica:* se calman los dolores de la articulación coxofemoral si los hay, y se produce hipotonía de los aductores con anestesia cutánea en la parte medial de muslo. No se inhiben los dolores referidos por lesiones tuboováricas o cólicos ureterales.

- Hernia obturatriz

Se presenta en mujeres de edad. Se comprime el nervio obturador produciendo dolores o disestesias en el muslo medial. El dolor se reproduce llevando la cadera a la extensión, en abducción y rotación interna (*maniobra de Howship-Romberg*). Como se ha explicado el dolor se inhibe mediante una inyección que anestesie el nervio obturador. *Utilidad clínica:* la osteítis del pubis produce dolor referido a nivel del muslo anteromedial. La sinovitis o artrosis coxofemoral se refiere a la rodilla.

- Síndrome del músculo piramidal

El dolor producido a nivel del músculo piramidal se incrementa con el paciente sentado y es más severo durante la noche. Se refiere a la parte posterior del muslo y aumenta la severidad al producir aducción y rotación interna del muslo, pasiva o resistida. Se realiza la inyección en la mitad de la línea entre la espina ilíaca posterior y superior y el borde superior del trocánter mayor. (6) *Utilidad clínica:* se descarta la radiculopatía sacra 1.

- Lesión de los músculos aductores

Los atletas pueden desgarrarse los aductores o dañar el nervio obturador o sus ramas. *Utilidad clínica:* la infiltración se efectúa en el lugar de mayor dolor. La dolencia desaparece cuando es un trauma muscular y permanece, aunque disminuida, cuando está dañado el nervio obturador. El dolor puede ser referido por una osteítis de pubis o un compromiso visceral.

- Bursitis enserina

Es un dolor que se produce en mujeres con piernas muy gruesas a nivel de la superficie interna de la tibia, en la inserción del músculo sartorio. *Utilidad clínica:* la infiltración anestésica calma el dolor, que parece provenir de la articulación de la rodilla, de la cadera o de una irradiación de la raíz lumbar 4.

- **Ligamento lateral interno de la rodilla**

Después de un traumatismo se suele producir una osificación heterotópica (enfermedad de Pellegrini-Stieda). En el lugar del dolor se infiltra con anestésico y desaparece la sintomatología. *Utilidad clínica:* diagnóstico diferencial con la lesión de menisco.

- **Bursistis del área prepatelar**

En personas que se arrodillan con frecuencia se produce, a nivel del tendón rotuliano, una bursitis. *Utilidad clínica:* al infiltrarse con anestésico desaparece el dolor que parece intraarticular.

- **Almohadilla dolorosa infrarrotuliana**

Es una adiposidad que se inflama por debajo de la rótula. Este síndrome denominado *enfermedad de Hoffa,* produce dolor y molestias. La infiltración a ese nivel calma los síntomas. (14) *Utilidad clínica*: determina el diagnóstico diferencial con la osteocondritis de rótula y otros síndromes intraarticulares.

- **Dolor en la articulación de la rodilla**

Se introduce la aguja sobre el lado medial por debajo de la rótula y se inyecta el anestésico calmando el síndrome. *Utilidad clínica:* bloqueo articular del dolor con introducción de sustancias terapéuticas o extracción de líquido sinovial para analizar.

- **Periostitis tibial**

Se observa en algunos pacientes sin causa que la convalide. Es un dolor espontáneo o a la palpación en el borde filoso de la tibia, en una extensión de 12 a 15 cm. *Utilidad clínica:* el origen local se determina por infiltración del área.

- **Dolores por desgarro del músculo sóleo (síndrome del sóleo)**

Se produce en su inserción superior en forma aguda o crónica. Produce dolor en la pantorrilla durante la marcha. (14) La infiltración a ese nivel calma el dolor. *Utilidad clínica:* se hace el diagnóstico diferencial con la lesión radicular S1 o con una claudicación intermitente de origen vascular o radicular.

- **Quiste de Baker**

Es una herniación de la membrana sinovial de la rodilla a través de la cápsula (quiste popliteo). Es hipersensible a la palpación y puede ser un signo de enfermedad articular. La infiltración de rodilla con anestésico calma la molestia. *Utilidad clínica:* no se inhibe el dolor cuando se trata de síndrome vascular o tumor de tejido blando.

- Bursitis del pie

Se produce en los tendones de los músculos peroneos, tibial posterior, flexor largo propio del dedo gordo y flexor común de los dedos. La infiltración de los lugares afectados, que se determinan por la palpación, genera alivio del dolor durante la marcha. *Utilidad clínica:* ayuda a captar el origen del síndrome.

- Lesión del nervio tibial posterior en el túnel del tarso

La lesión retromaleolar de ese nervio se puede generar por pie plano evertido o por sinovitis inflamatoria a ese nivel. Cuando se bloquea el nervio en el área retromaleolar desaparecen las parestesias en la planta del pie. *Utilidad clínica:* en el caso del síndrome del túnel del tarso desaparece el dolor y la referencia posterior sobre la pierna, en cambio, cuando es una lesión radicular (S1) persiste el dolor proximal.

- Lesión del nervio safeno externo

La lesión se produce por múltiples causas en el lado lateral del pie (secuela de fractura del calcáneo, quinto metatarsiano o ganglión), lo cual genera síntomas en el área de influencia. *Utilidad clínica:* se infiltra el nervio y desaparece la sintomatología cuando es producida por irritación de esa estructura. En caso de ser una radiculopatía sacra 1 no desaparece el dolor irradiado, porque la raíz inerva estructuras superficiales y profundas.

- Lesión del nervio intermetatarsiano (metatarsalgia de Morton)

Por la malformación mecánica del arco anterior, los metatarsianos cuarto y quinto a nivel de sus cabezas presionan los nervios generando neuromas a nivel del tercero o cuarto espacio interdigital. Al apoyar el pie producen dolor con irradiación sobre el dorso. *Utilidad clínica:* el dolor calma con infiltración del anestésico. Se efectúa el diagnóstico diferencial con la fascitis plantar, el pie plano doloroso, la radiculopatía sacro 1 o lumbar 5, u otras afecciones mecánicas, inflamatorias o enfermedades óseas.

- Dolor en la articulación tibioastragalina

Se introduce la aguja en esa articulación en un punto situado 1 cm por encima y

1 cm lateral al maleolo interno. Exactamente medial al extensor largo propio del dedo gordo. *Utilidad clínica:* se calma el dolor. Se puede extraer líquido sinovial.

• Síndrome de Haglund

Se genera por defectos mecánicos del pie que repercuten en el músculo tríceps sural al insertarse sobre la tuberocidad posterosuperior del calcáneo. La fricción del calzado produce una bursitis retroaquiliana y otra periférica sobre ese tendón. La infiltración anestésica calma el síndrome. *Utilidad clínica:* al anestesiar las bursitis desaparece el dolor durante la marcha.

• Fascia plantar

Por mala mecánica del pie, en el 15% de los casos en la artritis reumatoidea, se produce dolor sobre las inserciones de esta formación anatómica. Se infiltra con anestesia y desaparece el dolor o la disestesia. *Utilidad clínica:* la infiltración anestésica exitosa sobre el lugar certifica que no es otro trastorno mecánico del pie ni una periostitis localizada en el calcáneo (talalgia). Asimismo se descarta la posibilidad de que se trate de un dolor por falta de tejido celular subcutáneo que se observa en personas de edad.

• Neuroma de amputación

El dolor se genera en la parte terminal de los nervios seccionados. Es un fracaso en la regeneración de un nervio que produce una trama imbricada de axones distales atrapados por los tejidos y las cicatrices. Los movimientos de la articulación proximal despiertan este síntoma que confunde el diagnóstico. *Utilidad clínica:* la analgesia del punto doloroso inhibe el dolor, aunque se mueva la articulación adyacente.

Bibliografía

1. Applegate W. V. Abdominal cutaneous nerve entrapment syndrome. *Surgery.* 1972;71:118-124.
2. Bonica J. J. *Tratamiento del dolor.* Primera edición, Editorial Salvat, Barcelona, 1959; pág. 241.
3. Cibeira J. B., Espagnol R. O. *Dolor lumbar.* El Ateneo, Buenos Aires, 1984; pág 64.
4. Cibeira J. B. Zancolli E. A., Zancolli E. R., *Parálisis Cerebral.* El Ateneo, Buenos Aires, 1991; pág. 231.
5. Cibeira J. B. *Rehabilitación del Parapléjico.* EUDEBA, Buenos Aires, 1976; pág. 106.

6. COLLINS V. J. *Técnica del Bloqueo Nervioso.* Editorial Interamericana, S.A. México, 1963; págs. 211 y 254.
7. DEL SEL J. M. Y COL. *Ortopedia y Traumatología.* Sexta edición, Libreros López Editores, Buenos Aires, 1993; págs. 166-167.
8. FINNESON B. E. *Síndromes dolorosos.* Salvat Editores S. A., Barcelona, 1970; págs. 135-140 y 177.
9. FRYKMAN G. K. *Patología de los Nervios Periféricos. Clínicas Ortopédicas de Norte América.* Editorial Inter Médica. Buenos Aires, 1989. pág 115.
10. KIMURA L. *Electrodiagnosis in Diseases of Nerve and Muscle.* F. A. Davis, Philadelphia, 1983; pág. 150.
11. MAC CARTY D. J. *et al. Artritis y otras Patologías Relacionadas.* Editorial Medica Panamericana, Buenos Aires, 1987; pág. 1284.
12. PAILLAS J. E., LOUIS R. Valeur de la douleur inguinale pour le diagnostique des sciatiques discales. *Rev. Neurol.* 1966;114:137-143.
13. SEMBER M. E., CIBEIRA J. B., COLINAS R. *Manual de Neurourología.* El Ateneo, Buenos Aires, 1990; pág. 86.
14. WIENER S. L. *Differential Diagnosis of Acute Pain.* Intemational Edition. McGraw-Hill, New York, 1993; pág. 649.

Es como un "agujero" cerebral que queda después de sacar un "clavo"
JOSÉ B. CIBEIRA

Dolor neuropático

Capítulo 6

El dolor, por su origen, siempre es central y por las causas, periférico o central. La diferencia entre el dolor fisiológico y el neuropático es que si en el primero se suprime la noxa el dolor cesa, y en el otro continúa. La diferencia no está indicada por el tiempo sino por su fisiopatología. El dolor que produce una artrosis de rodilla puede durar 20 años, pero desaparece con la colocación de una prótesis. El dolor fisiológico no deja *agujeros* en la corteza cerebral, porque desaparece con la ausencia de la noxa. El dolor neuropático no es un síntoma, es un síndrome o enfermedad, parecido a un sentimiento, que cambia la personalidad, el comportamiento y el estilo de vida. Al dolor neuropático como al psicogénico no los hace el que quiere sino el que puede.

En muchos escritos de habla inglesa, como en los de la Asociación Interna-cional para el Estudio del Dolor (IASP) se define a este tipo de dolor como *crónico*. Pero el concepto es erróneo porque el dolor fisiológico también suele serlo. (53)

Hilary Fausett comete un error en un libro cuya edición es de 2004; enumera los diagnósticos de dolor neuropático más importantes y junto al dolor fantasma y a las algodistrofias menciona la lumbalgia por causa mecánica. (29) Otros autores modernos, del año 2004, dicen que el dolor neuropático se produce por irritación de los nervios y no de los receptores y ponen como ejemplo al síndrome del túnel del carpo. Dicen que *el dolor neuropático consiste básicamente en un aumento de excitabilidad de la membrana axonal debida a la compresión mecánica local.* (21) Estas hipótesis se consideran erróneas. Algunos científicos con mejor orientación dicen que el dolor neuropático es producido por deaferentación (avulsión plexual), pero otros sostienen que en los dolores regionales complejos tipo 2 (distrofia simpática refleja) no existe ese mecanismo y el dolor se clasifica como dolor neuropático, o *crónico* tal como algunos autores de la literatura inglesa y española. (11) Lo que tienen en común ambos síndromes es que la modulación de las aferencias a nivel central son insuficientes. El dolor neuropático se produce cuando el sistema nervioso sufre una lesión compleja frente a la que es incapaz de compensar o de adaptarse. Lo imprevisto impide a la neuroquímica del SNC coordinar los eventos. Se produce un *caos,* de tal forma que los mecanismos periféricos y centrales no *saben* cómo modular las aferencias. Es una *confusión dolorosa* crónica. El dolor neuropático, por deaferentación, avulsión plexual o amputación, se produce por una pérdida brusca de sustancia nerviosa que impide la modulacón a nivel central. Es una falta de *adaptación* no prevista por la biología. Un absceso osifluente por mal de Pott comprime la médula lentamente hasta llevarla a un espesor próximo a la mitad del diámetro normal, no obstante el paciente no manifiesta dolor y el síndrome espástico le permite caminar. Es porque la sustancia nerviosa, con tiempo, se *acomoda* a los eventos. En oposición, se constata que traumatismos leves y agudos de la misma estructura producen síntomas dolorosos severos. Tarlow ha expuesto similar experiencia. (88)

La falta de plasticidad central, por la velocidad del trauma o lo complejo de la lesión nerviosa, es uno de los factores decisivos en la producción de dolores neuropáticos. En las investigaciones sobre animales, estas lesiones producen una sobreexcitación espontánea en el sistema nervioso que genera potenciales ectópicos en salva, con igual o diferente amplitud y, además, con frecuencias distintas. Se produce una descarga *epileptoide,* y por lo tanto, el tratamiento mediante fármacos, deben ser afín al síndrome expuesto.

En ratas se realiza una deaferentación radicular brusca y se gesta en el asta anterior medular y en el ganglio periférico un efecto neuroquímico *caótico.* (2,3,57,87,89) En la misma forma, después de una lesión medular, se observa en las neuronas talámicas humanas. (51) Este dolor se trata con antiepilépticos. En cambio en la rata a la que se le induce una artritis, las descargas al asta anterior se inhiben con morfina, cosa que fue imposible en las operadas mediante rizotomías. (57) La explicación es que la reacción algética primera (artritis) es fisiológica y la última es neuropática. Se ha probado que el dolor neuropático se manifiesta en la corteza cerebral magnificando los pontenciales evocados y que la plasticidad de la corteza cerebral es la causante del estado crónico del dolor (31,32). Esta propiedad del sistema nervioso también la constata Pablo

Rossini, investigador y neurofisiólogo italiano, cuando prueba que estimulando el muslo de la pierna amputada obtiene en el hemicerebro opuesto la magnificación de los potenciales evocados con relación a la estimulación del muslo perteneciente a la extremidad sana. (80). Esto es un ejemplo de la maravillosa plasticidad del sistema nervioso central que ante la ausencia de un miembro *hipertrofia el área homuncular* como si fuera a compensar la función que falta. Así se comprende que la causalgia (síndrome regional complejo), en algunos casos, puede producir dolor en la extremidad contralateral aunque no haya sido afectada. Parece ser que el dolor neuropático es una falta de modulación neuroquímica *con buenas intenciones,* pero que al querer solucionar el problema incrementa la dolencia y la cronifica.

El dolor neuropático se divide, de acuerdo a estos conceptos, en dos clases: a) *Por una causa desencadenante*: algodistrofia, amputación, avulsión radicular o lesiones centrales y periféricas. b) *Sin causa desencadenante que se pruebe*: jaquecas, cefaleas agrupadas, fibromialgia, y con reticencias, la neuralgia esencial del trigémino.

El autor dice en un escrito que *el exceso fisiológico que quiere otorgar vida, produce muerte.* En el comienzo de la artrosis de cadera las estructuras demandan sangre para producir la reparación pero *sin querer* la sangre *ablanda* la articulación y la desmorona. Otro ejemplo: ante la úlcera perforada el peritoneo concurre a solucionar el problema pero la serosa se congestiona de tal forma que mata al paciente por hipovolemia. Es decir, el sistema nervioso agredido genera el dolor neuropático como consecuencia de querer adaptarse infructuosamente a los eventos. La lesión nerviosa produce en su *desesperación* efapses uniendo fibras de diferente diámetro en *cortocircuito* y generando un *bombardeo* de potenciales ectópicos que producen en la corteza un dolor reverberante y automantenido.

Son las paradojas de la biología, como la disfunción articular que genera espasmos musculares para estabilizar el segmento que sufre, y a veces, en vez de lograrlo, incrementa la dolencia. La artrosis de origen mecánico es una forma compensatoria de inmovilizar que adopta el sistema óseo, pero a veces produce conductos estrechos vertebrales que lesionan el contenido nervioso o vascular.

Algunas consideraciones sobre el dolor neuropático

a. El estado psicológico es diferente en cada enfermo, y por lo tanto lo es la respuesta a los fármacos. La distribución neuroanátomica también varía en cada individuo. Por investigaciones se constata que el fascículo espinotalámico se proyecta en un 62% al tálamo medial, el 25% al lateral y en el 13% en ambos núcleos. (25) Sweet presenta un estudio anatómico realizado en múltiples fetos en donde se constata que hay grandes variaciones en la constitución del tracto piramidal. (86) Este tracto en su curso clásico se presenta en el 71,5% de los casos y el resto en cinco diferentes posiciones. Es obvio deducir que las lesiones pequeñas o grandes en el sistema nervioso central dependen de este *azar estructural* y de la ubicación aleatoria del sistema endógeno inhibitorio del dolor. La cirugía a ese nivel padece de similares desventajas.

b. El cerebro es una víscera activa que trabaja hasta cuando duerme y, por lo tanto, inmersa en el ambiente gesta sus propiedades conscientes e inconscientes. Cuando se estudia un síndrome somático, en realidadse debe elevar la vista hacia la víscera suprema, porque allí es donde se registra la patogenia. ¿Cuántas veces se observa un miembro dañado y se cree que ésa es toda la enfermedad? En realidad, la mente con su biografía *es la que duele.*

c. Este tipo de dolor, causado por noxas periféricas o centrales, se expresa en forma similar a otros de diferente etiología, por lo cual se infiere que el cerebro es el artífice de los síntomas.

d. La aparición del dolor es casi inmediata en la lesión de los nervios periféricos y su permanencia es durante menos tiempo. Cuando la lesión nerviosa es proximal el dolor es a veces lento en aparecer, hasta que se transforma en crónico y severo. La plasticidad cerebral tarda en adaptarse.

e. Un estudio presentado en el Congreso Internacional del Dolor manifiesta que el dolor neuropático trae cambios en las respuestas inmunológicas del enfermo. (37)

La genética está unida al dolor, porque este síntoma como el sufrimiento son expe-

Diferencias entre el dolor neuropático y el fisiológico	
Dolor fisiológico	**Dolor neuropático**
Más perceptivo	Más reactivo
Ansiedad	Depresión, hipocondría, etcétera
Menos tiempo enfermo	Más tiempo enfermo
Hay una causa orgánica	A veces no hay causa
Más intranquilo	Parece calmo
Cambio de actitudes	Cambio de comportamiento
Atento a otros estímulos	Único tema el dolor
Con fenómenos somáticos asociados	A veces no los hay
Estado general aceptable	Débil y fatigado
Se estimula el sistema nociceptivo	Perversión de la plasticidad central
Perturba el trabajo	Divorcios 70%; suicidios 20%

riencias de orden personal, semejantes a un recuerdo obsesivo.

Clasificación del dolor por su gravedad

A. Causas que no conducen a la muerte

1. Por lesión del sistema nervioso periférico

a. Síndrome regional complejo tipo1 (distrofia simpática refleja).
b. Síndrome regional complejo tipo 2 (causalgia).
c. Dolor fantasma.
d. Neuralgia postherpética.
e. Neuropatía diabética.
f. Avulsión radicular y/o plexual: dolor postmastectomía.

2. Por lesión del sistema nervioso central

a. Por lesión medular.
b. Por lesión encefálica.

3. Por causas no bien determinadas

a. Jaqueca.
b. Cefalea agrupada.
c. Neuropatía esencial del trigémino.
d. Fibromialgia.

B. Causas que pueden conducir a la muerte

- El dolor en el paciente con cáncer o sida

Los opioides no actúan en el dolor neuropático pero lo hacen con mayor éxito

Clasificación tentativa por la hipótesis patogénica		
Localización de la causa	**Centro reverberante**	**Tipo de dolor**
Encéfalo	Encéfalo	Dolor talámico
Hipotálamo	Hipotálamo y sistema límbico	Jaqueca o cefaleas agrupadas
Radiculoganglionar	Médula y tronco encefálico	Tic doloroso trigeminal
Avulsión radicular	Asta posterior	Anestesia dolorosa
Ganglios sensitivos o nervios periféricos	Asta posterior y nervio periférico	Neuralgia postherpética, diabética, etc.
Amputaciones	Asta posterior	Dolor fantasma
Fibra muscular (sarcómero)	Asta posterior	Fibromialgia

en el *dolor del cáncer,* lo cual indica que los opioides calman el dolor cuando la causa es fisiológica. (4) Es decir que la etiología, la patogenia y los aspectos psicosociales deciden el tratamiento.

Se representa en un esquema, la fisiopatología y el tratamiento del dolor neuropático.

Teorías sobre la patogenia del dolor neuropático

- Dolor por causa periférica

Se generan trastornos vasomotores a nivel de las terminales nerviosas del dolor. Facilita el dolor la liberación de sustancias vasoactivas por infección o metabolitos. La sobredistensión arteriolar se postula como hipótesis cuando se prueba que la isquemia mejora el síndrome.

La hipótesis por disfunción de los nervios afectados invoca la producción de sinapsis artificial entre las fibras gruesas y finas genera aferencias anormales por medio de un *cortocircuito* entre las fibras (efapse). Si bien la interrupción de la vía aferente por encima de la efapse no calma el dolor, se puede manifestar que la causa es la modulación anormal impresa en el sistema nervioso. Es decir que las manifestaciones neurológicas ectópicas contribuyen a generar el síntoma. Los brotes nerviosos en el lugar de la lesión son sensibilizados por las aminas simpáticas circulantes. (10) *La patogenia del dolor se trata en el capítulo 3.*

- Dolor por causa central (teoría Melzack y Wall)

El síntoma dolor se produce por inhibición de las fibras gruesas que inhiben a las fibras portadoras de la algesia. La inhibición de las fibras gruesas *abren la puerta* a la algesia a nivel de las astas posteriores. (66) Se analizan cuatro aspectos: a) hipótesis del círculo vicioso; b) de la turbulencia de Sunderland; c) por control central; d) por intervención del sistema autonómico.

a. *Hipótesis del círculo vicioso*: trata de explicar la patogenia de los síndromes regionales complejos y del dolor fantasma. Toda lesión de nervio genera impulsos nocivos que, a nivel del asta posterior, se traducen en patrones reverberantes y amplificados que irritan por medio de la médula las estructuras somáticas y autonómicas. Con la cronificación se genera un *aprendizaje* cortical por autorreplicación del estímulo. Dice Bonica que es una *inflamación fisiológica* en el área. (10)
b. *Turbulencia de Suderland:* este autor atribuye el dolor a una interpretación anormal que realiza el sistema nervioso central de los códigos que se inician en la periferia. Es una reacción del SNC y no del sistema periférico.
c. *Por control central*: el síntoma está determinado por facilitaciones e inhibiciones a nivel del tronco cerebral

(área reticular). La patogenia se crea por una disfunción de las aferencias que producen dolor por apertura de *la puerta de entrada.*

d. *Por intervención del sistema autonómico:* se constata que la simpatectomía tiene éxito en dolores espontáneos, con hiperalgesia a estímulos mecánicos y calóricos, edema en los tejidos blandos, disfunción vasomotora, cambios tróficos en la piel y disminución de la función motora. (77) No obstante lo enunciado, hay numerosos trabajos ponen en duda que la simpatectomía sea efectiva. (95,72,39) Asimismo, el bloqueo de las fibras C no calma el dolor ni responde a la estimulación del simpático. (79) En un estudio se hace referencia a las múltiples neuronas que se irritan al estimular el sistema autonómico y sensibilizan por largo tiempo a los receptores. (36) La norepinefrina estimula los nervios dañados y normales generando en el área lesionada gran hipersensibilidad. Se prueba que el sistema autonómico sensibiliza a los receptores mecánicos generando el síntoma. En la producción del dolor neuropático actúan muchos factores. La lesión nerviosa compromete los receptores somáticos, los ganglios sensitivos, las fibras nerviosas somáticas y autonómicas, a lo cual se suma el trastorno circulatorio y la biografía del paciente.

A. Síndrome regional complejo tipo 1 (distrofia simpática refleja) y tipo 2 (causalgia)

En 1993 se propuso un nuevo nombre, como se ha expuesto, a una serie de síndromes que tienen en común: a) una lesión previa en el área afectada; b) no siguen ninguna distribución dermatómica y la herida previa no justifica la magnitud del dolor persistente; c) se observan cambios autonómicos; d) los mecanismos hipotéticos son a causa de los tejidos destruidos que producen aferencias ectópicas que parten de los nervios periféricos y del asta posterior; e) se constata falta de adaptación de los centros segmentarios y suprasegmentarios. (10) Los complejos 1 y 2 son similares en muchos aspectos, por eso ambos procesos se denominaron *algodistrofias.*

- El dolor regional complejo se divide en tres etapas

  - Primera etapa

La piel se protege de todo trauma. Hay una hipersensibilidad a la noradrenalina que se libera por acción del simpático; de ahí que la emoción y el estrés incrementan el dolor urente sobre áreas con vasodilatación. El propranolol, el tetraetilamonio y la guanetidina calman el síntoma al bloquear las aminas simpáticas de la fibra nerviosa. El sistema simpático, en el área normal vecina, contribuye a la sensibilización aún después de la simpatectomía, dado que si se inyecta noradrenalina en esa área cutánea produce dolor local. La acción autonómica está avalada por el éxito que produce en algunos casos la simpatectomía, aunque hay investigaciones que se oponen a esta práctica. También los brotes nerviosos y los neuromas actúan como factores irritantes que incrementan la hiperpatía.

- Segunda etapa

Después de aproximadamente dos meses se produce vasoconstricción en la piel, determinando un área fría y con sudor. Parece ser que el sistema nervioso central *se ha hecho cargo* de lo que sucede en la periferia y ha creado, por *aprendizaje,* un área central reverberante y autogenerada. El dolor inmoviliza la extremidad con atrofia de faneras y osteoporosis. Se ha probado que en los soldados heridos durante la guerra, y debridadas sus heridas en forma inmediata, disminuye este tipo de complicación.

- Tercera etapa

Se produce después de meses o años. Es un estadio irreversible con atrofia de los tejidos superficiales y profundos. Se observa que, a medida que pasa el tiempo, el sistema nervioso se expande hasta incorporarse al área talamocortical, como un *engrama* doloroso definitivo. Es una etapa de adaptabilidad plástica que en vez de beneficiar, perjudica a la sustancia nerviosa, generando más dolor. Hay una *disfunción homuncular* sin capacidad biológica para solucionar el problema. El paciente padece un síndrome emocional, cognitivo y conductual.

1. Dolor regional complejo tipo 1 (distrofia simpática refleja)

a. Definición, etiología y patogenia

Esta lesión fue conocida en diferentes épocas como *atrofia postraumática, neuralgia extendida postraumática, artrosis postraumática dolorosa, atrofia de Sudeck, simpatalgia, edema traumático crónico, síndrome hombro-mano, edema postraumático y distrofia simpática.*

Se produce por lesión de cualquier tejido somático. Es un producto secundario de cualquier accidente traumático como esguince o fractura, yesos, vendaje ajustado o daño nervioso, generalmente muy leve, que no condice con el síndrome que desencadena. Se presenta generalmente en personas de más de 50 años. Es una reacción desmedida en el lugar traumatizado en donde los mecanismos antiálgicos químicos, nerviosos y psicológicos fracasan. *Frecuencia:* es más común que los síndromes causálgicos y se produce, entre la población, entre 0,05 y 15%. *Nivel de lesión*: proximal o distal.

b. Consideraciones clínicas

Se clasifica en tres grados. *Grado 1:* el dolor es agudo, dura varias semanas sobre una piel roja o azulada, seca y fría.

Es quemante, sordo, pulsante y difuso. El síntoma sigue la distribución de los nervios. *Grado 2:* se observan cambios tróficos de la piel y faneras, con edema incipiente, rigidez articular, hipotrofia muscular y osteoporosis. En este período se constata menos dolor durante mayor tiempo. Los trastornos autonómicos son moderados. *Grado 3*: todas las manifestaciones anteriores se han exacerbado. El dolor tardar varios días y es generalmente continuo y a veces intermitente. Su localización es distal o proximal. Se agrava ante la presencia de otras enfermedades como el infarto de miocardio, embolia pulmonar, esclerodermia, periartritis de hombro, traumatismo o intoxicación. Cuando se toca el área se produce hipo o hiperalgesia, hiperestesia mecánica, alodinia, hiperpatía y disestesia. Hay diferencias entre la hiperalgesia al frío o al calor; la primera se provoca con una gota de acetona y la última con la aplicación del láser. Hay signos de hiperactividad simpática con disminución de la fuerza muscular, después hipotrofia y fibrosis. De acuerdo a la severidad, los tejidos se perturban desde la superficie a la profundidad. En el momento del traumatismo se observa severo estrés. Desde el punto de vista psicológico, la emoción incrementa el dolor

2. Síndrome de dolor regional complejo tipo 2 (causalgia)

a. Etiología y patogenia

Se produce por lesión parcial de nervios somáticos y autonómicos, generalmente por proyectiles. *Frecuencia:* del 2 al 5% en las heridas de guerra. En el nervio ciático mayor (40%), el mediano (35%) y el plexo braquial (12%); en la población entre el 2 y el 3%. El *nivel nervioso de la lesión, en el 80% de los casos,* se *localiza por encima del codo y de la rodilla.*

b. Consideraciones clínicas

Es muy difícil evaluar mediante la clínica esta dolencia porque toda manipulación produce hiperalgesia e hiperpatía. El dolor después de la lesión es inmediato en el 50% de los casos; dentro de la semana en el 25%; de 15 a 30 días en el 15%; después de 30 días en el 5% (síntesis sobre cinco estadísticas). El dolor de acuerdo al tiempo es rápido, lento o intermitente. Se localiza en los segmentos distales como la punta del dedo, palma y planta de pie. Suele desplazarse fuera del área de inervación e inclusive puede trasladarse al otro miembro. Se agrava por el tacto, la emoción, el viento, el contacto con la ropa, el enojo, etcétera. Sus características son: quemante, punzante, terebrante, aplastante y con hiperalgesia a la estimulación mecánica. Cuando se provoca se expresa con hiperalgesia, alodinia, hiperpatía e hiperestesia. El dolor disminuye la fuerza muscular sobre todo cuando hay atrofia de faneras y de todos los tejidos hasta el hueso. A veces este síndrome es irreversible. El sistema autonómico se expresa mediante vasodilatación en la primera etapa y constricción en la última; se agrega un síndrome sudomotor y pilomotor. Los aspectos psicológicos son importantes porque los enfermos cambian la conducta y su estado socio-económico. Muchas veces no duermen ni comen y pueden cometer suicidio. La emoción tiene menor efecto que en el dolor regional complejo tipo 1.

c. Tratamiento de ambos tipos de síndromes (1 y 2)

Se actúa en forma inmediata mediante fármacos, bloqueos regionales, psicoterapia y fisioterapia. Estos síndromes son difíciles de tratar.

Fármacos y fisioterapia: los antidepresivos tricíclicos han mostrado buenos resultados para inhibir el dolor y mejorar el estado de ánimo. La *amitriptilina* se aconseja en personas jóvenes y en las personas de edad se recomienda la *desipramina.* Algunos autores sostienen que el edema puede ser mejorado por los bloqueantes de los canales de calcio como la *nifedipina* y el *verapamilo.* Los agonistas alfa como la clonidina se indican mediante parches sobre el área inflamada que contienen 0,1mg. La *fentolamina, la reserpina* y la *guanetidina* actúan inhibiendo el espasmo vascular. La inflamación del área mejora con la prednisona y el baclofen, y las aplicaciones húmedas relajan el espasmo muscular. Como anticonvulsivos se recomienda la *carbamacepina* y el *ácido valproico.* En la actualidad, el *gabapentina* y el *topiramato* dan excelentes resultados sin tantos efectos secundarios. (Ver capítulo de fármacos.)

Para evitar la atrofia de los tejidos es importante la movilización primero pasiva y después activa de los miembros. Todo momento sin dolor debe implicar el incremento de estas maniobras.

Bloqueos anestésicos o cirugía: se aplican isopos con anestésicos sobre los puntos más dolorosos. La simpatectomía química o quirúrgica suele calmar la hiperalgesia mecánica y térmica. Se realiza bloqueo anestésico intratecal, plexual, de nervios periféricos o de los ganglios regionales, a los cuales se les puede adosar un catéter para repetir la infusión. Los investigadores, cirujanos de guerra, exponen que las complicaciones causálgicas son mínimas cuando se debridan las heridas dentro de los 30 días de acaecidas. Las simpatectomías quirúrgicas a nivel supraganglionar, efectuadas en los enfermos de la guerra de Vietnam en forma inmediata, inhibieron el dolor quemante en más del 90% de los casos. (10) Los pacientes con dolor presentan pruebas psicogalvánicas y de sudor parcialmente positivas, pero después del bloqueo simpático mejora la dolencia y las pruebas autonómicas son negativas. *Prueba con fentolamina:* es un fármaco intravenoso para bloquear los receptores alfa 1 adrenérgicos postsinápticos. Si el sistema simpático se inhibe y calma el dolor está indicada la simpatectomía quirúrgica.

B. Imagen y dolor fantasma

1. Imagen fantasma

a. Etiología

La imagen corporal es también llamada somatopsíquica, a diferencia de las imágenes que se forman desde adentro, denominadas autopsíquicas o desde afuera, alopsíquicas. La formación de esa imagen es similar a la experiencia de contorno y unidad que se concibe al manejar un automóvil, ya que el vehículo pasa a ser partícipe del *yo* del conductor. La imagen fantasma, con relación al tiempo y al espacio, es una prolongación determinada por la experiencia sensitivo-sensorial y motora del individuo. La concepción genética de la imagen corporal es una realidad, ya que de 30 pacientes con amputación congénita 5 presentaron imagen corporal. (97,15)

La imagen somatopsíquica persiste después de amputaciones de miembros, mamas, nariz, pene, vesícula, testículos, oreja y dientes. También se observa en pacientes que no han perdido el segmento anatómico, como en las paraplejias, hemiplejias o avulsiones plexuales. En el Instituto de Rehabilitación Psicofísica de Buenos Aires se han observado cientos de pacientes parapléjicos y amputados y se ha descrito este tipo de imagen. (22)

Los estudios científicos sobre las imá-genes provienen desde Ambrosio Pare (1509-1590). Sus estudios sobre sensaciones fantasmas fueron avalados por Gueniot en Francia, en 1854. Weir Mitchell aclara dudas e infiere hipótesis clí-

Diagnóstico diferencial entre dolores regionales complejos tipo 1 y 2	
Distrofia simpática refleja	**Causalgia**
Lesión de tejidos somáticos	Lesión de troncos nerviosos. Con frecuencia por disparo de armas de fuego
El frío y el calor incrementan el dolor	No hay hiperalgesia térmica. Con el frío responden con dolor 2 sobre 7
Se constata alodinia	No hay alodinia (72)
La emoción incrementa el dolor	Poco incremento con la emoción
Dolores distales o proximales	Dolores distales
Hiperalgesia mecánica	Hiperalgesia mecánica

nicas de acuerdo con la experiencia que realiza en la Guerra de Secesión de los Estados Unidos. En esa guerra se producen, aproximadamente, 15 000 amputaciones. Desde comienzos del siglo pasado se conciben las imágenes fantasmas como de origen central, dado que se modifican de acuerdo a las lesiones cerebrales. (35,78,68)

El autor describe similares síndromes en los pacientes con lesiones medulares. (22) Se observa mediante potenciales evocados que las representaciones de la imagen corporal fantasma en el homúnculo cerebral coincide con la magnitud de los potenciales obtenidos. El amputado se levanta de la cama por la mañana y se cae, creyendo que todavía tiene la extremidad, o eleva una pierna para cortarse las uñas y se percata que no tiene el pie y el callo le sigue doliendo después de la amputación. Las imágenes fantasmas de mayor magnitud en la extremidad superior son las del pulgar e índice, y en la inferior, el hallux y el talón. En las amputaciones, a nivel de muñeca o tobillo, la movilidad de los dedos fantasmas son generalmente de flexoextensión y se correlacionan con la *contracción voluntaria* que realiza el paciente. El enfermo siente que el miembro fantasma cambia de temperatura como lo hace el muñón, y además siente que transpira como el resto del cuerpo.

En la experiencia del autor, la sensación fantasma en la extremidad superior se presenta más nítida que en la inferior, pero pronto se acorta, hasta llegar por debajo del codo. Este fenómeno se ha denominado *telescopaje.* El uso de prótesis determina que la imagen adquiera su posición normal y constituye un signo de buen tratamiento protésico. La agresividad del paciente hacia la prótesis es un indicio de dificultad en su recuperación psicológica. Las imágenes en los parapléjicos son similares a las descriptas en los amputados. (22)

b. Consideraciones clínicas y tratamiento

La picazón y las parestesias no dolorosas, que sienten los amputados en las imágenes fantasmas, suelen desaparecer al comenzar a utilizar la prótesis con optimismo.

2 . Dolor fantasma

a. Etiología

En la amputación de cualquier segmento, somático o visceral (mama, miembro, vesícula biliar o avulsión radicular), se cercenan bruscamente las prolongaciones protoplasmáticas (fibras nerviosas aferentes) de las células ganglionares sensitivas, y secundariamente se afecta a las del asta posterior. El trauma genera consecuencias neurobiológicas hasta la corteza cerebral. La modulación nerviosa se perturba por lo imprevisto del evento, y el *caos* se entroniza en el SNC. Las causas son complejas porque interviene la psiquis del paciente unida a los momentos del accidente, el tipo de traumatismo y el hecho de haber padecido mucho después del evento. Es también importante el estado postquirúrgico del muñón, la presencia de cicatrices o de neuromas. Como en todo dolor, muchos factores se suman para agravar más la dolencia. Es decir, que varios malestares no dolorosos propician en el tiempo un dolor cada vez mayor hasta llegar al sufrimiento. Siempre se repite a los alumnos que *el dolor también se aprende*. Este tipo de dolor se *encefaliza* y se aprende como una mala costumbre. Es posible que se concreten otras rutas erróneas para amplificar el malestar con prescindencia del sistema nervioso periférico. Es importante cerciorarse desde cuándo sufre el enfermo y qué tratamiento clínico y quirúrgico se ha efectuado.

b. Patogenia

Teoría de la irritación periférica: el daño en las aferencias periféricas produce transformaciones a nivel segmentario y suprasegmentario, lo cual indica que la lesión repercute en todo el sistema nervioso. El cuidado esmerado del muñón o una nueva amputación no calman este tipo de dolor. Es posible que el daño periférico inhiba la influencia de los tractos suprasegmentarios inhibidores del dolor. Los conceptos vertidos en el estudio de la causalgia se aplican en esta teoría.

Teoría de su origen central: se atribuye a que el asta posterior *no tiene tiempo* para adaptarse a la extirpación masiva de tejidos que, por otro lado, están representados en todos los niveles del SNC. La imagen de la totalidad del cuerpo está topográficamente diseñada en el cerebro (homúnculo) e inclusive en cada célula del cuerpo. Se advierte también que los segmentos más representados en forma central (humuncular) son los que más padecen este tipo de dolor. Esta teoría parece la más lógica, dado que la imagen fantasma está presente aún en las amputaciones congénitas, y el dolor es un refuerzo de esa imagen. Asimismo se comprueba que los pacientes que están anestesiados, sin perder la conciencia, tienen imagen consciente de los segmentos del cuerpo, y también es común advertir que los enfermos con lesiones medulares poseen imagen fantasma o dolor fantasma cuando sus miembros están indemnes de heridas y totalmente inmóviles e insensibles. (22) Las amputaciones efectuadas en niños menores de 6 años de edad no producen dolor fantasma. Y la explicación es que a esa edad hay gran plasticidad del sistema nervioso para modular las aferencias anormales. En las personas de edad se recomienda, 72 horas antes de la amputación, inyectar morfina intratecal, porque con este procedimiento se evita el dolor neuropático. (5) Mediante gamagrafía con tecnecio 99 y tomografía computada por emisión de fotón único, antes y después del alivio del dolor, se prueba que estos pacientes, ante un estímulo, reorganizan el flujo sanguíneo cortical. (38)

c. Consideraciones clínicas

Se sospecha el diagnóstico de dolor fantasma cuando se presentan alguno de estos factores: a) se percibe una imagen o dolor fantasma dentro de las tres semanas de la operación; b) es más factible cuando la extremidad, previa a la amputación, permanece con dolor; c) es más común en personalidades rígidas y compulsivas. (73) Se produce en el 3% de los amputados de miembros. Con la inyección intratecal de anestésico, previa a la amputación, se ha disminuido el porcentaje. También se ha observado que no hay relación entre tipo de dolor y nivel de amputación. *Calidad del dolor*: se clasifican en grupos. *Posturales*: sensación de calambre y presión. *Afectivos:* dolor quemante influenciado por el recuero o problemas psicológicos. *Descriptivo*: cortante, rápido y agudo.

El dolor postural en forma de calambre está asociado a una imagen de contorno preciso y no siempre se asocia al dolor. Es de tipo *propioceptivo,* dado que el paciente dice que si mueve el miembro fantasma alivia el dolor. Las imágenes fantasmas en flexión generalmente son muy dolorosas. Este tipo de dolor parece asociado a las fibras A beta (aferentes sensitivas gruesas). El segundo tipo, afectivo *quemante,* es muy fuerte y difícil de calmar, parece ser de tipo irritativo. Se incrementa con el tiempo y es parecido al la causalgia. La acción autonómica produce fenómenos vasculares y cambios de temperatura. E dolor *descriptivo* o lancinante, con frecuencia es de tipo intermitente y puede incorporarse a las otras modalidades estudiadas; a veces produce prurito o pinchazo. Generalmente se asocia con problemas locales del muñón. Este tipo de dolor se inhibe mediante fármacos del primer grupo.

Persistencia en el tiempo: una vez que se establece, como todo dolor, es difícil de erradicar. Su persistencia es de varios días, años o para toda la vida. Los dolores transitorios se registran en un 30% aproximadamente y desaparecen después de los 6 meses. Las características son personales; suelen desaparecer o exacerbarse. Cuanto más dolor hay la imagen fantasma es más fuerte.

Localización: el dolor es en todo el miembro, pero principalmente en los segmentos distales, como en la punta de los dedos de la palma y la planta, el talón y el empeine. La reducción del dolor acorta la imagen fantasma. *Factores que alteran el dolor*: cualquier manifestación psicológica en exceso puede incrementar el dolor, como los cambios de posición del muñón, sobre todo si se deja colgando. Los cambios de temperatura pueden producir similares resultados.

d. Diagnóstico diferencial

Dolor de muñón: un muñón puede presentar anormalidades producidas por la operación realizada. El cirujano clásicamente ha considerado la amputación como un fracaso de la medicina, y ha efectuado este menester quirúrgico sin perfeccionarse en las técnicas modernas. Ésa es la causa de los muñones mal condicionados que generan neuromas y cicatrices unidas a los tejidos profundos. El uso de prótesis no adecuada es otro factor, junto a la falta de conocimiento de la rehabilitación de este tipo de paciente. La compresión de un nervio puede dar origen a la neuralgia y el neuroma puede incrementar el síndrome doloroso.

Cicatrices y neuromas: las heridas lesionan múltiples fibras nerviosas que se hacen tortuosas y se desmielinizan, lo cual baja el umbral para cualquier estímulo. El corte de un nervio puede generar pelotones pequeños de fibras muy sensibles sin organización llamados neuromas.

La cicatriz cutánea, al ser irritada, genera dolor quemante que disminuye la fuerza del muñón. Se acompaña de angiospasmos, cianosis y trastornos tróficos. Todos los excesos de estimulación somática, autonómica y psicológica incrementan el dolor. Después de la cirugía, pasados varios días, el dolor debe ir menguando. Cuando no es así se investiga la presencia de infección o de trastornos circulatorios. El dolor del muñón de tipo *calambre* y *hormigueo* puede indicar una vasculopatía. El diagnóstico diferencial se realiza entre imagen fantasma; sensación fantasma, no dolorosa, neuroma en el muñón, artrosis de cadera, radiculopatía o neuropatía periférica. Suelen ocurrir síndromes mixtos.

e. Tratamiento del dolor fantasma

Se debe efectuar en cada paciente una evaluación psicofísica y socioeconómica. No se trata un muñón enfermo sino un paciente afectado de un síndrome, en donde lo somático y lo psicológico propician la dolencia. El cuidado del muñón, después de realizada la amputación, debe ser muy esmerado. Cuando hay dolor, a veces, el golpeteo rápido en el extremo del muñón suele dar, por contrairritación, muy buen resultado. El estrés, la ansiedad y la angustia incrementan el dolor. La relajación y la práctica diaria de autosugestión suelen dar buen resultado como la hipnosis, la estimulación por retroalimentación y el ultrasonido. (82, 83, 41) Con la estimulación transcutánea (TENS) se obtuvo mejoría en el 50% de los pacientes.

La falta de patrones aferentes armónicos produce, a nivel supranuclear, irritación de tipo epileptiforme, lo cual parece justificar el éxito obtenido con los anticonvulsivos como la carbamazepina y la gabapentina. Los espasmos musculares dolorosos se benefician con baclofen. (27) Los antidepresivos tricíclicos (amitriptilina o desipramana) y los beta-bloqueantes (propranolol) también están indicados en los dolores de contenido *afectivo.* (60) Ante dolores irreversibles, y habiendo fracasado los medios incruentos, se indica la mielotomía a nivel de la entrada de la raíz posterior (drezectomía). (71,101)

Premedicación y técnica quirúrgica: las investigaciones han determinado que al anestesiar por vía intratecal las extremidades, 72 horas antes de la amputación, después de 6 a 12 meses de la cirugía, no se produce el dolor fantasma. Se recomienda este método especialmente en los ancianos. Sin él se desarrollan dolores fantasmas en el 38 y 27% de los casos. Si hay signos de actividad autonómica, el bloqueo de este sistema suele dar buenos resultados. Se ha considerado con algún éxito el bloqueo simpático lumbar.

Se recomienda la extirpación quirúrgica de todo neuroma o cicatriz que perjudique el equipamiento protésico. El extremo del nervio se coloca en un tejido huésped bien vascularizado, pero distante de las cicatrices. Los nervios se cortan un poco más arriba de la superficie de las suturas terminales. El manejo del periostio debe ser esmerado y preciso para evitar osificaciones heterotópicas. Debe irrigarse bien el muñón para no producir cianosis, inflamación o gran cicatriz.

C. Herpes zóster y neuralgia postherpética

1. Herpes zóster

a. Definición y patogenia

Es producido por el virus de la varicela que nunca desaparece y se *esconde* en las neuronas de los ganglios sensitivos hasta que en un momento de la vida, cuando hay labilidad del sistema inmunológico, ataca a los nervios y produce la enfermedad. El 5% de estos enfermos padecen una enfermedad oncogénica. (96) Eventualmente se extiende a otras áreas del sistema nervioso, produciendo degeneración en los ganglios espinales, nervios periféricos, fascículos medulares, y a veces con síndromes de mielitis o encefalitis. La neuralgia postherpética comienza cuando el dolor continuo pasa los tres meses y su acción reverberante se automantiene a nivel cortical. Es cuando el virus ha producido un daño permanente en las estructuras. (55)

Edad de comienzo: generalmente, en hombres después de los 50 años de edad, con un porcentaje del 50% después de los 70 años. Es más común en aquellos que padecen insuficiencia inmunitaria como el sida o procesos neoplásicos. La incidencia en la población es 1 cada 10 000 habitantes.

Localización: respeta la metámera dermatómica y aparece en forma unilateral. Con frecuencia ataca a los nervios intercostales T5 a T10, al nervio oftálmico (de 10 al 15% de los casos), al nervio facial sensitivo, a los pares craneales IX y X y al plexo braquial inferior.

b. Consideraciones clínicas

Período agudo: Se presenta en tres formas clínicas: *herpética, neuralgia herpética y neuralgia sin herpes.* El dolor se presenta varios días antes de que aparezca el exantema que se hace pustuloso a los 4 a 7 días. Las vesículas son claras sobre un fondo eritematoso, su contenido se enturbia después de varios días. Las costras se generan a los 5 ó 10 días, dejando como secuela cicatrices pequeñas y cambios pigmentarios. El proceso dura entre 14 y 30 días. Cuando las cicatrices atacan la córnea pueden dificultar la visión. El virus produce el síndrome doloroso con o sin la produccion de vesículas. En estos casos el diagnóstico se realiza por el aumento de títulos de anticuerpos para el virus.

Generalmente se presenta afebril con una molestia continua, con frecuentes paroxismos lacerantes que se localizan en el dermatoma afectado. Comienza con disestesias displacenteras, hiperalgesia, hiperestesia, hiperpatía y alodinia. Se incrementa por el tacto leve. El paciente percibe quemazón, pinchazos, dolores cortantes y no puede aguantar el roce de la ropa sobre la piel. La presión profunda y el pinchazo suelen ser indoloros. En el área afectada se siente una sensación apretante que aumenta durante la noche e interrumpe el sueño. La pérdida de sensibilidad le da característica de lesión nerviosa. A los 15 días estas sensaciones comienzan a desaparecer hasta extinguirse al mes o a los dos meses, pero al exceder los tres meses comienza el período de cronicidad. El dolor puede mejorar lentamente o persistir durante meses o hasta 20 años. (67) A veces sólo se manifiesta por la disestesia. El dolor, en el 33% de los casos, puede durar más de 4 meses. Cuanto mayor es el tiempo transcurrido más difícil de erradicar.

c. Tratamiento farmacológico

Se recomienda desde el comienzo un tratamiento intensivo para prevenir la neuralgia. En el período agudo se utilizan fármacos AINES y antíviricos por vía sistémica y local. Se indica aciclovir para acortar el período de dolor, pero no calma su intensidad. Se aplican tópicos con lidocaína al 5% o 10%. (45,44) La formación de vesículas sobre la córnea se neutralizan con indoxuridina al 0,1% cada hora, o pomada al 0,5% cuatro veces por día, sobre todo los primeros cuatro días.

Si durante las primeras semanas no calma paulatinamente aparece la neuralgia, que se previene con antidepresivos tricíclicos (amitriptilina o desipramina) o infiltraciones anestésicas. El tratamiento se completa con la indicación de vitamina B_{12}. La capsaicina, alcaloide extraído del picante chili, se aplica como crema en el área afectada cuatro veces por día. Calma el efecto producido por la sustancia P liberada por las fibras C y A delta.

2. Neuralgia postherpética

Cuando los dolores, después de varias semanas, se incrementan se ha instaurado la neuralgia. Los dolores son cortantes, intermitentes y lancinantes. Se indican anticonvulsivos, como la carbamazepina o la gabapentina y eventualmente neurolépticos. Se espera tres semanas para evaluar su utilidad. (43) Estos fármacos tienen posibilidad de éxito cuando la inyección endovenosa de lidocaína (1,0 a 1,5 mg/kl) calma el dolor. Cuando persiste el dolor otra opción es indicar simpaticolíticos orales como la fenoxibenzamina y la guanetidina, que se dosifican como en el tratamiento de la distrofia simpática refleja (síndrome regional complejo). En el mercado mundial aparece el parche de lidocaína que puede ser una solución, sobre todo para la aplicación inmediata. (81)

a. Infiltraciones

Como *el dolor también se aprende*, se obtienen buenos resultados con los bloqueos nerviosos tempranos realizados en los nervios intercostales o en forma interpleural o tecal. En los dolores de cara, cuello o extremidad superior se realiza bloqueo anestésico del ganglio estrellado o específicamente en el ganglio del nervio trigémino. En las metámeras T3 y T4 y en las lumbares se realiza el bloqueo ganglionar guiado por la fluroscopía. La concentración de lidocaína debe ser de 0,025% a 0,075%. Los nervios afectados se han infiltrado con éxito mediante bupivacaina al 0,25%, con 0,2% de triamcinolona, o 16 mg de dexametazona en 50 ml de 0,25% de bupivacaína. (64) Está probado que el bloqueo anestésico o simpático realizado con precocidad evita el dolor neuropático que se autogenera en el área central. Se ha manifestado que también se han registrado éxitos mediante inyecciones epidurales, utilizando bupivacaína al 0,25% y metilprednisolona. (75) Las infiltraciones con alcohol o fenol incrementan el dolor. Los esteroides están proscritos para enfermos oncológicos y en todos los estados de inmunodeficiencia; su aplicación no acorta el período agudo de dolor.

b. Estimulación transcutánea y percutánea

La corriente eléctrica (TENS) como la acupuntura y el ultrasonido no calman el dolor ni acortan la dolencia. (52,74) Los aspectos psicológicos se exponen más adelante.

c. Crioanalgesia y cirugía

La exposición de la primera rama del nervio trigémino y su congelación ha reportado éxitos. Ante la imposibilidad de obtener resultados por medios incruentos, se realiza la medulotomía en la zona de entrada de la raíz posterior (drezectomía), cordotomía o tractotomía. No hay un solo procedimiento que, por sí solo, se haya probado como exitoso.

D. Neuropatía diabética

1. Definición

La diabetes millitus es considerada como un síndrome, generalmente con predisposición genética que, por falta de insulina circulante, altera el metabolismo de los hidratos de carbono, las proteínas y las grasas.

La neuropatía es frecuente, ya sea para la de tipo 1 (insulino dependiente) como para la 2 (insulino independiente). El diabético es atacado en forma asintomática en el 70% de los casos y sólo el 10% la padece. Como el autor ha probado en más de 100 pacientes, la neuropatía altera la velocidad de los nervios y del sistema autonómico, y con mayor frecuencia las aferencias sensitivas. (23)

2. Fisiopatología

Hay un trastorno en la síntesis y el metabolismo de los ácidos grasos, con gran acúmulo de polioles que se transforman en sorbitol y fructuosa por las enzimas aldolosa reductasa y sorbitol deshidrogenasa. La acumulación de sorbitol y fructosa en la sustancia nerviosa, como en otros tejidos, tiende a reducir las concentraciones de mioinositol y a inhibir la actividad de la sodio potasio ATPasa. Esto produce retención de sodio, edema, tumescencia de la mielina y degeneración nerviosa, produciendo mononeuropatías o polineuropatías. (47) Se genera una desmielinización primaria paranodal y pérdida de las células de Schwann, tanto en las fibras finas como en las gruesas y el sistema autonómico. La degeneración es multifactorial, dado que la diabetes produce isquemia microvascular. Los mecanismos inmunitarios han sido culpados en las neuropatías proximales motoras. El déficit de insulina, asimismo, genera una disminución de factores de crecimiento y con ello mayor degeneración mielínica. (46)

El mecanismo de lesión no se debe llamar de deaferentación, por el hecho de que la anestesia periférica disminuye el dolor, y además porque cuando la enfermedad ha destruido el nervio en su totalidad desaparece el síntoma en estudio. La avulsión nerviosa se considera un mecanismo de deaferentación porque desde un comienzo se observa analgesia con severo dolor que no calma aunque haya degeneración total del nervio. El hecho de que en las neuropatías diabéticas actúen los antidepresivos o anticonvulsivos constituye una prueba de *reverberación* a nivel central, similar a las deaferentaciones que generan dolor.

3. Consideraciones clínicas

Se describen varios tipos de neuropatías: *polineuropatía distal y simétrica; moneuritis múltiple* que ataca los pares craneales o los nervios periféricos; *la amiotrofia diabética*; la *radiculitis diabética* y la *neuritis autonómica* en estructuras somáticas y viscerales. (17, 23, 47) Las lesiones isquémicas contribuyen a la gravedad del cuadro clínico.

a. Polineuritis distales y simétricas

El dolor y/o las parestesias se presentan durante la noche. Son de tipo lancinante, urente con hiperalgesia cutánea que produce el síndrome de *las piernas inquietas*. Se mejora frotando las piernas. Se constata analgesia dolorosa en forma de media en las extremidades inferiores y de guantes en las superiores. La insensibilidad térmica es un signo precoz y muy importante. Los reflejos están abolidos o atenuados como los pulsos arteriales distales. Las parestesias comienzan en los pies con hormigueos, ca-lambres e hipotrofia de los músculos intrínsecos. Cuando se estimulan las extremidades se producen disestesias desagradables con hiperalgesia o hiperestesia. La propiocepción consciente se afecta primero en el sentido vibratorio y después en el posicional. La visión, por la retinopatía diabética, suele estar comprometida. El tacto suele ser doloroso. Se constata debilidad en las piernas y falta de reflejos.

Los estudios bioeléctricos determinan que las polineuropatías se manifiestan por lesiones distales de las fibras sensitivas y motoras. (23)

Trofismo: las úlceras en los pies diabéticos no se deben a la insensibilidad de la piel sino a que la atrofia de los músculos, y en general todos los tejidos blandos, exponen la piel insensible a los huesos que, sin eje normal, se han verticalizado y, como si fueran arietes, aprietan la piel sobre los puntos de apoyo durante la marcha. Tan es así que los pacientes parapléjicos por lesiones medulares sin sensibilidad ni motricidad, no padecen úlceras en la planta de los pies.

Lesión del sistema autonómico: la lesión de este sistema abarca toda la economía, desde la piel a las vísceras. Cuando hay este factor agregado, se observa claudicación intermitente, rubor, palidez de los pies en el reposo, gangrena y ulceraciones. Se observa en las polineuropatías, principalmente sensitivas, y en cualquier estructura visceral o somática. (17) El síndrome autonómi-co suele presentarse con hipotensión ortostática, infarto de miocardio indoloro e hipotonía vesical con aumento de volumen de orina a la mañana temprano. (28) A veces se complica con in-continencia de orina, diarrea nocturna, estreñimiento y alteraciones en la contracción de la pupila.

b. Moneuritis múltiple

Se observan similares signos clínicos con menor intensidad y en diferentes nervios. El síndrome se constata comenzando con parestesias en los nervios craneales III, IV y VII par, en un miembro o en los nervios del tórax.

c. Radiculitis diabética

De acuerdo al autor esta entidad se produce cuando la médula, la raíz o el nervio periférico, al pasar por pasajes anatómicos preexistentes estrechos (PAP), comprimen a la sustancia nerviosa en forma perimetral (acogotada). La lesión isquémica se manifiesta en forma precoz y con mayor severidad en los enfermos diabéticos.

d. Amiotrofia diabética

De posible influencia inmunológica produce debilidad en los músculos proximales, con la sensibilidad relativamente poco afectada, lo cual se atribuye a un compromiso radicular y/o mielopático. Se observa atrofia asimétrica de la cintura pelviana, y excepcionalmente se ha descripto en las extremidades superiores. Con el tiempo y el tratamiento fisioterápico se constata recuperación parcial, pero satisfactoria. Ge-neralmente están abolidos los reflejos aquilianos y patelares.

4. Diagnóstico instrumental

Se utilizan estudios bioeléctricos como la electromiografía y los potenciales evocados. Con estos medios se mide la velocidad de las fibras sensitiva y motora y se grafican las lesiones a nivel central. La biopsia cutánea es otro medio de diagnóstico para interpretar las lesiones nerviosas y vasculares. La biopsia muscular contribuye a realizar el diagnóstico diferencial entre polimiosistis y la forma distrófica de la neuropatía diabética. El LCR generalmente es normal. (23,28)

5. Tratamiento

Con los fármacos antidepresivos y los anticonvulsivos se obtienen buenos resultados. (26,58) Se prueba en dolores postherpéticos y en neuropatías diabéticas que la *amitriptilina* o la *desipramina* (agonista serotonínico y de la noradrenalina) son mucho más efectivos que la paroxetina, sertralina o la fluoxetina, que sólo son agonistas de la serotonina. (61,62,63) Se afirma que la comparación realizada entre la amitriptilina, imipramina y diazepam, indica que sólo los primeros fármacos actúan sobre el dolor y la depresión. Los pacientes mejoran entre las 8 y 12 semanas. (93) Después de 2 años de control y sin fármaco, el 26% comienza con dolor, pero mejoran al retomar el tratamiento como antes. Se ha establecido que los antidepresivos tricíclicos, con o sin depresión, son efectivos cuando hay dolor. (49) *La mejoría de la diabetes, considerada a través de la glucosa en sangre, no es un índice para inferir la desaparición de los síntomas.*

E. Dolores neuropáticos por lesiones medulares y encefálicas

- Lesiones por causa central

Se afirma que el tálamo y la corteza cerebral son las estructuras donde se origina el dolor, pero la causa puede estar en cualquier parte del cuerpo y de la psiquis. (98) Se ha probado que en las lesiones de origen central hay pérdida de la sensibilidad superficial (térmica y pinchazo) y profunda, pero que el tacto, la vibración y la cinestesia están generalmente preservados. En las lesiones centrales se manifiesta una diferencia entre la alodinia térmica y la mecánica. (8) Se recomienda al profesional, en las lesiones centrales, realizar una cuidadosa investigación del dolor y la temperatura, dado que son las sensibilidades que más se afectan. (54) Generalmente se asocian con alodinia y/o hiperpatía con carácter de paroxismo intermitente, que aparecen semanas o meses después del accidente. Se cree que los potenciales evocados motores y sensitivos pueden ser muy útiles para el conocimiento patogénico del dolor. (99,18-100,19)

1. Lesiones medulares

a. Frecuencia

No se debe confundir la sensación fantasma con el dolor fantasma. Este último es más común en las lesiones bajas de la médula. (78) En la década del cuarenta, algunos autores manifiestan que el sufrimiento se produce en el 30% de los pacientes, pero con severidad en el 5%. Otros expresan que la severidad es del 1,6%, en donde el 57% se opera mediante laminectomías. Otras estadísticas demuestran que los pacientes se van de alta sin dolor en un 70% y sólo el 6%, con lesiones de cola de caballo, sufren severos trastornos álgicos. Sobre 228 pacientes, 69 manifiestan dolores de tipo radicular. (70) En otro trabajo se constata dolor en el 94% de sus pacientes. Otros autores, en la misma década, manifiestan un término medio del 90%. (13) Sobre 471 pacientes, el 90% manifiesta sensaciones quemantes y el 27% realiza tratamiento con muy poco éxito. (16) Se describen, en 150 pacientes, dolores quemantes en el 64% de los casos. (97)

Se efectúa una comparación entre los parapléjicos tratados en el Hospital Austin de Australia y los del Rancho Los Amigos en Estados Unidos. (16) En la primera institución los pacientes se presentan con dolor en el 14%, de los casos y en la otra, en un 45%.

Los enfermos referidos a Rancho Los Amigos padecen destrucciones violentas de los tejidos. Este factor se considera importante para la permanencia del dolor. La úlcera y la agresión quirúrgica son factores que generan en el paciente ansiedad y depresión, y con ello mayor dolor. Los pacientes del Hospital Austin se refieren en forma inmediata, en cambio los de la otra institución se reciben en forma tardía con múltiples complicaciones. Analizando en general las estadísticas se infiere que el dolor leve va desde el 90% al 30%, y el severo de 1,6 a 27%.

La personalidad del paciente y su entorno son muy importantes. Las etapas psicológicas que recorren son: primero de *confusión*, después *esperanza* y *ansiedad* (la primera mitad del año), seguido de *depresión* (dura más de un año), y por último se admite la discapacidad. No necesariamente se produce esta secuencia, pero se piensa que la psicología individual y familiar son factores que inciden en los dolores.

Los dolores medulares suelen calmar con el tiempo en forma satisfactoria. Es interesante advertir que los trabajos clínicos sobre este tipo de síntoma no son comunes, pero sí lo son las estadísticas de dolor después de efectuada la cirugía. Se recuerda que suelen incrementar el dolor la ansiedad, la depresión, la fatiga, la agresividad, el tabaco, el alcohol, y los signos concomitantes, como la espasticidad, los cálculos renales, la constipación, las úlceras por presión y los problemas viscerales. Es muy común que el paciente confunda el dolor con la sensación fantasma.

b. Dolor por lesiones medulares lunbosacras y/o cola de caballo

Consideraciones clínicas: el dolor neuropático es más común en este nivel, especialmente por lesiones incompletas por debajo de T10. El síntoma suele durar años con características intermitentes, espontáneas, lancinantes, de tipo radicular y con disestesias desagradables e hiperpatías por debajo de la lesión. Generalmente se localizan en el borde superior de la parálisis con características quemantes en forma simétrica y bilateral. La lesión radicular fisiológica puede sumarse al dolor neuropático en los casos de severa fractura y partículas óseas en el conducto raquídeo. Se realiza el diagnóstico diferencial entre

Parámetros a considerar para una discusión

Instituciones	**Hospital Austin**	**Rancho Los Amigos**
Cirugía	17%	65%
Úlceras	1 paciente	15%
Etiología	Armas de fuego	Otras causas
Dolor	14%	45%

una radiculopatía por compresión y un dolor por deaferentación. El dolor, como la imagen fantasma de los miembros, suele presentarse mediante posiciones extravagantes, de forma tal que si se quiere moverlas se obtiene una ilusión de su accionar. La sensación fantasma telescopada en los parapaéticos amputados suele desaparecer en varias semanas. El dolor quemante parece que se origina en el muñón por cicatrización anormal o disfunción de la glía medular por efapsis concomitante. Los dolores fisiológicos, como los producidos por radiculopatías, suelen acompañar a los dolores neuropáticos. Este síndrome doloroso es más común en las lesiones inferiores. (22, 24)

Sobre 127 casos con dolor de origen medular el más común es el quemante en el 75%, y el electrizante en un 36%. El dolor por estimulación se obtuvo en el 1 al 2% de los casos, con mayor frecuencia en los niveles dorsales superiores. El dolor es espontáneo en el 96% de los casos (quemante en el 75% y con picazón el 26%), y el 31% con intermitencias lancinantes. Las lesiones se presentan, generalmente, con pérdida del tacto superficial, sentido segmentario, vibratorio y casi con indemnidad total de la termoalgesia. (91)

Tasker hace algunas apreciaciones sobre los hallazgos que a continuación se sintetizan: se producen por cualquier tipo de lesión medular, pero el trauma es la causa más común. Adquiere importancia la biografía del paciente. La aparición del dolor se retarda en un mes en el 18,1% de los casos, y después de un año en el 25,9%. El dolor lancinante se asocia con lesiones dorsolumbares. El dolor, casi visceral, se observa en un 3% y el musculoesquelético en el 16%. El dolor suele manifestarse en áreas donde hay ausencia de dolor provocado. Este síntoma es resistente a los opioides, pero suele ser inhibido con tiopental (Penthotal). (91)

Tratamiento: se indica primero fisioterapia y estimulación eléctrica transcutánea que ha dado éxitos indiscutibles junto con la psicoterapia individual y familiar. (84) Los fármacos son más efectivos cuando facilitan los neurotransmisores como la noradrenalina y dopamina. Los antidepresivos y anticonvulsivos están indicados. El baclofén puede eliminar la alodinia y la hiperpatía. Los opioides no calman esas molestias. (50) El opioide no actúa en los dolores neuropáticos, pero hay autores que lo presentan como inhibidor del dolor de causa central. (34)

Cirugía o bloqueo para calmar el dolor: Cuando los tratamientos incruentos no dan resultado se efectúa la mielotomía posterior en la zona de entrada (DREZ), así como también la cordotomía y la cordectomía mesencefálica medial que toma el fascículo espinotalámico, y cuyo efecto benéfico puede durar dos décadas. Se refieren éxitos en un 50 al 70% de los casos. La tendencia actual es estimular la sustancia nerviosa central sin efectuar lesiones destructivas. También la anatomía nerviosa es tan variable en sus interrelaciones, que resulta difícil saber la patogenia. Como última alternativa, la cirugía moduladora, por estimulación eléctrica en las áreas periacueductales y periventriculares, ha sido exitosa en algunos casos. La imagen o el dolor fantasma desaparecen con bloqueo anestésico por encima de la lesión, hasta que dure el efecto del fármaco. La mielotomía transversa, referida al nivel expresado, se ha expuesto como exitosa en algunos casos.

c. Dolor por lesiones medulares altas

Consideraciones clínicas: el dolor suele ser fijo y quemante, y generalmente se distribuye en cinturón. Se constatan disestesias desagradables por debajo de la lesión.

Tratamiento: se realiza tratamiento psicoterápico individual y familiar, fisioterapia y fármacos del segundo grupo (anticonvulsivos, antiepilépticos y otros). La cirugía no se ha demostrado efectiva. Eventualmente se ha registrado buen resultado con la cirugía estereotáctica mesencefálica medial.

Pronóstico: el dolor producido a nivel de la médula dorsal alta es más difícil de erradicar.

2. Dolores por lesiones encefálicas

a. Patogenia

Se producen por daño del tracto espinotalámico en cualquier parte de su recorrido, por lo cual es inadecuado llamarlo dolor talámico. Se trata de explicar este síndrome diciendo que todas las lesiones se proyectan al sistema nervioso para que, como resultado, se geste el síndrome. (91) Se culpa a la pérdida de relación entre los sistemas inhibidores y facilitadores. El dolor por causa central tiene las mismas características generales que las originadas por estímulos periféricos, por lo cual se infiere que la biología cerebral es quien da origen al síntoma. La teoría irritativa proviene de haber realizado experimentos en

Exitos mediante la intervención quirúrgica (91)

Procedimiento	Quemante-picazón	Eléctrico intermitente
Cordotomía	27%	86%
Cordectomía	30%	100%
DREZ	0%	0%
Neurectomía; rizotomía	22%	50%

animales a lo largo del sistema nervioso central, provocando el síntoma por falta de inhibición central. (78) La causa más plausible es que las aferencias facilitadoras predominen sobre las inhibidoras, generando consecuencias. Es una perversión de los procesos fisiológicos que, en última instancia, se expresan con dolor y/o disestesias.

Frecuencia de la lesión: en Estados Unidos se producen cada año más de 400 000 lesiones cerebrales de origen vascular. Viven más de 2 millones con esa secuela, y se calcula que unos 30 mil padecen dolor de origen encefálico (de 1 al 2%). Otras estadísticas mencionan el padecimiento de más de 150 000 personas. (12) El dolor se produce en el 90% por causas cerebrovasculares, dentro de las cuales el 75% son supratentoriales y el 14% infratentoriales. (76)

b. Consideraciones clínicas

Con la evaluación del dolor y la sensibilidad se realiza el diagnóstico diferencial entre lesión medular, bulbar y suprabulbar, pero no entre cortical, subcortical o talámica. (20) El dolor en el 50% se genera por lesión talámica y el 70% es de origen supratentorial. (7,6) Las lesiones vasculares fueron responsables del 90,6% de los dolores y por causa supratentorial el 67,1%. (92) Se ha manifestado que en 40 pacientes con lesión talámica, tres desarrollaron dolor por lesión del sector ventral posterior, irrigado por la arteria talamogeniculada, rama de la cerebral posterior. Otras localizaciones en el mismo núcleo no presentaron el síntoma. (9) Sobre todas las lesiones encefálicas, el dolor talámico se produce en menos del 17% de los casos. Se prueba que el infarto, y no la hemorragia, produce dolor en el 83% de los casos. (8, 90) El 70% se acompaña de hemiparesia y dolor severo en el 21,9%. La sensibilidad se afecta en el 87,6%, y en el 46,5% todo tipo de sensibilidad está comprometida. El 26% se manifiesta con disociación sensitiva, y el 8,2% con pérdida de dolor y temperatura. En el 5,5% no hubo dolor y en el 6,8% se demuestra solamente hipeestesia y/o alodinia. La pérdida del tacto, posición segmentaria y vibración con presencia de dolor y temperatura, se observa en el 5,5%. El síndrome distónico se presenta en el 8,2% y temblor en 6,8%. En las lesiones del troncocerebral, el dolor se manifiesta siempre en la cara. Es interesante la aseveración de que los traumatismos cerebrales raramente producen dolor. (59)

El dolor espontáneo se presenta en un 98,6%. Es quemante en el 64,4%, con dolorimiento en el 38,6% y disestésico en el 31,6%. Es intermitente y lancinante en un 16,4%, y el provocado con hiperestesia, alodinia y/o hiperpatía en un 64,9%. (91) Se ha probado que la hiperpatía se produce por mediación simpática. (56) El dolor en el lado derecho se produce en el 43,9% y en ambos en el 2,7%. La lesión del tálamo derecho produce más dolor (20%) que el izquierdo (7%). El dolor aparece antes del año en el 64,5%, y en 73 pacientes, de más de 50 años, en el 67,2% de los casos. (42) La causa puede ser subsanada, pero el dolor continúa en el 98,6%. Es lancinante e intermitente en el 16,4%, y evocado en el 64,9%. El dolor continuo puede variar en calidad: quemante 64,6%, dolor leve 38,6%, y disestésico 31,6%. Los síntomas con frecuencia son distales. (14,91)

Las lesiones parietales producen dolor con relación a la magnitud de las perturbaciones de la sensibilidad. El dolor se asocia a lesiones del tracto espinotalámico y parece ser que se genera cuando el tracto reticulotalámico está indemne. La lesión del pulvinar, tálamo medial o área cinestésica no generan dolor. Los dolores en general son similares a cualquier ataque al sistema nervioso central, y a veces se comparan con los de la causalgia. Se exacerba por cualquier estímulo exógeno o endógeno, entre los cuales está la defecación y la micción. Los estímulos pueden tener una falsa localización, y con simultaneidad pueden sumar sus efectos. Un pinchazo bien localizado puede sentirse a distancia y difuso, y a veces con aumento de latencia para ser captado. El dolor suele continuar al desaparecer la noxa. Se han descripto anestesias dolorosas en las áreas comprometidas.

En el área comprometida hay hiperactividad somática y autónomica que se manifiestan por aumento de la espasticidad, si la hubiera, y con disminución de la temperatura cutánea, cianosis y aumento de la sudoración. El dolor talámico es lacerante y el extratalámico quemante, el primero, discriminativo y el otro, afectivo. (50) Por su aparición espontánea, con presencia de la sensibilidad, se describen como parestesias, disestesias displacenteras y hormigueos. En algunos casos se presentan sobre hemiparesias o plejías con trastornos de la sensibilidad superficial y posicional en el lado afectado. Si se dañan los haces dentorrubrotalámicos se produce ataxia con movimientos coreoatetósicos y temblor. El hemicuerpo puede afectarse en forma total o parcial. Las partes más distales son las más atacadas, y el enfermo siente que son retorcidas o apretadas, con disestesias displacenteras y sensaciones de frío o calor. El sufrimiento, que aparece después de varias semanas del accidente, no sigue ningún parámetro. El segmento involucrado se cuida de todo contacto externo. Las lesiones del tronco cerebral pueden producir en la cara dolor homolateral y en el cuerpo, contralateral. Se nota con frecuencia gran labilidad emocional, supeditada a veces a cambios barométricos y de presión ambiental.

En algunos casos excepcionales, por lesión parietooccipital, se describen distorsiones en la capacidad de reaccionar al dolor, denominándose *dolores hemiagnósicos*. El paciente estimulado en el lado afecto se siente emocionalmente perturbado, pero no reacciona en contra del estímulo, y si se le pregunta qué ha sucedido, no sabe expresar por qué manifestó desagrado. (1) En el síndrome de Gerstmann, además de sus componentes temporoespaciales, puede suceder que ni los estímulos ni las amenazas puedan importarle, configurando una real *asimbolia para el dolor.*

Síntesis: el dolor neuropático perturba el área emocional y la conducta. Para el enfermo sumido en la depresión es el único pensamiento. El suicidio y el divorcio son frecuentes. (33) Cualquier patología encefálica puede causar dolor pero es más frecuente por isquemia supratentorial en el área talámica derecha. Ante una lesión no se puede determinar con antelación si va a producir dolor. Las lesiones tronculares producen dolores en la cara en forma alterna (disociación cara-cuerpo). Las lesiones talámicas se acompañan de distonía y las infratentoriales con temblor. El dolor intermitente es más común en las lesiones infratentoriales y tiende a localizarse en un hemicuerpo.

c. Tratamiento

Lo expuesto en las lesiones medulares se puede aplicar en esta área. Como principio, el dolor es muy difícil de erradicar. Es resistente al tratamiento con opioides, pero suele responder al tiopental sódico. Es difícil dilucidar si el paciente es un deprimido por el dolor o si lo fue antes de la enfermedad. El tratamiento con antidepresivos y su resultado posterior puede ser una guía útil en un comienzo. Los antidepresivos tricíclicos, asociados con la carbamazepina, han dado buenos resultados. (50)

La tractotomía mecencefálica, en algunos casos, puede dar resultados aceptables. Si el dolor se limita a uno de los miembros, puede estimularse la médula dorsal en el sector epidural mediante aparatos de radiofrecuencia. En los dolores trigeminales se implanta un electrodo estimulador en la fosa de Meckel, a través del agujero oval. Con esta técnica se ha obtenido éxito en más del 40% de los casos. (76) La estimulación del tálamo lateral ha dado buenos resultados. Con cirugía destructiva se constata que la cordotomía es exitosa en el 33% de los casos, la talamotomía medial en el 13 al 29% y la tractotomía mesencefálica en el 27 al 50%. (91) La medulotomía (DREZ) a nivel de la raíz posterior puede ser aplicada en los dolores por lesión medular como en los pacientes por causa supratentorial. La estimulación transcutánea (TENS) como la acupuntura pueden presentar algún resultado antes de practicar técnicas invasivas. Es importante aplicar los estímulos en las áreas de mayor dolor. (85)

F. Dolor neuropático en la esclerosis múltiple

a. Definición y estadísticas

Los estudios realizados en Rochester en un período de 80 años (1905 a 1984) revelan una prevalencia de 171 pacientes por cada 100 000 habitantes para el condado, y de 177 para la ciudad de Rochester, por la misma cantidad de habitantes.

Hay una relación hombre/mujer de 3 a 7. En los gemelos monocigotos la concordancia es de 25,8% y en los dicigotos de 2,3%. Con una incidencia mayor sobre la mujer se sugiere una interacción entre las hormonas y los LA. (30)

A este síntoma se le atribuye poca importancia y en estudios epidemiológicos se manifiesta que esta enfermedad produce neuralgias del trigémino en el 2 a 8%, sin ninguna otra referencia. (48) Se destacan otras observaciones donde se afirma que este síntoma es mucho más común de lo que se cree. Al parecer dicen la mayoría de los autores que la fre-cuencia es de 29 a 84%. (65, 94, 40)

Bonica establece un promedio de los estudios realizados por cuatro investigadores desde 1984 a 1988, y obtiene una frecuencia de ese síntoma sobre 610 enfermos del 43%. (12) Con respecto al síndrome clínico se consignan 28 500 para el dolor disestésico; 7 500 radiculopatías; 13 500 espasmos musculares; 22 500 dolor musculoesquelético y 3000 otros tipos de dolores. Otro autor escribe que hay una frecuencia del 30 al 50%, clasificándolos en agudos y crónicos. (69) Esta división clínica temporal no se ajusta a la clasificación propuesta por el autor dado que muchos de estos síndromes son de origen fisiológico. Aunque se puede inferir que la causa en muchos casos es neuropática por el tipo de terapia farmacológica que atenúa el síntoma. Por eso es importante determinar la patogenia de estos dolores para su correcto tratamiento y epidemiología. No es lo mismo un dolor generado por la enfermedad en estudio, que un síntoma determinado por espasmos musculares producto de una defensa postural o disfunción articular. *No es cuestión de cuántos dolores tiene la enfermedad, sino qué patogenia presenta cada síntoma.*

b. Consideraciones clínicas

- *Dolor agudo*

Puede manifestarse en diferentes estructuras: neuralgia del trigémino; neuralgia en las extremidades inferiores; disestesias dolorosas; ataque espasmódico doloroso; signo de Lhermitte.

La neuralgia del trigémino imita la dolencia *idiopática* conocida como *tic doloroso*. En las extremidades se constata en forma simétrica sensaciones quemantes y disestésicas. Las neuralgias de la cara, como si fuera una puñalada, se manifiestan en jóvenes con localización bilateral. La aparición de un síndrome piramidal, aunque sea leve, puede generar dolores, hipertono muscular, así como la extensión de columna puede generar una irritación medular que produce el signo de Lhermitte.

Tratamiento farmacológico: se realiza mediante anticonvulsivos. Se inicia con carbamazepina 50 mg tres veces por día; se puede aumentar la dosis. Algunos autores manifiestan que se suele llegar hasta 600-800 mg. Cuando este fármaco no es efectivo, se indica fenitoína 300 mg diarios. El tercer fármaco a probar es el baclofén, 5 a 10 mg por día. Los nuevos anticonvulsivos como la gabapentina, topiramato y la lamotrigina son muy recomendables (ver tratamiento por fármacos).

- Dolor crónico

Se clasifica en: a) dolor disestésico; b) dolor de espalda; c) espasmo doloroso en las piernas; d) dolor visceral. Las disestesias dolorosas toman cualquier parte del cuerpo y en forma concomitante desarrollan problemas posturales, síndromes espásticos o problemas miccionales. Las radiculopatías o úlceras por presión representan irritaciones anormales que sensibilizan la sustancia nerviosa agredida por la desmielinización, la cual responde con el síntoma en estudio. La neuritis óptica produce dolor orbital que se incrementa con el movimiento de los ojos. La lesión medular compromete el funcionamiento visceral.

Tratamiento farmacológico: se indica antidepresivo tricíclico al acostarse. Si no es suficiente se completa con fenotiazina (flufenazinas). Los corticoides están indicados cuando se quiere inhibir el componente inflamatorio. Los síndromes espásticos dolorosos se controlan con miorrelajantes como el baclofén y el diazepam. La estimulación eléctrica transcutánea es una indicación, pero la directa sobre la médula no ha dado los resultados esperados. Se utiliza también la perfusión intratecal continua de morfina (0.5 a 1 mg en 24 hs.). En forma epidural, la dosis inicial de morfina es de 2 a 5 mg en forma fraccionada, dos a tres veces por día. La rizotomía dorsal y los bloqueos con fenol se indican cuidando los efectos secundarios sobre la erección, la micción y la defecación. (69) Las técnicas psicológicas cognoscitivas y conductuales están siempre indicadas.

Bibliografía

1. Adams R. D.,Victor M. *Principies of Neurology.* Third Edition. McGraw-Hill Book Company, New York. 1986; pág. 1121.
2. Albe-Fessard D., Lombard M. C. Use of and animals model to evaluate the origin of and protection against deafferentation pain. In: Bonnica. J. J. Linblond, U. Iggo, A. (eds.). *Advances in pain research and therapy.* Volumen 15. Raven Press. New York. 1983; 69 I-700.
3. Albe-Fessard D., Berkeley K. J., Kruger L. Diencephalic mechanisms of pain sensation. *Brain Res Rev.* 1985; 9:217-296.
4. Amer S., Meyerson B. A. Lack of analgesia effect of opioids on neuropathic and idiopathic forms of pain. *Pain.* 1988;33:11-23.

5. BACH S. Phantom limb pain in amputees during de first 12 months following limb amputation, after preoperative lumbar epidural blockade. *Pain.* 1988;33:297-301.
6. BOGOUSSLAVSKY J., VAN MELLE G., REGLI F. The Lausanne Stroke Registry: Analisys of 1000 consecutive patients with first stroke. *Stroke.* 1988;19:1083-1092.
7. BOGOSSLAVSKY J., REGLI F., USKE A. Thalamic infarcts: clinical syndromes, etiology and prognosis. *Neurology.* 1988;38:837-848.
8. BOIVIE J., LEIJON G. *Pain and Central Nervous System Disease. The Central Pain Syndromes.* Edited by K.L. Casey Raven Press, Ltd. New York, 1991; pág. 65.
9. BOIVIE J., LEIJON G., JOHANSSON, L. *Central post stroke pain. Pain.* 1989;37:173-185.
10. BONICA J. J. *Causalgia and other reflex sympathetic dysthrofies. Advances in Pain Research and Therapy.* vol. 3 Edited by J. J. Bonica. Reven Press. New York, 1979.
11. BONICA J. J. *Pain and Central Nervous System Disease. The Central Pain Symdromes. Semantic, epidemiologic and educational issues.* Ed. by K. L. Casey. Raven Press, Ltd N. York, 1991; pág. 13.
12. BONICA J. J. *Pain and Central Nervous System Disease. The Central Pain Syndromes. Semantic, epidemiologic and educational issues.* Ed. by KL. Casey. Raven Press, Ltd, New York, 1991; pág. 23.
13. BOTTERELL E. H., CALLAGHAN J. C., JOUSE A. T. Pain in paraplegia: clinical management and surgical treatment. *Proc. R Soc Med.* 1954;47:28I-288.
14. BOWSHER D., LAHUERTA J., BROCK L. Twelve cases of central pain. only three with thalamic lesion. *Pain.* 1984; suppl. 2:83.
15. BROWDER J., GALLAGHER J. P. Dorsal cordotomy for painful phantom limb. *Ann. Surg.* 1948;128:456.
16. BURKE D. C. Pain in paraplegia. London, *Paraplegia.* 1973;10:297-313.
17. BUZZI A., CIBEIRA J., COLINAS R., PETRERA J., FAERMAN L., ADEMA M., CANAVERIS G.. Estudio del sistema nervioso simpático periférico en la neropatía diabética. *Tribuna Médica.* 1973; Vol. 17, pág. 289.
18. CAMPBELL J. A., LIPTON S. Somatosensory evoked potentials recorded from within the anterolateral quadrant of the human spinal cord. In Bonica JJ, Lindblom U, lggo A. *Advances in pain research and therapy,* vol. 5. Raven Press, New York, 1983; 193-196.
19. CASEY K. L., HUANG C. H., MORROW T. J. The role of cortical, thalamic. and subthalamic neurons in pain: evidente from laser evoked potentials and sensory testing in patients and normal subjets. *Soc. Neurosci. Abstr.* 1989; I5-1190.
20. CASSINARY V., PAGNI C. A. *Central pain: a neurosurgical survey.* Harvard, Boston, 1969.

21. CATAFAU S., BOSQUE Q. *Antiepilépticos en el manejo del dolor neuropático.* Editorial Médica Panamericana, Madrid, 2003; pág. 7.
22. CIBEIRA J. B. *Rehabilitación del Parapléjico.* EUDEBA. Buenos Aires. 1977; pág. 73.
23. CIBEIRA J., FAERMAN I., COLINAS R., JADZINSKY M., BUZZI A., FOX D., PETRERA J. Polineuropatía en la enfermedad diabética. Excerpta Med. Found. *Int. Congr. Ser.* Número 209, 1970; págs. 125-130.
24. CIBEIRA J. B. Some conclutions on a study of 365 patients with spinal cord lesions. London, *Paraplegia.* 1970; vol. 4, N°4, pág. 249-253.
25. CRAIG A.D. *Supraspinal pathwais and mechanisms relevant to central pain. Pain and Central Nervous System Disease. The Central Pain Syndrome.* Edited by K.L.Kasey, Raven Press, New York, 1991; pág. 157.
26. DEJGARD A., PETERSEN P., KASTRUP J. Mexiletine for treatment of chronic painful diabetic neuropathy. *Lancet* 1988;1:9-11.
27. ELLIOTT F., LITTLE A., MILBRANDT W. Carbamazepine for phantom limb phenomena. *N. Engl J. Med.* 1976; 295-678.
28. FAERMAN I., MALER M., JADZINSKY M., FOX D., ALVAREZ E., ZILVERVARG J., CIBEIRA J., COLINAS R. La vejiga neurogénica en los pacientes diabéticos. *Rev. Arg. de Urol. y Nefrol.* 1969; vol. XXXVIII, 16-28.
29. FAUSETT H. J. Dolor neuropático. En: Carol Warfield y Hilary Fausset. *Diagnóstico y Tratamiento del Dolor.* Editorial Masson S. A., Barcelona, 2004; pág. 193.
30. FERRER S. D., SCHLENSINGER F. Enfermedades desmielinizantes. En: E. Waisberg y A. Gomez Galera. *Fisiopatología de Sistema Nervioso.* Publicaciones Técnicas Mediterráneo, Santiago de Chile, 1993; pág. 256.
31. FLOR H. *et al.* Chronic pain enhances the magnitude of the magnetic field evoked at the side of pain. Paper presented at the 9th. International Conference on Biomagnetism. Viena, Austria, 1993.
32. FLOR H. The psychobiology of chronic pain. *Abstracts-7th. World Congress on Pain.* 1993.
33. GRASELY R. H. *Theorical and practical issues in pain assessment in central pain syndrome. Pain and Central Nervous System Disease. The Central Pain Syndrome.* Editor K. L. Casey. Raven Press, 1991; pág. 81.
34. HAMMOND D. L. *The opioids relieve central pain. Pain and Central Nervous System Disease. The Central Pain Syndrome.* Edited by K. L. Kasey Raven Press. New York 1991; pág. 233.
35. HEAD H., HOLMES G. Sensory disturbances from cerebral lesions. *Brain.* 1911;34:102.
36. HENDLER N., UEMATSU S., LONG D. Thermographic validating of physical complaints in "psychogenic pain" pattents. *Psychosomatics.* 1994;23:282-287.

37. HOSOKAWA T. *et al.* Inmunological changes in chronic pain patients. *Abstracts. 7 th. World Congress on Pain,* 1993.
38. HOUSER S. A. Dolor de miembro fantasma. En: *Diagnóstico y Tratamiento del Dolor.* Editado por Carol Warfield y Hilary Fausset. Editorial Masson S. A. Barcelona, 2004; pág. 182.
39. JADAD A. R., CARROLL D. GLYNN C. J., MCQUAY HJ. Intravenous regional sympathetic blockade for pain relief in reflex sympathetic dystrophy: a sistematic review and a ramdomized, double-blind crossover study. *J Pain Symptom Manage.* 1995;10:13-20.
40. KASSIRER M. R., OSTERBERG D. H. Pain in chronic multiple sclerosis. *J. Pain Sympt Management.* 1987;2:95-97.
41. KATZ J., MELZACK R. Auricular transcutaneous electrical nerve stimulation (TENS) reduces phantom limb pain. *J. Pain Symptom Manag.* 1991;6:73-83.
42. KEMAYANA M. Vascular lesions of the thalamus on the dominant and non-dominant side. *Appl Neurophysiol.* 1976;39:171-177.
43. KISHORE-KUMAR R., MAX MB, SCHAFTER S. C. Desipramine relieves post-herpetic neuralgia. *Clin Pharmacol Ther.* 1990;47:305-312.
44. KISSM I., MACDONAL J., XAVTER A. V. Topical lidocaine for relief of superficial pain in postherpetic neuralgia. *Neurology.* 1989;39:1132-1133.
45. KLENERMAN G. A. Aciclovir and postherpetic neuralgia. *Biomed Pharmacother.* 1990;44 (9): 455-459.
46. KOYYALAGUNTA D. Neuropatía diabética. En: *Diagnóstico y Tratamiento del Dolor.* Editado por Carol Warfield y Hilary Fausset. Editorial Masson S. A. Barcelona, 2004; pág. 209.
47. KOYYALAGUNTA D. Neuropatía diabética. En: *Diagnóstico y Tratamiento del Dolor.* Dirigido por Carol Warfield y Hilary Fausset. Editorial Masson S. A, Barcelona, 2004; pág. 210.
48. KURTZKE J. F. Clinical manifestations of multiplc sclerosis. In: Vinkin P. J., Bruyn, G. E. eds. *Handbook of Neurology.* volumen IX. North Holland, Amsterdam. 1970; 161-216.
49. KVINESDAL B., MOLIN J., FROLAND A., GRAM L. Imipramine treatment of painful diabetic neuropathy. *JAMA.* 1984; 251:1727-1730.
50. LEIJON G., BOIVIE J. Central post-stroke pain. A controlled trial of amitripyline and carbazepine. *Pain.* 1989; 36:27-36.
51. LENZ F. A., TASKER R. R., DOSTROVSKY J. O. Abnormal single-unit activity recorded in the somatosensory thalamus of a quadriplegic patient with central pain. *Pain.* 1987; 3 1:225-236.
52. LEWITH C. T., FIELD J., MACHIN. Acupunture compared with placebo in postherpetic neuralgia. *Pain.* 1983;17:361-368.
53. LINDBLOM U. *New directions for basic and clinical research in central pain syndrome. Pain and Central Nervous*

System Disease. Ed K. L. Casey, Raven Press, New York, 1991; pág. 276.

54. LINDBLOM U. *New directions for basic and clinical research in central pain syndrome. Pain and Central Nervous System Disease.* Ed. K. L.Casey Raven Press N. York, 1991, pág. 275.
55. LOESER J. D. Herpes zoster and postherpetic neuralgia. *Pain.* 1986; 25:149-164.
56. LOH L., NATHAN P. W., SCHOTT C. D. Pain due to lesions of the central nervous system removed by sympathetic block. *Br Med J.* 1981;282:1026-1028.
57. LOMBARD M. C., NASHOLD B. S., PELISSIER T. Thalamic recordings in rats with hyperalgesia. In. Bonica J. J. Liebeskind J. C., Albe-Fessard, D. G., eds. *Advances in pain research and therapy*, volunen 3.Raven Press, New York. 1979; 767-772.
58. LYNCH S. MAX M. B., MUIR J., SMOLLER B., DUBNER R. Effinicacy of antidepressants in relieving diabetic neuropathy pain: amitriptyline VS. desipramine, and fluoxetine VS placebo. *Neurology.* 1990; 40. (suppl 1) 437.
59. MÁRSHALL J. Sensory disturbances in cortical wounds with special referente to pain. *J. Neurol. Neurosurg. Psychiatry.* 1954;14:187.
60. MARSLAND A. R., WEEKES J. W., ATKINSON R. L., LEONG M. G. Phanton limb pain: a case for beta blockers. *Pain.* 1982;12:295-297.
61. MAX M. B., CULNANE M., SCHAFER S. C. Amitryptiline relieves diabetic neuropathy pain in patients with normal o depressed mood. *Neurology.* 1987;37:589-596.
62. MAX M. B., SCHAFER S. C., CULNANE M., SMOLLER B., DUBNER R., GRACELY R. H. Amitriptyline but not lorazepan, relieves postherpetic neuralgia. *Neurology.* 1988;38: 1427-1432.
63. MAX M. B., LYNCH S. A., MUIR J., SHOAF S. E., SMOLLER B., DUBNER R. Effects of desipramine, amitriptyline and fluoxetine on pain in diabetic neuropathy. *N. Engl J Med.* 1992;326: 1250-1256.
64. MAYNE G. E., BROWN M., ARNOLD P., MOYA F. Pain of herpes zoster and postherpetic neuralgia. In *Practical Management of Pain.* Year Book, Chicago, 1986; 345-361.
65. MCALPINE D., LUMSDEN C. E. ARCHESON E. D. *Multiple Sclerosis. a reappraisal.* Williams and Wilkins, Baltimore, 1985.
66. MELZACK R., WALL P. Pain mechanisms: a new theory. *Science.* 1965;150: 971-979. 67. MILLIGAN N. S., NASH T. P Treatment of postherpetic neuralgia. A review of 77 consecutive cases. *Pain.* 1985;23:381-386.
68. MITCHELL S. W. In: *Human Limbs and Their Sustitutes.* Paul Klopsteg, Philip D. Wilson, Mc.Graw-Hill Book Company, Inc., New York, 1954; pág. 82.
69. MOULIN D. E., FOLEY K. M., EBERS G. C. Pain syndromes in multiple sclerosis *Neurology,* 1988;38:1830-1834.

70. MUNRO D. *Injuries to the Nervous System.* W.B Saunders Company, Ñew York. 1952; pág. 211.
71. NASHOLD B. S., OSTDAHL R. H., BULLITT E., FREDMAN A., BROPHY, B. Dorsal root entry zone lesions: a new+neurosurgical therapy for deafferentation pain. *Adv Pain Res Ther.* 1983;5:739-750.
72. OCHOA J., TOREBJORLE E., MARCHETTI P. Mechanisms of neuropathic pain. In Fiedls H. L., Dubner, R. Cervero. F. (eds.): *Advances in Pain Research and Therapy,* Raven Press, New York, 1985; vol. 9. pág. 431-450.
73. PARKES C. M. Factors determining the persistence of phantom pain in de amputee. *J. Psychosom Res.* 1973;17:97-108.
74. PAYNE C. Ultrasound for postherpetic neuralgia. A study to investigate the results of treatment. *Phyisiotherapy.* 1974;70:96-97.
75. PERKINS H. M., HANLON P. R. Epidural inyection of local anesthetic and steroids for the relief of pain secondary to herpes zoster. *Arch Surg.* 1978;113:253-254.
76. PORTENOY R. K. Dolor por lesión de la médula espinal. En: Foley K. M. y Payne R. M. *Terapéutica del Dolor* Ediciones Interamericana MacGraw-Hill, Barcelona 1989; pág 253.
77. RAJA S. N., HENDLER N. Sympathetically maintained pain. In Rgers, M (ed.): *Current Practices in Anesthesiology.* Mosby, N. York, 1990.
78. RIDDOCK G. Phantom limbs and body chape. *Brain.* 1941;64:197.
79. ROBERTS W. J. A hypothesis on the physiological basis for causalgia and related pain. *Pain.* 1986;24:297-311.
80. ROSSINI P. Comunicación personal. Curso de potenciales evocados. Santiago de Chile, 1993.
81. ROWBOTHAM M. C., DAVIS P. C., VERKEMPINCK C. *et al.* Lidocaine patch: double-blind controlled study of a new treatment method for post-herpetic neuralgia. *Pain.* 1996;65:39-44.
82. SHERMAN R. Case reports of treatment of phantom limb pain with a combination of electromyographic biofeedback and verbal relaxation techniques. *Biofeedback Self Regul.* 1976;1:353.
83. SIEGEL E. F. Control of phantom limb pain by hynosis. *Am J Clin Hypn.* 1979;21:285-286.
84. SJOLUND B. H. Role of transcutaneus electrical nerve stimulation. Central nervous system stimulation and ablative procedures in central pain syndrome. In: *Pain and Central Nervous System Disease. The Central Pain Syndromes,* K.L. Casey (ed.). Raven Press,New York, 1991; pág. 267.
85. SJOLUND B. H. Role of transcutaneus electrical nerve stimulation. Central nervous system stimulation and ablative procedures in central Pain syndrome, In: *Pain and Central*

Nervous System Disease. The Central Pain Syndromes. Ed K.L. Casey. Raven Press,New York 1991; pág. 272.

86. SWEET W. H. Neurosciences. *Research Program Bulletin.*Vol 16, N°1, February 1978. The MIT Press, pág. 150.
87. SWEET W. H. Deafferentation pain in man. *Appl Neurophysiol* 1988;51:117-127.
88. TARLOW I. M. *Spinal Cord Compression.* Ch Thomas, Springfield, III, 1957.
89. TASKER R. R. Deafferentation. In: Wall P. D, Melzack R. *Texbook of Pain.* Churchill Livingstone, Edinburg, 1984; pág. 119.
90. TASKER R. R, DOSTROVSKY J. O. Deafferentation and central pain. In: Wall P. D, Melzack R. (ed.) *Texbook of Pain.* Churchill-Livingstone Edinburg, 1989; pág. 134-180.
91. TASKER R. R., CARVALHO, G., DOSTROVSKY J. O. The history of central pain syndrome, with observations conceming pathophysiology and treatment. *Pain and Central Nervous System Disease. The Central Pain Syndromes.* K.L. Casey (ed.). Raven Press, 1991; pág. 31.
92. TASKER R. R. Pain in Thalamic Stroke. Proceeding of the XIII Annual Meeting of the Interurban Stroke Academic Association. Queen Elizabeth Hospital, Toronto, 1990; 3-25,1990.
93. TURKINGTON R. W. Depression masquerading as diabetic neuropathy. *JAMA.* 1980;243:1147-1150.
94. VEMOTE R., KETELAER P., CARTON H. Pain in multiple sclerosis patients *Clin Neurol Neurosurg.* 1986;88:87-93.
95. VERDUGO R., OCHOA J. L. Sympathetically maintained pain. Phentolamine block questions the concept. *Neurology,* 1994;44:1003-1010.
96. WATSON C. P. Postherpetic neuralgia. *Neurol Clin.* 1989;72:231-248.
97. WENSTEIN S., SERSEN E. Phantoms in cases of congenital obsence of limbs. *Neurology* 1961;II:905.
98. WHITE J. C., SWEET W. H. *Pain and the neurosurgeon.* Charles Thomas, Springfield, III, 1969.
99. WILLER J. C., DE BORUCKER T., BUSSEL B., ROBY-BRAMI A., HARREWYN J. M. Central analgesic effect of ketoprofen in humans; electrophysiological evidence a supraspinal mechanism in a double-blind cross-over study. *Pain* 1989;38:1-7.
100. YAMADA T., GRAFF-RADFORD N., KIMURA J., DICKINS Q., ADAMS H. Topographic analysis of somatosensory evoked potentials in patients with well-localised thalamic infarctions. J *Neurophysiology Sci.* 1985; 68:31-46.
101. YOUNG R. F. Clinical experience with radiofrequency and laser DREZ. lesions. *J. Neurosurg.* 1990;725:715-720.

Otros dolores neuropáticos

Capítulo 7

Cefaleas vasculares de la cara

• Inervación sensitiva de la cabeza

Las partes sensibles al dolor además de los tegumentos de la cara y el cráneo son las mucosas de la cavidad bucal, el área nasofaríngea, los senos de la cara, el conducto auditivo externo, los dientes, el área ocular, el oído medio y la articulación temporomaxilar. El contenido craneal sensible está representado por los senos venosos, la duramadre de la base del cráneo, el periostio, los troncos arteriales, arterias meníngeas y nervios, la piamadre, gran parte de la duramadre, la cubierta ependimaria de los ventrículos, los plexos coroideos y el componente óseo (cráneo). Las aferencias son vehiculizadas por el nervio trigémino que inerva la fosa anterior y media. Responden con dolor las irritaciones de los nervios glosofaríngeo (IX), neumogástrico (X), hipogloso mayor (XII) espinal (XI) y las tres primeras raíces cervicales sensitivas. Recordar que los nervios hipogloso mayor y espinal se denominan respectivamente cervicohipogloso y cervicoespinal porque son mixtos. (3) *Clasificación de las cefaleas vasculares de la cara*: **1)** *jaquecas,* **2)** *cefaleas agrupadas* y **3)** *hemicranea paroxítica crónica.* Los aspectos básicos para el tratamiento son: abortar el ataque agudo lo más rápido posible y suprimir el estrés. La etiología es discutida. *La sustancia cerebral es prácticamente insensible. Es como si la naturaleza le diera al "juez cortical" inmunidad antiálgica para que no se involucre en los dolores que debe juzgar.*

1. Jaqueca o migraña

El Comité de Clasificación de la Sociedad de Cefaleas (17) la define como un síndrome idiopático con dolor recurrente que se manifiesta mediante ataques cuya duración es de 4 a 72 horas. Tiene localización unilateral, pulsante, de moderada a severa intensidad. Se agrava por la actividad física generando náuseas, foto y fonofobia.

a. Patogenia

La *teoría genética* se basa en que gemelos monocigotos y dicigotos, cuando uno o ambos de los padres la padece, sufre migraña el 91%. Lo cual indica una transmisión autosómica dominante. La migraña familiar con hemiplejia funcional se ha vinculado a una mutación del cromosoma 19 en un 55% de los casos. (18)

Teoría vascular: se explica por falta de regulación circulatoria que libera serotonina y tromboxano A2. Se produce mayor agregación plaquetaria y activa las prostaglandinas y cininas que conducen a una vasoconstricción sin dolor. Se pasa a un segundo período con dolor, dilatación vascular e irritación de los receptores que producen el síntoma. (24) La enfermedad afecta vasos intracraneales y extracraneales.

Teoría periférica: los ganglios del trigémino contienen grandes concentraciones de sustancia P vasoactiva que en las ratas produce edema local. Otro neurotransmisor culpable es la serotonina, dado que las sustancias que la bloquean, como 5-hidroxitriptamina, inhiben el dolor. Es posible que la liberación brusca de serotonina por las plaquetas produzca aura e imágenes en la retina.

Teoría central: se ha observado una falta de concentración de opioides con relación al síndrome en estudio. El estrés cotidiano incrementa los opioides y con ello la ausencia de dolor, pero la relajación del fin de semana los reduce y el síntoma aparece. Las células mononucleares de la sangre muestran una reducción de las beta-endorfinas, por eso suele ser exitoso el tratamiento con acupuntura que incrementa las endorfinas. La causa se produce en la sustancia cerebral porque es donde se generan, en el 20% de los casos, los síntomas premonitorios. Parece ser que en los espacios perivasculares y vasos se genera una inflamación inducida por los neuropéptidos y sistemas adrenérgico y serotoninérgico. Los electroencefalogramas son anormales entre el 10 al 70%. El rango de estos hallazgos es comprensible cuando en los epilépticos ese estudio neuroeléctrico es normal en el 20% de los casos.

Ryan, en su libro, trae a colación las palabras de Friedman cuando dice *La clave para comprender el comienzo de un ataque de jaqueca reside en los sistemas nervioso y autonómico centrales.* (20) Y a continuación expone, *a los pacientes se los trata con psicofármacos, en lugar de ser diagnosticados como un síndrome límbico.* Es decir que en este síndrome la causa se encuentra en el comportamiento anormal, emocional y neurovegetativo del hipotálamo y el sistema límbico. ¿Reside allí el *centro reverberante* que produce la jaqueca?

Los síntomas locales pueden ser el resultado de perturbaciones neuronales primarias y no meramente una consecuencia del flujo sanguíneo reducido. Discernir la etiología es difícil dado que muchos factores alteran el equilibrio: bioquímico, genéticos, emocionales, vasculares y hormonales. Una hipótesis lógica involucra al hipotálamo como centro causal. (2)

b. Consideraciones clínicas

La historia del paciente determina si la jaqueca se inicia a temprana edad. Las crisis se presentan con palidez, trastornos intestinales, del sueño, transpiración, dolores en las piernas, desmayos, terror nocturno, enuresis, llanto, cefaleas, etcétera. Es decir que, desde niño suele aparecer una disfunción neurovisceral con mala adaptación a los cambios bruscos. Las dolencias son similares en los seres humanos, pero en el jaquecoso todo estímulo se amplifica. (20) El 85% de los pacientes no tienen aura declarada, pero suelen padecer falta de apetito o cambios de carácter. Las jaquecas con aura se presentan aproximadamente 30 minutos antes del ataque con escotomas oculares, centelleos, fortificaciones brillantes, diplopía, parestesias cefálicas y alucinaciones olfatorias o auditivas.

c. Efectos neurológicos

El trastorno vascular puede ocasionar signos neurológicos que duran más de las 24 horas. El síndrome suele aparecer como hemiparesia sensitivo-motora que toma los músculos extraoculares. Comienza durante el dolor y desaparece con la terminación del ataque. La migraña basilar es otro ejemplo que, como es de suponer, se manifiesta por un síndrome similar a la disfunción de las arterias vertebrales. Se describe en la adolescencia con historia familiar de jaquecas. El enfermo manifiesta vértigo, tinnitus, hipoacusia, ataxia, etcétera. El jaquecoso se toca la cara; el paciente que padece neuralgia esencial del trigémino no lo hace por miedo a disparar el punto gatillo. El jaquecoso se calma en decúbito y en silencio; el que padece cefalea agrupada, camina.

2. Cefaleas agrupadas

a. Definición

Se ha denominado neuralgia migrañosa o cefalalgia de Horton. Ocurre en pacientes de 20 a 40 años de edad. El 10% son mujeres, el 70% fumadores y el 20% padece de úlceras de estómago y con cierta frecuencia sufre enfermedad coronaria. Constituye el 2% de las cefaleas que se atienden en servicios de la especialidad. (6) Son menos comunes que la jaqueca clásica. Se presenta con paroxismos que duran de 2 semanas a 3 meses con intervalos libres de dolor. No se observan, como en la jaqueca, auras, náuseas o vómitos.

b. Patogenia

Se ha demostrado que la circulación aumenta en el lado contralateral del cerebro sugiriendo una disfunción autonómica. (21) Se la emparenta con la jaqueca, por eso se ha denominado *migraña en racimo.* (13) Se comprueba asimismo que, durante el ataque, hay una bajo nivel de metaencefalinas y vasoconstricción. Se cree que las neuralgias vasculares de la cara tipo Harris, Charlin y Sluder obedecen a similar patogenia.

c. Consideraciones clínicas

El dolor suele ser unilateral, quemante, *arrancante,* y localizado alrededor de los ojos. Se constata hiperalgesia en el cuero cabelludo y la cara, miosis, fotofobia, inyección conjuntival, lagrimeo, rinorrea y rubor facial. Los ataques se facilitan durante la noche y se repiten de uno a cuatro veces por día. La duración en cada ataque es de 10 minutos a 2 horas, y se prolonga durante 4 a 8 semanas con remisiones de meses o años. Es tan severo que el paciente camina con desesperación y puede llegar al suicidio. El ataque de la cefalea agrupada se facilita con la ingestión de alcohol, histamina o trinitrina.

3. Hemicrania paroxística crónica

Definición y clínica

Ataca en forma unilateral el área temporoorbital produciendo congestión conjuntival, rinorrea y síndrome parcial de Horner. Es un síndrome parecido a la jaqueca en racimo y se infiere asociación con el sistema autonómico. Suele repetirse de 10 a 15 veces durante las 24 horas. La duración de cada ataque es de 10 a 20 minutos y se repite diariamente durante años.

Diagnóstico diferencial con la jaqueca	
Jaqueca	**Cefalea agrupada**
Aura, náuseas y vómitos	No tienen aura, ni son comunes vómitos o náuseas
Cara pálida y fría	Cara enrojecida y caliente
Se calma con la oscuridad y silencio	Se facilita el síntoma durante la noche
La histamina por vía endovenosa no produce efecto o mejora el dolor	La histamina incrementa la dolencia

4. Tratamiento de los síndromes descritos

a. Para las jaquecas

Se indica ergotamina cuando los ataques son menos de dos veces por mes y de corta duración. (4) Este fármaco, cuando se administra por vía parenteral o rectal, es efectivo en un 90% de los casos; el resultado se observa dentro de las 2 horas del tratamiento. Se administra también en forma oral, subcutánea o sublingual, pero con menos efectividad. La cafeína mejora la absorción y los sedantes evitan el estrés. Para la profilaxis, se prefiere un fármaco sin el peligro de la ergotamina, sobre todo si las jaquecas tienen larga duración y frecuencia. Se utiliza en esos casos la metisergida en dosis de 2 mg, dos a cuatro veces por día. Se deben vigilar los efectos secundarios (fibrosis retroperitoneal). Los betabloqueantes como el propranolol, que actúan principalmente a nivel de los receptores beta 2, relajan el músculo liso de las arteriolas y producen dilatación. Los antagonistas del canal de calcio (verapamilo o nifedipina) están indicados. *El sumatriptan es un fármaco de probada eficacia y con menores contraindicaciones* (ver tratamiento farmacológico).

b. Para las cefaleas agrupadas

Es similar al utilizado en la jaqueca (sumatriptan y ergotamina). Ante el fracaso se utiliza anticonvulsivos como la gabapentina o el clonazepan. El episodio agudo se controla mediante inhalaciones de oxígeno al 100% durante 10 minutos; es útil en el 50 al 70% de los casos. (4) En algunos casos, ante lo inefectivo del tratamiento, se utiliza la metisergida (2 mg tres a cuatro veces por día); si no remite se prescriben corticoides (prednisona 40 mg diarios) que incrementan la vasoconstricción. Los bloqueadores de los canales de calcio son efectivos, principalmente la nifedipina.

c. Para la hemicrania paroxística crónica

Es importante evitar el estrés. El tratamiento psicológico está indicado en algunos casos, pero el síndrome suele aparecer en personas sin problemas psicológicos. Los fármacos indicados son la indometacina, el sumatriptan y la ergotamina. En este caso, como en los dolores neuropáticos, el dolor *no lo produce el que quiere sino el que puede.*

Consideraciones generales: el cerebro puede gestar, sin lesión probada, dolores, parálisis y movimientos involuntarios como el blefarospasmo, tortícolis, calambre del escribiente y síndrome de piernas inquietas. Avalando este tipo de interpretación comparativa, también se han descrito *jaquecas* en otras partes del cuerpo como la migraña abdominal, la carotidinia y la eritromelalgia. Se reconoce que el SNC produce síntomas espontáneos como los recuerdos dolorosos sin lesión probada. *El diagnóstico diferencial es a veces difícil porque la víscera cerebral se expresa en la misma forma por causas diferentes.*

4. Neuralgia esencial del trigémino (tic doloroso)

a. Definición

La etiología es desconocida. Se define como una neuralgia severa de las ramas inferiores del trigémino, que responde a puntos gatillos y enmudece al enfermo con una mímica que traduce un sufrimiento extremo. No produce signos neurológicos y obedece, en la mayoría de los casos, al tratamiento con carbamazepina. Ocurre en personas de más de 50 años y es excepcional en personas de menos de 20 años.

b. Patogenia

Componente mecánico: se cree que es una compresión del nervio por la arteria cerebelosa superior. Es lo que se ha observado cuando se trabaja con microscopio binocular. (5, 14, 9) También se atribuye a la modificación, por la edad, del techo óseo que cubre el conducto carotídeo y el acercamiento de la carótida interna al ganglio trigeminal. (10) Otra teoría culpa a las modificaciones de la geometría de la base del cráneo en la fosa posterior, como factores irritantes sobre el ganglio. Se ha informado el hallazgo de una banda fibrosa desde la apófisis clinoides anterior hasta el vértice del peñasco y la compresión del nervio trigémino entre la lámina tectorial y el peñasco. El algunos pacientes se han detectado calcificaciones (hidroxiapatita) en los repliegues aracnoideos que envuelven al mismo nervio y al ganglio. Se recuerda que los tumores a nivel del ángulo pontocerebeloso o intraventricular producen dolores paroxísticos muy similares al que se estudia. En el estudio histológico de estos pacientes se halla degeneración y desmielinización segmentaria de las fibras del trigémino, junto a vacuolización de las células ganglionares. (11) Similares características han sido descritas en personas jóvenes con esclerosis múltiples y neuralgia paroxística.

Componente neurológico: lo expuesto parece confirmar la tesis de que el dolor se produce por un *corto circuito* entre los axones degenerados por la acción mecánica. Se repite en la medida que se incorporan nuevas potencias a causa de las comunicaciones efápticas autogeneradoras (ectópicas). Es una descarga brusca de neuronas con la aparición de un período refractario en el cual desaparece el punto gatillo. Son potenciales *caóticos* que producen irritación en los núcleos del trigémino. Se ha observado que en pacientes con esclerosis en placa, el 2% padece de una típica neuralgia idiopática del trigémino. Otras estadísticas señalan más del 3%. (19) Se ha manifestado que las compresiones vasculares en las raíces y en el nervio trigémino son raras (11%). (1) Otros investigadores anuncian que las anomalías vasculares se encuentran también en pacientes que no tienen ese tipo de dolor. (8) Hay autores que señalan la analogía con otras afecciones paroxísticas de etiologías diferentes, llegando a considerar la enfermedad en estudio como una *epilepsia sensorial* con falla de los mecanismos inhibidores centrales. Pero también es cierto que los ataques epilépticos reales en la cara, no tienen puntos gatillo ni responden a la carbamazepina. Se reconoce que múltiples patologías mecánicas y degenerativas producen similares paroxismos. Son datos para pensar en la etiología mecánica de la neuralgia que se estudia. La neuralgia, como la epilepsia, se produce por la irritación de receptores a nivel central. Más que el lugar es el tipo de estímulo que distorsiona la modulación del SNC. La provocación de dolor neuropático siempre se asocia al SNC, a diferentes niveles, con focos *epileptiformes*, que producen dolores discriminativos como de tipo afectivo, con paroxismos o sin ellos, y a veces con intermitencia de un dolor de base. El SNC posee múltiples mecanismos de plasticidad para los requerimientos del medio, pero también es cierto que la edad los disminuye. Si falla la adaptación a estímulos adversos, estalla el dolor paroxístico con sus momentos refractarios, propios de una respuesta neuronal. Es por eso que la organización de las aferencias se puede inhibir por estímulos eferentes corticales, como se prueba en siete pacientes, en los que se calma el síndrome cuando se aplica corriente a nivel de la corteza cerebral. (16) Parece ser que la neuralgia del trigémino, el dolor fantasma y los problemas psicológicos, generan en el encéfalo, centros corticales autogenerados. Es lógico pensar que el tipo de estímulos, y su respuesta, es el causante del tic doloroso, como sucede en las algodistrofias. *Se produce por falta de modulación apropiada a nivel del asta posterior, o su equivalente trigeminal en el área bulbomedular.*

Los nervios relativamente fijos, como los pares craneales, están supeditados a mínimos trastornos mecánicos. Los estímulos, aunque sean imperceptibles, al ser repetidos, son acumulativos hasta que lo latente se trasforma en manifiesto. Lo mismo sucede en los síndromes en pasajes anatómicos preexistentes (atrapamientos), en la artrosis incipiente de cadera, hasta que la fibrosis de los receptores calman el síntoma. Si el paciente sufre en el mismo momento una neuralgia del trigémino y jaqueca, la última se calma, como lo hace la ciática con la lumbalgia. Esto indica que a nivel central se producen períodos refractarios por estímulos mecánicos. Lo cual es congruente con el éxito demostrado por los anticonvulsivos. En la jaqueca es posible que el estímulo también autogenere centros autonómicos reverberantes en el hipotálamo. *La patogenia de la neuralgia del trigémino es producto de una irritación nerviosa que desconcierta al* SNC. *Es como una eterna amenaza, que sin dañar el cuerpo, produce ansiedad, miedo y desesperanza.*

c. Consideraciones clínicas

Es un intenso dolor en la segunda y/o tercera rama del trigémino, de tipo paroxístico, como puñalada, intermitente, que dura desde segundos a dos minutos con intervalos libres de toda sensación dolorosa o displacentera. Se puede repetir varias veces por día y durar varias semanas con remisiones de varios meses o años. La otra característica es que en la cara tiene puntos gatillos que lo facilitan. Los puntos principales son el labio superior, inferior, área nasolabial y párpado superior. No se encuentran signos neurológicos.

En una síntesis sobre varios autores se constata que el dolor se produce en la segunda rama del nervio en aproximadamente en el 50% de los casos; el 35% en la tercera y el 15% en la primera división. El dolor suele aparecer durante el cepillado de dientes, la masticación, el bostezo y a veces, aunque es infrecuente, en lugares fuera de la cara. El dolor del maxilar y el labio se irradian a la oreja, y el del labio superior al área nasal y al ojo. El paciente no toca su cara, como lo hace el jaquecoso, porque teme el incremento del dolor. Su aparición es generalmente unilateral, y bilateral en el 2% de los casos. Con el tiempo aumenta la intensidad y la frecuencia. No hay signos neurológicos que confirmen su presencia, dado que hasta el reflejo corneano está presente. *El hecho de que los ataques se producen en el día, induce a pensar que los estímulos mecánicos generan los neurológicos y que ambos son responsables de este tipo de dolor.*

d. Tratamiento

Se utilizan medicamentos que depriman la excitabilidad de los centros epileptiformes bulbomedulares. La carbamazeplna calma el dolor en forma manifiesta en el 60% de los casos, y en el 40% los resultados son satisfactorios; el clonazepam y el baclofén contribuyen a calmarlo. En la actualidad se utiliza con éxito antiepilépticos como la lamotrigina, gabapentina y topiramato (25) (ver capítulo de farmacología).

Procedimientos quirúrgicos: las infiltraciones retrogasserianas con alcohol o fenol dejan como secuela una analgesia dolorosa y discapacitante, parecida a la causalgia. En la actualidad, se prefieren emisiones calóricas de radiofrecuencia o la instilación de glicerol, que destruye selectivamente las fibras algéticas. La acción de este fármaco es menos invalidante, pero más corta.

Gangliólisis por radiofrecuencia: se introduce una aguja electrodo a través de la mejilla hasta llegar al agujero oval, donde en la porción supragasseriana se lesiona la sustancia nerviosa mediante radiofrecuencia. Este procedimiento se practica en varios servicios médicos y se acumula una experiencia sobre más de 20 000 casos; los pacientes permanecen, término medio, un día internados. No hubo contraindicaciones y sólo se constata una muerte en 10 000 aplicaciones percutáneas. Los éxitos variaron de 88 a 96%. Es ideal para ancianos o personas con debilidad, dado que su riesgo es ínfimo con respecto a la vida.

Decompresión microvascular: se realiza mediante una craniectomía suboccipital con un microscopio para observar el nervio en su trayectoria. Este procedimiento lo realiza Dandy en 1934 sin instrumentación sofisticada. (5) Dandy observa, en 215 pacientes operados, compresión mecánica en el 60% de los casos. Con la aparición del microscopio quirúrgico se proponen técnicas de acuerdo a la misma etiología. Sobre 411 enfermos se registra que la causa compresiva mencionada se presenta en el 86% de los enfermos. Se informa el 1% de muertes. (23,9) Las secuelas posoperatorias que refiere un investigador sobre 93 casos fueron parestesias en un 14%, que se controlan con medicación, y analgesia dolorosa que se produce en un 0,7%. (22, 23) Cuando no se descubre compresión del nervio se realiza una rizotomía parcial (neurotomía supragasseriana).

Radiocirugía estereotáctica: es un método moderno denominado bisturí gamma o por acelerador lineal. Se lesiona la raíz del trigémino sin perturbar otra estructura. (15) La ventaja es que ataca la causa del dolor sin generar complicaciones.

5. Dolor postmastectomía

Se produce después de las mastectomías por cáncer de mama. Se discute si la causa es por presión del linfedema, por la disección quirúrgica o por presencia de metástasis. Este síndrome se denomina de *postmastectomía por disección axilar*. Se describe el dolor como patrones paroxísticos lancinantes, contra un fondo quemante ardoroso. Se localiza en la axila y la parte superior e interna del brazo o tórax. (7) Se constata hiperestesia, anestesia, parestesia, hiperpatía y alodinea. El dolor fantasma por extirpación de la mama suele ser también una complicación que produce dolores paroxísticos ardorosos y punzantes. El síndrome por disección axilar ocurre en un 13% de las mastectomías y aparece después de varios meses de la operación. (12) Es evidente que cualquier destrucción aguda y no localizada perturba la modulación sensitiva a nivel del SNC generando un *caos* que la naturaleza quiere compensar, pero sin querer, lo agrava. *Son los errores cometidos por una plasticidad compensadora insuficiente.*

Bibliografía

1. Adams C. B., Kaye AH, Teddy P. J. The treatment of trigeminal neuralgia by posterior fossa microsurgery. *J. Neurol Neurosurg Psychiatry.* 1982;45:1020.

2. BANNISTER R., LORD BRAIN. *Neurología Clínica.* Sexta edición. Editorial Médica Panamericana, Buenos Aires, 1988; pág 176.
3. CIBEIRA J. B. *Cervicobraquialgias. Enfermedad por Microtrauma.* Editorial Médica Panamericana. Buenos Aires, 2001; pág 71.
4. DALESSIO J. D. Migraña y cefaleas en racimo. En: K. M. Foley y R. M. Payne. *Terapéutica del Dolor.* Editorial Interamericana McGraw-Hill, México, 1989; pág190.
5. DANDY W. E. Conceming the cause of trigeminal neuralgia. *Amer J. Surg.* 1934;24:447.
6. DIAMOND S., SALOMON G. D., FREITAG F. C. Demographics of cluster headache patients attending a out patient headache clinic. *Headache.* 1986;26-314.
7. FITZGIBBON D. R., CHAPMAN C. R. Dolor por cáncer: valoración y diagnóstico. En: Bonica, *Terapéutica del Dolor.* Editorial McGrow-Hill, tercera dición, México, 2003; pág 779.
8. HARDY D. C., RHOTON A. L. Microsurgical relationships of the superior cerebellar artery and the trigeminal nerve. *J. Neurosurg.* 1978; 49:669-678.
9. JANNETTA P. J., RAND R. W. Arterial compression of the trigeminal nerve at the pons in patients with trigeminal neuralgia. *J. Neurosurg.* 1967; 26, supl. 159.
10. KERR F. W. The etiology of trigeminal neuralgia. *Arch. Neurol.* 1963;8-15.
11. KRAYENBUHL H. La neuralgia esencial del trigemino. *Documenta Geigy. Acta Clínica*, 1969.
12. KRONER K., KREBS B., SKOV J *et al.* Immediate and long-term phantom breast syndrome after mastectomy: incidence, clinical characteristics and relationship to pre-mastectomy breast pain. *Pain.* 1989;36:327-334.
13. KUDROW L. *Cluster Headache: Mechanisms and Manegements.* University Press Oxford, Oxford 1980.
14. LAZORTHES G., ALEGRE DE LA SOUJEOLE C., ESPAGNO J. Note sur les vaisseaux del angle pontocerebelleux. Variations et rapports avec la racine du trijumeau, *CR Ass Anat.* 1949;36,437.
15. LOESER J. D. Neuralgia de los pares craneales. En: Bonica *Terapéutica del Dolor.* Editor John D. Loeser. Tercera edición, McGraw-Hill Interamericana, México DC, 2003; pág 1019.
16. MEYERSON BA, LINDBLOM B, LFNDEROTH G. LIND G, HERREGODTS P. Trigeminal neurophatic pain may be relieved by stimulation of the motor cortex. *7th. World Congress on Pain*, 1993; pág 132.
17. OLESEN J. Classification and diagnostic criteria for headache

disorders cranial neuralgias, and headache pain. *Cephalalgia* 8. (supl.7)1988;I-96.

18. PRADALIER A. Cefaleas. Primera Conferencia Internacional sobre Dolor. *Relatos,* 1994; pág. 34.
19. RUSHTON J. G., OLAFSON R. A. Trigeminal neuralgia associated with multiple sclerosis: report of 35 cases. Arch Neurol, 1965;13:383-386.
20. RYAN R. E. *Cefaleas. Diagnóstico y Tratamiento.* Ed. Mosby Company. Bernardes S. A. Buenos Aires, 1980, pág 111.
21. SAKAI F., MEYER J. S. Regional cerebral hemodynamics during migraine and cluster headache-Measured by the Xe inhalation method. *Headache.* 1978;18:122-133.
22. SWEET W. H. Controversies in the treatment of trigeminal neuralgia (tic douloureux). *N. Engl J. Med.* 1986;315:174-177.
23. SWEET W. H. Neuralgia del trigémino. En: K. M. Foley y R. M. Payne. *Terapéutica del Dolor.* Editado por Interamericana McGraw-Hill. México, 1989; pág 131.
24. WOLFF H. G. *Headache and other head pain.* ed 2, Oxford University Press, New York, 1963.
25. ZAKRZEWSKA J. M., CHAUDHRY Z., NURMIKKO T. J., PATTON D. W., MULLENS EL. Lamotrigine (lamictal) in refractory trigeminal neuralgia: results from a double-blind placebo controlled crossover trial. *Pain.* 1997; Nov; 73 (2):223-30.

Posibles dolores neuropáticos

Capítulo 8

El estudio de la fibromialgia y el síndrome miofascial con punto gatillo son entidades muy discutidas y difíciles de tratar. No obedecen al tratamiento farmacológico que calma el dolor fisiológico. Se los clasifica como *posibles dolores neuropáticos.* (19) En el libro *Dolor lumbar,* el autor estudia más de 800 pacientes con dolor fisiológico (lumbalgia o lumbociática) con un seguimiento de los pacientes durante más de cuatro años. Cuando la dolencia no se calma con calor se piensa en un componente fibromiálgico que mejora con crioterapia. (7) También se constata que muchas dolencias diagnosticadas como psicológicas son distopías interapofisarias que producen degeneración ósea de origen mecánico (artrosis), que para su inmovilización biológica provocan espasmos de los músculos paravertebrales, en muchos casos con formación de nódulos e inflamación invisible a la iconografía y a los estudios bioeléctricos. (9) Es cierto que toda disfunción, en principio, puede ser incrementada por la psiquis del paciente, pero es diferente cuando la causa principal es la disfunción de la mente o la del cuerpo. Se conocen histéricos, deprimidos e hipocondríacos sin síndromes dolorosos, pero en otra perspectiva no se niega que todo evento tiene connotación psicofísica. *Una forma de ocultar la ignorancia es atribuirlo todo a causas psicológicas.*

1. Síndrome miofascial con punto motor

a. Definición

Criterio mínimo para el diagnóstico: nódulos (punto gatillo) en la espalda, generalmente simétricos, que producen dolor a la palpación. Segundo: que el dolor se refiera a distancia. Tercero: que los dedos del examinador registren una contracción leve con molestias o dolor. En la piel hay incremento de la sudoración, temperatura y aumento de espesor regional (signo del pellizco rodado).

b. Fisiopatología

Las fibras que vehiculizan las aferencias del dolor son las A delta y C. Las fibras C, al ser estimuladas, mantienen ese estado en forma espontánea por acción de sustancias como la bradicinina, el potasio, las prostaglandinas, la histamina, la serotonina, la sustancia P y los leucotrienos. (16) La bradicinina y las prostaglandinas responden más sensiblemente al contacto con el punto gatillo. Se ha probado que el diclofenaco inyectado en el PG es mejor que el anestésico para relajar la musculatura, dado que es un inhibidor de las prostaglandinas. Mediante el microscopio electrónico se observa gran cantidad de células productoras de histamina y plaquetas sensibles a la serotonina. (2) Se ha probado que la analgesia, producida por la infiltración con anestésico, puede ser revertida por la naloxona, lo cual implica al sistema opioide en la desaparición del dolor. Igual patogenia analgésica se le atribuye a la infiltración con *aguja seca.* (24) Esto da pie para pensar que el cuerpo reacciona con su SNC a cualquier noxa generando sus propias defensas antiálgicas.

El punto gatillo es un centro con deficiente producción de energía, con anoxia y problemas circulatorios a nivel de los capilares. Se observa engrosamiento leve de las mitocondrias y deficiencia enzimática. (25, 4) Es una respuesta del SNC como lo hace el peritoneo ante la infección o el espasmo muscular cuando quiere inmovilizar las estructuras vertebrales dañadas. Se recuerda que en la columna cervical posterior un músculo, como el esplenio, está inervado sectorialmente por diferentes miotomas, lo que puede generar nódulos separados.

Retracción sarcomérica: la enfermedad de McArdle produce retracciones musculares después de los ejercicios. La causa es la deficiencia congénita de fosforilasa, que restringe el ATP del sarcoplasma reticular. Otro ejemplo similar es el hipertono observado en algunos músculos del síndrome de la parálisis cerebral que no registran manifestaciones bioeléctricas. (8) En el estado de *rigor mortis* también se producen retracciones sarcoméricas que acortan la fibra muscular sin generar potenciales eléctricos. En las disfunciones tiroideas y las avitaminosis se presenta un fenómeno similar. (28) Hay enfermedades reumáticas que atacan a la fibra muscular destruyendo la actina cerca de la banda Z, lo cual se atribuye a fallas mecánicas y metabólicas del músculo sin disfunción refleja. (13) Se ha observado mediante el microscopio electrónico bandas o nódulos con retracción sarcomérica que no generan potenciales eléctricos pero aumentan la dureza muscular. (27,23) Los pacientes pueden acostarse libres de síntomas y levantarse con dolor. Durante la noche, los nódulos latentes de esta dolencia se manifiestan debido a la posición en flexión del cuerpo.

Patogenia de convergencia: la contracción muscular neurogénica se produce por dos mecanismos: el de la *convergencia* y el de la *facilitación*. En la *convergencia* el estímulo periférico llega a las áreas III y IV del asta posterior, generando un reflejo en las estructuras pertenecientes a la misma metámera (somática y visceral) con producción de hiperalgesia o hiperestesia. A veces responde el sistema autonómico, porque la estimulación repetitiva de los músculos esternocleidomastoideo y temporal genera coriza, inyección conjuntival y lagrimeo. El cerebro no sabe discernir si es visceral o somático pero refiere sus dolores a la piel porque tiene mayor representación en la corteza cerebral. Si se bloquea con anestésico el área cutánea de referencia, hiperestésica o hiperalgética, el dolor que proviene del soma o de las vísceras se calma. Este tipo de convergencia es muy común en los mamíferos. *Ejemplo*: es el síndrome que genera espasmo muscular respondiendo a una metámera homóloga irritada.

Patogenia de facilitación: llega a dos neuronas de la médula, y la anestesia o la aplicacion de frío en el área de referencia calma el dolor, como se observa en el tratamiento del nódulo miofascial con punto motor. Al palpar la banda o nódulo se experimenta un reflejo con referencia metamérico (nódulo miofascial) y otro miogénico de facilitación dolorosa sin reflejos, que se calma muy poco mediante la anestesia cutánea. *Ejemplo*: síndrome fibromiálgico.

En 21 pacientes tratados con masajes, se comprueba en el plasma sanguíneo el doble de concentración de miohemoglobina, que se normaliza a medida que desapare el dolor. En estos casos, ¿la dolencia tiene representación metabólica? (10,11)

c. Consideraciones clínicas

Se presenta en personas de mediana edad sin síndromes de laboratorio o bioeléctricos que lo justifiquen. El 20% de los pacientes con dolor miofascial también padecen fibromialgia. Se constata hipertono muscular especialmente en el músculo trapecio. El síndrome se incrementa con el estrés, la fatiga y los estados emocionales adversos. Se palpan puntos muy dolorosos y simétricos en varios lugares del cuerpo. La contracción voluntaria rápida puede incrementar la dolencia, así como también la amplitud articular extrema. El paciente no descansa bien y se levanta fatigado. Hay una forma severa, con dolor al reposo y al movimiento; y otra menos grave, que sólo se refiere durante el reposo, pero en condiciones propicias los nódulos latentes indoloros se transforman en dolorosos.

Palpación: se constata, en el área musculotendinosa, una actividad espontánea y simétrica en el nódulo o banda.

Dolor y parestesias referidas: las bandas o nódulos, a la presión, producen dolor referido o disestesia referida porque no hay compresión de fibra nerviosa. Los pacientes, con un dedo, pueden señalar con precisión el lugar del dolor y tienden a preservarse de la humedad ambiente.

Sensibilidad: no hay falta de sensibilidad ni parestesias. Hay aumento de sensibilidad al frío.

Fuerza muscular: hay fatiga rápida y debilidad muscular sin atrofia.

Palpación: a compresión del nódulo miofascial se capta una contracción muscular que genera dolores metaméricos a distancia con hiperalgesia o hiperestesia, aumento de temperatura y a veces sudoración, con el signo producido por el pinzamiento rodado. La presión localizada y mantenida sobre el nódulo relaja la retracción y disminuye el dolor.

Reflejos: los profundos y los superficiales son normales.

Movilización activa y pasiva: la activa es dolorosa en posiciones extremas y la contracción brusca isométrica causa dolor. Hay tendencia a la restricción de la amplitud articular por las molestias que causa. La distensión muscular calma el dolor, sobre todo los calambres, dado que la elongación de esas estructuras estimula la capacidad inhibitoria de los receptores tendinosos de Golgi que actúan sobre la fibras musculares. La prostaglandina sensibiliza los puntos gatillos, pero desaparece ese efecto rápidamente ante la normalización del metabolismo por distensión muscular.

d. Diagnóstico instrumental

No hay ningún procedimiento que establezca el diagnóstico indiscutible de esta entidad. La *electromiografía* sólo en el punto gatillo capta potenciales eléctricos. (17) La *termografía* mide la temperatura de la piel a varios milímetros de profundidad y determina la circulación del área (reflejo autonómico). Así se han determinado zonas cutáneas hiperalgéticas, de aproximadamente 10 cm, que están localizadas a distancia del punto gatillo. (15) La *iconografía* clásica o moderna no aporta datos para el reconocimiento del punto gatillo.

e. Diagnóstico diferencial

La fibromialgia no genera dolor referido, pero puede tener similares características a la palpación. Tanto la fibromialgia como el síndrome miofascial tienen el *signo del salto*, es decir, que cuando se toca el punto gatillo se desplaza el cuerpo del paciente en forma defensiva.

f. Tratamiento

El 20% de los pacientes, con nódulos mio-fasciales padecen de fibromialgia. Esta conjunción incrementa la complejidad de la enfermedad y pone en duda el éxi-to del tratamiento. Se propicia primero o en forma conjunta lo que el autor denomina ejercicios básicos cotidianos (EBC). Son ejercicios posturales como los recomendados para los síndromes que se expresan por espasmos de origen mecánico. *Ejemplo*: artrosis de columna con espasmo paravertebral (ver ejercicios terapéuticos en el capítulo 12).

La retracción sarcomérica trata de perpetuarse cuando se mantienen las extremidades en flexión, lo cual indica que el reposo puede ser contraproducente. La presión sostenida sobre el punto gatillo mejora el síntoma. La *manipulación* no está contraindicada, aunque no sería específica para este síndrome, dado que este tipo tratamiento actúa sobre las subluxaciones articulares que generan los espasmos musculares de defensa.

Crioterapia: si el calor no da resultado se presiente una fibromialgia conjunta que responde mejor a la crioterapia. Este tratamiento, en algunos casos, inhibe la dolencia. La aplicación de frío (cloruro de etilo) se realiza en las áreas doloridas a una altura de 10 cm. (29)

Infiltración anestésica: se refieren buenos resultados cuando se inyecta en el punto gatillo procaína de 0,5 a 2 ml al 0,5% o lidocaina al 1 ó 2%. Después de la infiltración, realizar los ejercicios de distensión. Los *fármacos AINE* y los corticoides inhiben el dolor en forma discutible o leve. Es útil probar el calor húmedo en la bañera que se completa con masajes sin provocar dolor. La *acupuntura* no ha dado resultado, ni tampoco hay coincidencia de sus puntos con la localización de los puntos gatillo miofasciales.

g. Pronóstico

Si el tratamiento es continuo, sobre todo con deportes, se mejora o se inhibe en su totalidad. Si está unido a la enfermedad fibromiálgica el pronóstico es reservado.

2. Síndrome o enfermedad fibromiálgica

a. Definición y estadísticas

El Colegio Americano de Reumatología (1990) definió el síndrome diciendo que los pacientes manifiestan ciertas características como dolores bilaterales (en más de 11 a 18 localizaciones), en casi todas las partes del cuerpo, desde la cabeza a las rodillas. Para catalogar este síndrome se necesitan por lo menos tres meses de dolor en puntos específicos, especialmente en la región escapular superior. En esta definición se anula el concepto fibromialgia secundaria cuando acompaña a otros procesos como artritis reumatoidea o lupus eritematoso sistémico. (33) El término fibromialgia fue introducido en la década de 1970, después que se lo denominara, a principios de siglo, *reumatismo psicogénico, fibrosistis* y *reumatismo no articular.*

Según el estudio de Wolfe en los EEUU, sobre 3 006 personas hay una prevalencia del 2%. Es más frecuente en mujeres en una proporción de 6 a 10. No obstante, de acuerdo con la literatura, puede aparecer en cualquier edad, inclusive en niños (1 al 6%). De tres a seis millones de norteamericanos la sufren. (19) En Europa, la atención de esta en-fermedad en los hospitales, con respecto a otras, se efectúa en una proporción del 75%. Su causa es sistémica, bilateral y ataca con mayor frecuencia a personas entre 29 a 37 años. (26) Son síntomas importantes la rigidez matinal y fatiga.

b. Fisiopatología

Se investigan tres áreas fundamentales: alteraciones musculares, neuroendocrinas y durante el sueño. (21) La fibromialgia, se ha dicho, es una entidad producida por múltiples factores. (28) También producto de miofibrosis intersticial. (2)

Alteraciones psicológicas: en los Estados Unidos, en colaboración con 16 centros, se investiga la relación entre esta enfermedad y la ansiedad. El resultado muestra ansiedad en el 44,9% de los enfermos. Los que además padecieron síntomas concomitantes sufrieron de ansiedad, en 51,1% de los casos. Por el contrario, los que sufren dolores crónicos, no fi-bromiálgicos, se manifiestan con un porcentaje de 21,5%. Todo lo cual apoya la importancia de la psiquis en la aparición de esta dolencia. (31) Por la falta de pruebas concluyentes sobre la patogenia de esta enfermedad algunos autores creen que la causa es psicológica. (14) Posiblemente la biografía del enfermo es fundamental y el punto vulnerable en esta enfermedad es la estructura muscular y no, como en otras, las arterias.

Alteraciones musculares: se considera que, en alguna forma, la patogenia es similar al síndrome miofascial con punto gatillo porque la fibromialgia en un 20% comparte síndromes miofasciales con punto gatillo. Hay falta de fosfatos de alta energía en los lugares doloridos, por lo que ha surgido la hipótesis de una hipoxia localizada. Los estudios del me-tabolismo muscular in vivo con espectroscopía de fósforo 31 y resonancia magnética no aportan diferencias entre enfermos y sanos. Otros trabajos lo han atribuido a una falta de circulación adecuada de los puntos musculares. (35, 3, 4) En los pacientes con dolor muscular crónico hay deficiencias de endorfinas; por eso, los atletas no producen nódulos fibromiálgicos porque generan concentración de esa sustancia. (1) Efectuando una comparación mediante el dolorímetro entre la fibromialgia y los puntos dolorosos en la artritis reumatoidea y otros dolores crónicos musculares, se constata que los que padecían fibromialgia mostraron menor umbral para el dolor. Los nódulos neurogénicos son producto de la múltiple inervación metamérica de algunos músculos de la espalda (esplenio). (9)

Alteración del sueño: los pacientes refieren cansancio aunque hayan dormido ocho horas. Mediante estudios polisomnográficos se ha probado diferentes anormalidades, como mayor frecuencia en despertarse y menos ondas lentas. Se ha probado asimismo, mediante estudios electroencefalográficos, anomalías en la onda alfa.

Alteraciones neuroendocrinas: los análisis en esta área prueban una escasa respuesta al estrés. El enfermo padece de cansancio crónico. Se ha constatado entre otras, insuficiencia suprarrenal primaria, disminución endocrina a la respuesta al estrés y baja concentración de hormona de crecimiento. Están disminuidas las concentraciones diurnas de cortisol. Por eso este síndrome no se produce durante el embarazo y la ictericia. (24)

Alteraciones de la actividad cerebral: en estudios realizados por tomografía por emisión de positrones (PET) y por emisión de fotón único (SPECT) se prueba que este síndrome produce una disminución del flujo sanguíneo en el núcleo caudado. En otros dolores crónicos se presenta disminución del flujo sanguíneo en el tálamo. Este aspecto se relaciona con la investigación en animales, dado que si se estimula el tálamo se genera una disminución del umbral y del flujo sanguíneo. (20)

Alteraciones en los receptores nociceptivos: se constata una disminución de tolerancia al dolor. La serotonina se encuentra en baja concentración, lo cual incrementa la sensibilidad de los receptores.

En síntesis, es un trastorno multifactorial con disfunción psicológica, neuroendocrina, del flujo sanguineo, de la actividad nociceptora y del sueño.

c. Consideraciones clínicas

El 55% de los pacientes no recuer-da cuándo comenzó la enfermedad, el 24% se lo atribuye a un trauma, y el 14% al estrés y otras causas psicológicas. (32) La psicología de estos pacientes es perfeccionista y exigente. El querer ejercer la conducción de todo los lleva al agotamiento; padecen generalmente de ansiedad y depresión. No duermen por las molestias corporales y se levantan muy cansados aunque hayan dormido 8 horas. El dolor suele ser bilateral y en varias partes del cuerpo. La fatiga puede persistir en forma fluctuante durante toda la vida con nódulos y tensión muscular. El dolor nunca ataca a las articulaciones, pero el paciente padece de un cansancio crónico con ausencia de signos neurológicos. El síndrome empeora paradójicamente en los días fríos y húmedos o durante el estrés emocional.

Dolor y parestesias: no hay parestesias porque para que esto suceda debe comprimirse la fibra nerviosa, pero suele experimentar disestesias por causa psicogénica. El dolor se distribuye en varios puntos que van de 11 a 18. No se presenta con puntos gatillo, pero el paciente puede delimitar las áreas con precisión. En la experiencia del autor, los puntos pueden ser menos, pero siempre son difíciles de erradicar con los tratamientos de calor y ejercicios posturales que se indican en los sufrimientos neurogénicos de origen mecánico.

Sensibilidad, reflejos clínicos y fuerza muscular: los reflejos y la fuerza muscular son normales. Por estímulo de los receptores profundos suele producirse hiperalgesia cutánea (dolores referidos). Los espasmos neurogénicos concomitantes no son producto del síndrome.

Movilidad activa y pasiva: es normal, pero a veces en los ángulos extremos sienten malestar o dolor.

Palpación y disestesia: la presión sobre los músculos es dolorosa, y la distensión, como en el síndrome miofascial, calma el malestar temporalmente.

Sistema autonómico: hiperactivo. Se ha observado un aumento de fenómenos de Raynaud. (30,12,5)

Laboratorio: los análisis de laboratorio de rutina, de sangre y orina, son normales. En el líquido cefalorraquídeo hay aumento de concentración de sustancia P que disminuye el umbral para el dolor. (24)

d. Diagnóstico instrumental y diferencial

La termometría no prueba disfunción autonómica. La polisomnografía muestra menor número de ondas lentas y de movimientos oculares rápidos y mayores índices de suspención del sueño. El diagnóstico diferencial se realiza entre las enfermedades inflamatorias y la fibromialgia. La *inflamación* causada por disfunción articular, esguince, espasmos (neurogénicos)etcétera, se calma por fármacos del grupo AINE. La *fibromialgia* no causa parestesias irradiadas dado que no comprime fibras nerviosas ni se calma con los analgésicos del primer grupo. La *neurosis* puede presentar si-milar cuadro, pero los puntos donde se manifiesta el dolor no son los de la enfermedad en estudio, y además, el paciente con dolor psicogénico duerme bien y suele cambiar de malestar de un día para el otro con dolores que se exageran a la palpación. El paciente con *polimialgia reumática* sufre de dolor muscular e hipertono, pero la eritrosedimentación está elevada, se calma con corticoides y la palpación es hiperalgética a nivel de la cápsula articular.

La *artritis reumatoidea* ataca con severidad a las articulaciones y hay anormalidad específica en los análisis de laboratorio. En el síndrome fibromiálgico si se infiltran los nódulos no se obtienen éxitos inmediatos ni remisión del mismo. Puede parecer un *lupus eritematoso* en sus comienzos, pero éste produce debilidad axial en todos los músculos con análisis de laboratorio anormales.

En algún momento, las virosis como la de *Epstein-Barr,* Coxsackie o SIDA parecen el síndrome en estudio. En el síndrome de *fatiga crónica* no se describe dolor o no con estas características. Se reconoce que el síndrome psicológico se confunde con esa enfermedad, o por lo menos la acrecienta, dado que en las dos hay fatiga, umbral bajo para el estrés y reducción de la capacidad productiva. *El síndrome en estudio está en el límite de lo psicológico y lo somático con alteración de la receptividad del sistema neuroendocrino.*

Síndrome	**Miofascial**	**Fibriomiálgico**	**Espasmódico**
Causas	Neurogénica	¿Neuroendocrina?	Neurogénica
Patogenia	Refleja	Facilitación nociceptora	Refleja
Palpación	Dolor y referencia a distancia Músculo tenso	Dolor local Músculo sin tensión	Dolor metamérico Músculo con espasmo
Reposo	Más dolor	Más dolor	Menos dolor
Localización patológica	Puede ser local	Siempre difusa y múltiple	Variable
Sexo	En ambos por igual	En mujeres 7 a 1	En ambos por igual
Molestia sistémica	No	Sí	No
Tiempo	Variable	Más de tres meses	Variable
EMG en PG o nódulo fibrosítico	Hay actividad eléctrica que responde a la infiltración	No hay actividad eléctrica ni responde a la infiltración	Hay actividad eléctrica que responde a la infiltración

e. Tratamiento. Mediante ejercicios básicos cotidianos (EBC)

Se realizan para inhibir los espasmos concomitantes de causa osteoarticular y para la corrección postural. Se indica ejercicios indoloros en los músculos abdominales y cervicales anteriores. El hecho de realizar el tratamiento en el hogar es asegurarse una continuidad de base para mantener una buena postura durante toda la vida. Procesos crónicos, complicados con una postura anormal, son difíciles de suprimir. Los ejercicios posturales no son para el tratamiento de los síndromes descritos, pero sí para los espasmos neurogénicos concomitantes que se producen por sobrecarga anormal crónica en las estructuras osteoarticulares.

El síndrome en estudio se beneficia: por la distensión muscular, porque al estimular los receptores de Golgi se inhibe el espasmo muscular y también se favorece la relajación de las retracciones sarcoméricas. Las aplicaciones de frío se realizan mediante spray (cloruro de etilo o similares). Las infiltraciones de lidocaína suelen calmar parcialmente los dolores localizados. El ultrasonido y la estimulación eléctrica transcutánea son inútiles. (6,18,34) Se ha probado que el ultrasonido produce vasodilatación y genera mayor dolor. (22)

Tratamiento farmacológico: la mejor indicación son los fármacos antidepresivos tricíclicos (amitriptilina) o anticonvulsivos (gamapentina) como asimismo el aplazolan con hibuprofeno. (21) Hay dolores generados por acción de los receptores periféricos y otros producidos por la autoirritación del SNC no tan bien investigados ni comprendidos. Los corticoides y los opioides no calman la dolencia.

f. Pronóstico

La fibromialgia no se cura pero se puede aliviar. En ese sentido difiere del síndrome neurogénico y del nódulo miofascial con punto motor. Se suele manifestar toda la vida con remisiones.

Bibliografía

1. Almay B. G. *et al.* Endorphins in chronic pain: differences in C. S. F. endorphin levels between organic and psychogenic pain syndromes. *Pain.* 1978;5:153-172.
2. Awad E. A. Interstitial myofribosis: hypothesis of the mechanism. *Arch Phys Med*.1973;54:449-453.
3. Bengtsson A., Henriksson K. G. The muscle in fibromyalgia: a review of Swedish studies. *J. Rheumatology* 1989;16 suppl 19;144-149.
4. Bengtsson A., Heriksson K. G., Jorfeldt. L., Kagedal B.,

LENNMARKEN C., *et al.* Primary fibromyalgia a clinical and laboratory study of 55 patients. *Scand J. Rheum* 1986;15:340-347.

5. BENGTSSON A., BENGTSSON M. Regional sympathetic blockade in primary fibromyalgia. *Pain.* 1988;33:161-167.
6. BUTLER S. H., WEIL-FUGAZZA J., GODEFROY F., BESSON J. M. Reduction of arthritis and pain behaviour following chronic administration of amithryptiline or imipramine in rats with adjuvant-induced arthritis. *Pain.* 1985;23:I59-175.
7. CIBEIRA J. B., ESPAGNOL R. *Dolor lumbar.* El Ateneo, Buenos Aires, 1984; pág 3.
8. CIBEIRA J. B., ZANCOLLI E., ZANCOLLI E. *Parálisis cerebral.* El Ateneo, Buenos Aires, 1991; pág. 1991.
9. CIBEIRA J. B. *Cervicobraquialgia. Enfermedad por Microtrauma.* Editorial Médica Panamericana, Buenos Aires, 2001; pág 69.
10. DANNESKIOLD-SAMSOE B., CRISTIANSEN E., LUND B., ANDERSON R. B. Regional muscle tension and pain (fibrositis): effect of massage on myoglobin in plasma. *Stand J. Rehab Med.* 1983;15:17-20.
11. DANNESKIOLD-SANSOE B., CRISTIANSEN E., ANDERSON R. B. Myofascial pain and the dole of myoglobin. *Scand J. Rheumatol.* 1986;I5:154-178.
12. DINERMAN H., GOLDEMBERG D. L., FELSON D. T. A prospective evaluation of 118 patients with the fibromyalgia syndrome: prevalence of Raynaud phenomenon. *J. Rheumatol.* 1986;13:368-373.
13. FASSBENDER H. G. *Pathology of Rheumatic Disiases.* Springer Verlag. New York, 1975; pág. 303-314.
14. FERRACCIOLI G., GHIRELLI L., SCITA F., NOLLI M., MOZZANI M., FONTANA S., SCORSONELLI M., FINE P. G., MILNO R., HARE B. D. The effects of myofascial trigger point injections are naloxone reversible. *Pain.* 1988;32:15-20.
15. FISCHER A. A. *Diagnosis and management of chronic pain in phisical medicine and rehabilitation. Current Therapy in Physiatry.* Edited by Ruskin. W.B. Saunders. Philadelphia 1984; pág. 131-134.
16. FOCK S., MENSE S. Exitatory effects of 5-hydroxytryptamine histamine and potassi ions on muscular goup IV afferent inits a comparison with bradykinin. *Brain Res.* 1976;105:459-469.
17. FRICTON J., R., AUVINEN M. D., DYKSTRA D., SCHIFFRMAN E. Myofascial pain syndrome: electromyophic changes associated with local twitch response. *Arch Phys Med Rehabil.* 1985;66: 314-317.
18. GOLDENBERG D. L., FELSON D. T., DINERMAN H. A randomized

controlled trial of amitrptyline and naproxen in the treatment of patients with fibromyalgia. *Arthritis Rheum.* 1986;29:1371-1377.
19. GOLDENBERG D. L. Fibromyalgia syndrome: an emerging controverslal condition. *JAMA.* 1987;257: 2782-2787.
20. HERNANDEZ GARCÍA J. M. Fibromialgia. En: C. A. Warfield y H. J. Fausset. *Diagnóstico y Tratamiento del Dolor.* Masson S. A., Madrid, 2004; pág.155.
21. HERNANDEZ GARCÍA J. M. Fibromialgia. En:C. A. Warfield y H. J. Fausset. *Diagnóstico y Tratamiento del Dolor.* Masson S. A., Madrid, 2004; pág. 157.
22. KLEMP P., STABERG B., KORSGARD J. VAGN NIELSEN H. CRONE P. Reduced blood flow in fibromyalgic muscles during ultrasound therapy. *Stand J. Rehab Med.* 1982;I5:21-23.
23. KRAFT G. H., JOHNSON E. W., LEBAN M. M. The fibrositis syndrome. *Arch Phys Med Rehabil.* 1968;49:155-162.
24. LEWIN K. The needle effect in relief on myofascial pain. *Pain.* 1979;6:83-90.
25. LUND N., BENGTSSON A., THORBORG P. Muscle tissu oxigen pressure in primary fibromyalgia. *Stand J. Rheumatol.* 1986;15:165-173.
26. MULLER W. The fibrositis syndrome: diagnosis, differential diagnosis and pathogenesis. *Stand J. Rheumatol.* 1987; Suppl 65:40-53.
27. SIMONS D. C., TRAVELL J. C. Myofasctal trigger point. a possible explanation. Pain. 1981;10:106-109.
28. SIMONS D. C. Myofascial Pain Syndrome due to Trigger Points. *I.R.M.A. Monograph Series* Number 1 November, 1987.
29. SOLA A. E., WILLIAMS R. L. Myofascial pain syndrome. *Neurology.* 1956;6:91-95.
30. VAEROY H., HELLE R., FRRE, 0., KASS E., TERENIUS L. Elevated C. S. F. levels of substance P. and high incidence of Raynaud phenomenon in patients with fibromyalgia: new features for diagnosis. *Pain.* 1988;32:21-26.
31. WOLFE F., CATHEY M. Prevalence ofprimary and secondary fibrositis. *J. Rheumatol.* 1983;10:965-968.
32. WOLFE F., HAWLEY D., CATHEY M. Fibrositis :symptom frequency and diagnosis. *J. Rheumatol.* 1985;12:1159-1163.
33. WOLFE F., SMYTHE H., YUNUS M. The Ameritan College of Rheumatology 1990. Criteria for the classification of fibromyalgia. *Arthritis Rheum.* 1990;33:160-172.
34. YUNUS M. B., MASI A. T., ALDAG J. C. Short term effects of ibuprofen in primary fibromyalgia syndrome. *J. Rheumatol.* 1989;16:527-532.
35. YUNUS M., DENCO C., MASI A. Serum beta-endorphin in primary fibromyalgia syndrome: a controlled study. *J. Rheumat.* 1986;13:183-189.

El dolor es el componente psíquico de un reflejo protector.
C. S. SHERRINGTON

Dolor psicogénico

Capítulo 9

A. Definición y fisiopatología

El dolor psicogénico es un síndrome o un síntoma, pero no es una enfermedad por definición. Es definido más por su psicología que por su fisiopatología. Este dolor se comprende mejor cuando se relaciona con el dolor neuropático y fisiológico. Este tipo de síndrome aparece en una persona con o sin historia de lesión somática. Se diría que es una experiencia psicológica con expresión física que depende de la personalidad previa. Generalmente hay un evento desencadenante exógeno o endógeno. Se observa en todas las edades y es difícil de prevenir. Los pacientes están a veces llenos de culpa y autopunición, lo que los transforma en masoquistas. Sufren alucinaciones, deluciones, incoherencia y pérdida de la asociación de las ideas.

Por el hecho de que el autor ha trabajado durante varias décadas con discapacitados crónicos, se permite afirmar que el humano reacciona ante las desgracias con dolores físicos o no, con toda su personalidad, su biografía, su familia y estado socioeconómico. Cuando se trata un paciente parapléjico por lesión medular no se habla de incontinencia urinaria sino de quién la soporta. La enfermedad es ciencia, pero el enfermo contingencia, dado que no es cuestión sólo de etiología, sino de catarsis. Se vive de acuerdo con lo que pasa en la mente y de lo que se ha guardado en el transcurso de la vida. Ante la desgracia, *si se ha guardado buen pan,* el espíritu está bien alimentado. Quien no se preocupó de ello o no pudo, o es demasiado joven, o vive al día con una genética adversa, ante el sufrimiento se encuentra solitario.

Toda molestia puede comenzar siendo fisiológica para transformarse, de acuerdo a la personalidad, en psicogénica. Es decir, este tipo de síntoma es atributo de un hombre pensante perturbado y no de una contingencia somática. Las personas llamadas normales que sufren y las que padecen dolores psicogénicos se expresan con palabras, gestos y sonidos similares aunque en diferente contexto. Se infiere que el cerebro es el artífice de la expresión. (30) Además del *patrón general modulador* para el dolor fisiológico, descripto por Melzack, se reconoce la importancia del área emocional, cultural, edad, sexo, ambiente, lo que el paciente y la familia piensan del dolor y la conducta que adoptan. (19) Se traen a colación las investigaciones sobre 411 pacientes sometidos a presión dolorosa en los talones y aplicando un test psicológico, en donde se observa que el estado socioeconómico no modifica los parámetros del dolor. (21)

El dolor psicogénico se caracteriza por: a) no se halla causa somática y el dolor no tiene características metaméricas; b) se proyecta sobre órganos normales; c) generalmente es desarrollado por neuróticos y psicópatas. Son pacientes angustiados o con sentimientos de culpabilidad; d) la respuesta al placebo y a los analgésicos es irregular; e) parece más un estado de ánimo que de sufrimiento; f) se constatan ideas fijas y obsesiones centralizadas en el dolor; g) el enfermo está más deprimido que excitado; h) utiliza en la descripción del trastorno terminología afectiva, más que descriptiva; i) el dolor nunca despierta al paciente, pero puede impedirle dormir, o aparecer al despertar; j) los lapsos de aparición son más bien largos.

El dolor se origina siempre en la corteza cerebral, pero la causa que lo provoca puede ser mental o somática, con o sin estímulos externos que alimenten el síndrome. Toda parte del organismo es considerada por el cerebro de acuerdo a su función y patología. Cuando hay un estímulo doloroso siempre es proyectado al cuerpo por la víscera pensante. La secuencia de un estímulo periférico, considerado como proceso, primero es *sensación,* después

Reacciones ante el dolor	
Reacción normal ante el dolor	**Reacción anormal**
Algo anda mal en el cuerpo	Algo anda mal en la psiquis
Dolor fisiológico	Dolor neuropático o psicogénico
Curable	Se perpetúa más de lo deseable

percepción, luego se hace *concepto o idea,* para transformarse en *conducta. La percepción es más neurológica, la conducta psíquica.*

La mente y el cuerpo se diferencian en el análisis, pero la función los une inseparablemente. El hombre cuando actúa es uno y no lo puede evitar, es juez y parte de lo que siente. De la misma forma, el estímulo y la psiquis son un todo natural e indivisible; si alguien piensa en el estímulo, sólo advierte parte del proceso. Si se observa este dualismo desde la perspectiva del cuerpo, se buscan las noxas, pero como el humano es mente y cuerpo, la razón crea la síntesis que abarca ambas perspectivas. Como se ha dicho, *la terapia debe ser conductual con una visión totalizadora del tratamiento.* (26,25) Los grandes componentes del dolor psicogénico aparecen en enfermos de estamentos socioeconómicos más abandonados *porque en los menos educados la apreciación o el hecho de aceptar las dificultades afectivas es menor.* (7)

En 430 pacientes con dolores psicogénicos, entre 20 y 60 años de edad, la distribución hombre/mujer es de 3 a 7. Los síndromes son más comunes en la cabeza y cuello (185 casos), y menores en el tórax y las extremidades superiores (133 casos). En la espalda y las extremidades inferiores se registran 112 casos y en pelvis y genitales 50 casos. Los restantes llegan a dos decenas.

El dolor o la disestesia de origen psicogénico se localiza en la cabeza y la cara en el 50 al 60% de los casos. Los dolores en cabeza y corazón fueron los más comunes. La frecuencia menor se registra en los miembros inferiores y brazos.

El dolor psicogénico es más común en mujeres, lo cual está en relación con la mayor frecuencia de neurosis en ese sexo. La cualidad de los dolores que se constataron se describen en forma metafórica, pero a veces con palabras congruentes como si se tratara de un dolor fisiológico. La localización no se relaciona con la anatomía del sistema nervioso ni con la ubicación de las metámeras. (28) *La patogenia produce el dolor psicogénico como una alucinación.*

B. Hallazgos clínicos

a. debilidad motora;
b. dolor en un área corporal;
c. deficiencia sensitiva;
d. es excepcional la ausencia de reflejos corneales y faríngeos;
e. reacción autonómica anormal sobre el área comprometida. No se observan cambios en la sudoración o en la dermografía, sin embargo se describen signos de edema angioneurótico en la región *psicológicamente* dañada. Todas las áreas con hiperalgesia se presentan con paresia muscular. La pérdida de la estesia no es infrecuente, pero es muy rara la ausencia de reflejos.

Walters, para investigar el dolor psicogénico, inyecta por vía endovenosa amobarbital (60 mg). Por efecto de la droga los signos desaparecen en forma inmediata. (28) Las personas investigadas tienen estos antecedentes: a) histeria de conversión 26 casos; b) estados psicóticos 68 casos; otras neurosis, 336 casos. Dice el investigador que el dolor psicogénico regional tiene los atributos de una alucinación porque se presenta sin estímulo periférico. El dolor neuropático como el psicogénico son como *alucinaciones* generadas por un *chisporroteo reverberante* del sistema nervioso central. *Es una materialización de imágenes creadas por disfunción neuroquímica.*

C. Tratamiento

Primero se realiza el diagnóstico presuntivo como hipótesis de trabajo. En *segundo* término se efectúa el tratamiento. *Tercero*: se evalúan los resultados y se adoptan las correcciones necesarias. *Cuarto*: se determina el pronóstico, y *quinto*, se realiza la profilaxis. Se analiza al paciente junto al grupo familiar y su biografía. Se constata en qué forma la personalidad previa y el ambiente contribuyeron a generar la enfermedad.

Un ejemplo ilustrativo: un capitán (mente) conduce un barco (cuerpo) con su estructura y sus medios de comunicación (sentidos). El barco posee tripulación (familia) y la ayuda del faro y la información de la tierra (ambiente extrafamiliar). El rumbo equivocado se puede atribuir a los conocimientos del capitán, a los sentidos que distorsionan la información, a la tripulación que no coopera o es ignorante, y también a la poca ayuda que proviene desde la orilla. Admitiendo el símil, se diría que la estructura genética del capitán o el barco no se pueden cambiar. Pero es factible mejorar las demás variables. *En definitiva, la conducción del enfermo, como la del barco, depende de muchos factores interrelacionados.*

1. Diagnóstico grupal

El diagnóstico psicopatológico del grupo familiar y su dinámica se divide en tres niveles: a), b) y c).

a. Diagnóstico familiar

Consiste en captar en el enfermo cuál es la función que desempeña o desempeñaba en el grupo. No se hace referencia al papel formal del paciente como padre o hijo, mujer u hombre, sino a su liderazgo concreto; si ha sido pasivo o activo, eje familiar o dependiente del medio. Las personas conductoras son, a veces, más difíciles de persuadir para el tratamiento. Debe analizarse la demanda de fármacos o de alcohol, y su forma de expresión verbal. Indagar por dolores o duelos anteriores en la familia y trato entre los padres y los hijos. Lo expuesto podría llamarse una relación *intragrupo.*

b. Diagnóstico sociodinámico

Se refiere al funcionamiento del grupo como un todo. Cuando el grupo es hipomaníaco se conecta con la comunidad, entonces es más fácil por su ductibilidad elaborar un tratamiento; lo contrario se presenta si la familia es un grupo epileptoideo, endogénico. Es una relación *horizontal.*

c. Clase socioeconómica a la cual pertenece el paciente

Se refiere a si es media, baja o alta, y si está en ascenso o en descenso. El paciente de clase media generalmente es más solitario, hogareño y menos conectado con el medio social. El de la clase baja entabla relaciones en el barrio o *el café de la esquina,* como los de la *alta* lo hacen en el club de moda. Es un tipo de relación *vertical.*

d. Experiencia del autor con pacientes sin recursos

En la década del cincuenta se crea en la Argentina el Instituto Nacional de Rehabilitación del Lisiado, hoy Instituto Municipal de Rehabilitación Psicofísica de Buenos Aires. En esa institución se comienza a tratar, por primera vez en la Argentina y en Sudamérica, a los pacientes con lesiones medulares. La institución tiene sus posibilidades asistenciales colmadas, entonces el autor y un grupo de colaboradores comienzan a tratar a los accidentados en sus hogares. Se sabía que un enfermo sin asistencia y con este síndrome moría irremediablemente antes de los seis meses. Se concurre al domicilio del paciente, y con la colaboración de amigos del enfermo y familiares se realiza el cateterismo intermitente y la rotación del cuerpo para evitar las úlceras por presión. *Esta experiencia fue extraordinaria, y se organiza desde ese momento la atención domiciliaria.*

2. Diagnóstico individual

El dolor neuropático está más cerca del fisiológico porque se genera por lesiones como la amputación, la avulsión o el daño distorsionado de un nervio. Pero el psicogénico se apoya en la biografía del enfermo con antecedentes neuróticos o psicóticos. Es decir, un desequilibrio del enfermo previo al accidente incrementa el duelo que le toca afrontar. La personalidad se perturba, y con ello, la organización dinámica fisiomorfológica en los aspectos cognitivos (intelectuales), afectivos y conativos (pulsiones y voliciones).

Se elabora una hipótesis diagnóstica inicial estudiando la personalidad, el grupo familiar y su contexto sociolaboral. Se indaga sobre el dolor y su relación con los sueños, sus padres, su pareja y los hijos. El médico trata de captar qué se espera con su ayuda y qué teme el paciente y el grupo familiar de su enfermedad y su futuro. Se constata que la tolerancia decrece con la edad, sobre todo para el dolor profundo con relación al cutáneo. Es lógico, dado que el último tipo de dolor estimula la agresión, y el segundo el reposo, incrementando el miedo. El hombre tolera más que la mujer; el blanco lo hace más que el oriental, y el negro ocupa un lugar intermedio. Son clásicos los hallazgos de Zborowski, quien realiza pruebas que generan dolor en diferentes grupos étnicos. Examina a 26 protestantes anglosajones, 24 italianos y 31 judíos. Los dos grupos últimos reaccionan ante el dolor con más exuberancia, lo aguantan más, pero requieren más afecto del ambiente.

Está probado que los dolores neuropáticos en personalidades equilibradas, por lo menos en apariencia, generan trastornos emocionales y de conducta. Hay experiencias concretas de que la enfermedad mental tiene relación con el dolor. Se expresa por alteraciones gastrointestinales, úlceras, arritmias cardíacas, aumento de la presión arterial, etcétera. La cronicidad puede alterar excepcionalmente el curso del dolor fisiológico y transformarlo en neuropático o psicogénico. Los enfermos en estudio tienen como base el mecanismo de la somatización, por el cual se sustituyen las emociones incontrolables por dolencias somáticas.

Hay cinco estados mentales propicios para generar o incrementar el dolor: *la ansiedad, la depresión, la histeria, la hipocondría, las obsesiones y se agregan el masoquismo y la esquizofrenia.* (2) En clínica. la ansiedad, la depresión y la hipocondría están unidas en alguna forma. Es importante el estudio de la personalidad, dado que en el curso posoperatorio de similares intervenciones

Métodos	**Eysenck**	**Multifacético de Minnesota**
Tiempo	10 a 15 minutos	2 horas
Hallazgos	Introvertido-extrovertido-estabilidad o neurosis	Histeria; hipocondría; depresión; obsesión; ansiedad
Utilidad	Dolor agudo o severo	Dolor crónico o psicogénico
Perfil	Actual	Del pasado y actual

Extraversión	**Intraversión**
Preferencia por la realidad objetiva	Por la imaginación subjetiva
Realismo y asuntos prácticos	Atracción y creación
Es espontáneo y emocional	Reservado y enmascarado
Actividad resuelta	Actividad reflexiva
Autoexhibición	Autocrítica
Más insensibilidad	Más sensibilidad
Mayor umbral para el dolor	Menor umbral para el dolor
Se quejan más	Se quejan menos

quirúrgicas, se observa una diferencia fundamental en el requerimiento de fármacos. (22)

Las pruebas más conocidas y clásicas para el estudio de la personalidad son la de Eysenck y Eysenck, y la Multifacética de Minnesota. (15) Las diferencias se pueden sintetizar en el cuadro anterior.

La extraversión no es sinónimo de sociabilidad. La persona puede ser extravertida sin ser sociable. (31)

a. El ansioso

Magnifica todo lo que siente y anticipa desastres. Hay casos circunstanciales y en otros es parte de una constitución psicológica. El primer caso constituye una característica de la mentalidad normal, el otro puede constituir parte de una neurosis que genera temor o pánico. El ansioso siempre tiene algo que realizar y comienza a sentirse extenuado y sin fuerzas para seguir trabajando. Puede experimentar insomnio y trastornos alimentarios. Se ha probado sobre 170 pacientes, que el placebo tuvo mayor efecto en los que padecían ansiedad. (3) Se manifiesta físicamente por respiración corta, tensión muscular, a veces temblor, palpitaciones, sudor y problemas para dormir. El dolor suele estar unido más a personalidades ansiosas, deprimidas, y miedosas. Otros autores incluyen entre los ansiosos a los *negadores*, a quienes la información acerca de su dolencia los afecta, porque se han organizado para subestimar todo lo que no viene de su propio engaño. Generalmente no desean información, distinguiéndose de los que están pendientes de todos los detalles. La sensibilidad algética no se superpone con la ansiedad pero ambas se relacionan. Los estados neuróticos se manifiestan en forma proporcional con el primer síntoma. (8) Si a los enfermos, antes de las intervenciones quirúrgicas, se les explica el *por qué* y el *para qué* se reduce la ansiedad, el dolor posoperatorio y se producen altas más tempranas. (14)

b. El agresivo

Reacciona con hostilidad al sentir dolor, sobre todo si no le permite trabajar o hacer deporte. Cree que ese infortunio no lo merece y culpa a terceras personas o al destino por el sufrimiento. Ya

Cuadro guía para medicar a estos pacientes

Sensación física +++	Ansiedad +++	Opioides
Sensación física ++	Ansiedad +	Antiálgicos
Sensación física +	Ansiedad +++	Ansiolíticos
Sensación física +	Ansiedad +	Sin medicación

sea por el instinto de poder, dominación sexual, frustración o un sentimiento de inferioridad por acción u omisión ge-nera ataques para poseer cosas o afectos. La agresividad se compone de funciones somáticas muy claras en los aspectos hormonales y neurológicos. Los psicópatas sexuales son de extrema agresividad. Un poco de agresividad es fisiológica y deseable, el exceso es incompatible con la vida de relación.

c. El depresivo

El paciente deprimido se aflige por lo que sufre y pueda suceder. La depresión suele preceder al dolor o seguirlo, disminuyendo su tolerancia. Se manifiesta por signos vegetativos, como insomnio, adelgazamiento, obesidad y disminución de la libido, fatiga y cambios de hábito en la comida. Generalmente se excede en la medicación y se constata agitación psicomotora, fatiga y pérdida de fuerza. No tiene esperanza, valor, ni autoestima, y suele pensar en la muerte o el suicidio. Quiere *ganar* el ambiente para sí con el agradecimiento de todos, por lo cual llega a la fatiga y a la extenuación para cumplir con ese precepto. El hecho de dejar el trabajo por el dolor lo condena a la pasividad total. Se escuda en su dolencia para no sentirse autoagredido. Mejora cuando está con sus afectos o cuando comienza cualquier juego que lo haga distraer. La depresión psicótica manifiesta los síntomas expuestos, pero la dolencia se exagera durante la mañana, y es rebelde a cualquier circunstancia o tratamiento. Por eso se han definido a los dolores psicogénicos y neuropáticos como enfermedades depresivas. (6) Es como inferir que no hay dolores como tales, sino pacientes deprimidos que lo generan. En inglés la sigla SAD, relaciona el dolor somático con la ansiedad y la depresión. (5) Las investigaciones afirman que el ambiente es muy importante. (4) Los dolores son profundos y difusos, y son expresados con terminología emotiva y no descriptiva. Algunos autores relacionan el dolor lumbar más que con su afección somática con una personalidad deprimida. (29) El autor piensa que estos hallazgos se exageran y en muchos casos se cubre la ignorancia profesional. Aunque también es cierto que el enfermo niega siempre la causa psicológica y se preocupa por su estado físico. *Para valorar este rasgo de la personalidad se utiliza el Inventario de Depresión del Beck (BDI) o el Cuestionario Multifásico para la Personalidad de Minnesota (MMPI-2). El desconocimiento médico suele atribuir a causas psicológicas lo que en realidad son síndromes somáticos magnificados por ciertos tipos de personalidad.*

d. Personalidad histérica o de conversión

Los dolores pueden ubicarse en cualquier lugar pero más en el área frontooccipital y mandibular; suelen asociarse con anestesia y parálisis. El paciente se expresa por el tipo de cualidad más que por la cantidad de sufrimiento y tipo de sensibilidad. En los servicios de psiquiatría se estima que este tipo de dolor se registra en un 11 al 43% con una relación mujer-hombre de 2 a 1. (24) La dolencia se prolonga más de 6 meses y no lo despierta durante la noche. Presenta gran susceptibilidad al dolor con manifestaciones hipocondríacas. Los síntomas de conversión, que se producen por conflictos emocionales, afectan al cuerpo sin respetar la anatomía ni la fisiología. La personalidad es de tipo histriónico-dependiente y deprimida. Los dolores son unilaterales o bilaterales y afectan la cabeza (área-fronto-occipito-temporal y la cara), la región precordial o los genitales. Se prueba que el dolor psicógenico, al compararlo con los de causa física, se describe con menos palabras, con criterio más difuso y con calificativos de orden emocional. En este tipo de dolor hay una gran disparidad entre lo severo de la discapacidad y la poca preocupación por la función deficiente del segmento afectado. (27)

Se describen tres tipos de pacientes con dolor: el *monosintomático* es de buen pronóstico y se asocia a parálisis y anestesia. El segundo tipo es *multisintomático*: con dolores por lo menos en diez lugares. Se manifiesta por signos seudoneurológicos, gastrointestinales, cardiovasculares y sexuales. El enfermo dolorido suele experimentar reacciones *hipocondríacas y ansiedad*. Se esmera por el cuidado de la salud y vigila constantemente el color de la piel, la orina o la lengua. Se caracterizan por un comportamiento inmaduro y acciones teatrales de gran extroversión. Trata de manejar a la gente exagerando cualquier situación, y muchas veces suscita problemas de relación con el grupo profesional tratante. Irrumpe en actos emocionales descontrolados ante el más mínimo dolor. Como producto de una defensa mental inconsciente, genera una disociación entre el signo físico y el contenido psicológico, produciendo en forma aguda, amnesia, parálisis dolorosas, ceguera, sordera, afonía o convulsiones. Culpa a sus allegados de no importarles el sufrimiento que padece, y recrimina lo poco que han hecho para ayudarlo. Sobre 134 pacientes con diagnóstico de síndrome histérico, 75 de ellos manifiestan como primer síntoma el dolor. *Al utilizar el test Multifásico de Minnesota, se comprueba que la frecuencia del dolor es mayor en la hipocondría y la histeria que en la depresión y la ansiedad.* (21)

e. Personalidad esquizoide o esquizofrénica

Es una psicosis que generalmente se presenta en jóvenes con alteración de la personalidad. El síndrome doloroso no es común y es menos frecuente entre personas depresivas y ansiosas. El enfermo presenta un aspecto tranquilo e insociable, reserva sus expresiones emocionales y establece poca vinculación con los demás. La capacidad intelectual persiste y utiliza la negación para no reconocer la dolencia. Hay distorsiones en la percepción, con delusiones y alucinaciones que pueden persistir por semanas, con incoherencia y pérdida de la capacidad asociativa. El paciente se encierra en sí mismo con emociones inadecuadas, que pueden ir de la depresión a la euforia. Se presenta en forma subcrónica (por lo menos 6 meses), crónica (alrededor de 2 años), y subcrónica o crónica con exacerbaciones agudas y remisiones. En la psicosis esquizoafectiva o estados maníacodepresivos el dolor dura semanas o meses.

f. Personalidad hipocondríaca

Se caracteriza por la preocupación por el cuerpo; el miedo a enfermarse se arraiga como una creencia que asimila como una enfermedad incurable. Es difícil para el clínico distinguir entre la histeria y este tipo de personalidad. Se observa un ajuste deficiente con respecto al matrimonio y a las amistades. Ese defecto se incrementa ante el fracaso y la frustración. En la hipocondría, cualquier enfermedad dolorosa es más difícil de erradicar. La sintomatología suele durar aproximadamente 6 meses.

g. Masoquismo

Se ha probado en la biografía de este tipo de paciente que los padres eran punitivos y que cometían abusos con su persona. Manifiestan reacción contra los padres por carencia de cariño y con sentido de culpa. Toleran el dolor con cierto placer y se someten a intervenciones quirúrgicas innecesarias. (20)

h. Síndrome de Munchhausen

Son enfermos exigentes y conflictivos; sufren múltiples hospitalizaciones con signos de enfermedad física producida por el paciente con carácter compulsivo. Sabe, pero no se abstiene de sus actos con terribles consecuencias. Se distingue del simulador porque este genera el síndrome en forma controlada con un propósito meditado, como es robar, pero el enfermo en estudio trata de resolver un conflicto interno.

i. Personalidades propensas al dolor

Es una variante de la enfermedad depresiva con características clínicas propias, biográficas, psicodinámicas y genéticas. Ha padecido una niñez sufrida, con manifestaciones de abusos físicos y traumas emocionales. Se destaca por una actividad compulsiva para el trabajo (ergomanía), como si fuera un intento de alejarse de los problemas psicológicos no resueltos. (1)

j. Alexitímicos

Son personas *que no tienen palabras para el afecto* y padecen trastornos psicosomáticos con imposibilidad para rotular estados somáticos. No utilizan señales de alarma que provienen de su cuerpo ni anticipan medidas de alivio. (17,18) Los investigadores denominan este síndrome como *agnosia visceral.* El sujeto está incapacitatado para usar las claves somáticas del afecto y la emoción.

El que suscribe está tentado a comparar lo antes dicho, en su afán de unificar sistemas, o por lo menos de fijar conceptos, con una lesión total del nervio mediano en donde el paciente, al no sentir dolor, quema sus dedos. Es posible que el manejo inadecuado de las emociones *corte la sensibilidad,* que se proyecta a la mucosa gástrica, genere con frecuencia úlceras dolorosas más allá de la influencia bacteriana.

k. Dolor por causa alucinatoria o por delusión

Este malestar se proyecta en cualquier parte del cuerpo, principalmente en la cabeza, el área precordial y los genitales. Se presenta en el 2% de los pacientes sin lesión orgánica. Las delusiones mesiánicas son comunes y pueden ser exacerbadas por cualquier estrés.

l. Síndrome de frustración (Burn-Out)

En los últimos 5 años se han escrito más de 5 000 artículos sobre este problema de salud. Sucede generalmente en profesionales que atienden pacientes con enfermedades de tiempo prolongado. *Ejemplo:* oncólogos, psiquiatras o fisiatras (rehabilitadores del aparato neurolocomotor). El enfermo genera el estrés crónico con facilidad cuando padece de una neuroquímica cerebral latente propicia al agotamiento. Disminuye el umbral para el dolor, la irritabilidad, padece insomnio y cansancio.

3. Tratamiento individual

• Tratamiento cognitivo y conductual

El tratamiento es cognitivo (informacional), conductivo y psicodinámico. Es plausible la indicación de fármacos. Se afirma lo positivo que posee el enfermo y se crean estímulos que motiven el cambio de conducta y las relaciones sociales, como actividades físicas, reuniones y juegos. El dolor, aunque sea imaginario, no deja de ser parte del síndrome. Se aclaran las dudas para que el paciente comprenda su problema, dado que rehabilitar es educar al enfermo y a la familia.

El autor repite constantemente, que *la verdad fuera de tiempo es mentira.* Por lo tanto, se debe evitar transmitir al paciente consideraciones que puedan provocarle incremento del síndrome. Se comparte dudas pero el médico debe expresar su posición explicando el origen y el tipo de tratamiento de su dolencia. A la pasividad expectante, se le opone reforzar su actividad en áreas de atracción. El tiempo con esperanza es el principio de toda actividad. Las llamadas verdades a transmitir se relacionan con el estado psíquico del enfermo y la ganancia que se obtiene con esa información. Las reacciones del paciente son importantes para no interferir con el tratamiento. El paciente, por el sufrimiento, a veces, crea falsas ideas o fantasías acerca de su futuro, por lo cual se debe ser cauto y oportuno con lo que se le manifiesta. Con la terapia aprende a identificar emociones negativas gestadas por su dolencia y a modificar patrones de adaptación anormales. (2,16) La forma deficiente de ayuda familiar puede devenir en un círculo vicioso: *sobreprotección, regresión, sobreprotección, segregación.*

Se observa el comportamiento con respecto a sus palabras, gestos y actitudes, actividades que realiza y descansos, el interés para ser atendido por el médico o familiares, o la frecuencia con que solicita fármacos. Se estudia la mala adaptación de sus ideas y conductas, y con terapia apropiada se configura una nueva forma de actuar en base al aprendizaje. La familia, en la medida de lo necesario, también está informada, y de acuerdo con su capacidad de colaboración también es instruida.

Los medios terapéuticos son enumerados en el capítulo de tratamiento; según el paciente pueden ser variados y múltiples: fármacos, deporte, autosugestión, práctica laboral, ejercicios de relajación, música, arte en general, etcétera.

a. Tratamiento psicodinámico

Consiste en el esclarecimiento de los temores de origen infantil y de procesos psíquicos inconscientes, que se agudizan ante la adversidad y forman parte de la personalidad previa. El subconsciente se expresa, pero se tiende a una transformación cualitativa de sus componentes y ansiedades. El psicoterapeuta, siempre dentro de un contexto de esperanza, trata al paciente para que encuentre la senda de su dignidad, enfatizando la tarea de rehabilitación para que el enfermo encuentre un nuevo sentido de su vida personal y familiar. El objetivo es reforzar lo positivo y educar al paciente para una nueva adaptación. Se evita el círculo vicioso de depresión, desvalorización, abandono, y concepto de ser una carga para todos. Durante la psicoterapia no se debe irritar al enfermo para no confundir molestias físicas reales con ansiedades hipocondríacas.

b. Tratamiento fisioterápico y farmacológico

Se contempla para la medicación los aspectos psicológico, cognitivo, conductual, laboral y de la familia. Como el dolor se *aprende,* su atención requiere premura. Se indican ejercicios terapéuticos y educación postural, aplicaciones físicas antiálgicas como calor, frío, estimulación eléctrica en el área afectada (TENS) o acupuntura. En otro capítulo se describe la utilización de estos medios y se efectúa una síntesis de las actuales discusiones sobre la utilización de opioides. Los fármacos se dividen en tres grupos de acuerdo a la fisiopatología de la dolencia.

Las psicodrogas y antiálgicos se administran en dosis mínimas y en forma paulatina, tratando de suspenderlas lo mas rápido posible. Hay que temer otro círculo vicioso: ansiedad, psicodroga y adicción que genera más ansiedad y miedo. El uso de fármacos debe ser con carácter intermitente y breve. Lo necesario para romper la inercia de acuerdo con la clínica y sus antecedentes. El objetivo de calmar el dolor debe ser parte de una estrategia que involucre el presente y el futuro del enfermo y la familia. Lo ideal es sustituir el fármaco por fisioterapia, laborterapia, electropuntura, terapia de retroalimentación, musicoterapia, relajación, etcétera. Se indica el fármaco para *romper la inercia* del síntoma para después sustituirlo por placebo o actividades que le interesen al enfermo. El abuso de fármacos suele determinar un cuadro en el que es difícil hacer el diagnóstico diferencial entre adicción, dependencia, tolerancia, habituación y síndrome de privación (ver capítulo de tratamiento por fármacos).

c. Profilaxis

Está dirigida a cuidar los enlaces entre la familia, el grupo médico tratante y el paciente. Toda ruptura que se observe en esa relación puede dificultar la rehabilitación de una persona que sufre. El grupo profesional debe tener un líder que se encargue de administrar la verdad en tiempo, frecuencia y dosis. Todo concepto, aunque sea cierto, fuera del momento oportuno, genera un retraso en el tratamiento. Si el ser humano fuera clonado, con un reglamento se solucionaría el problema.

d. Pronóstico

Depende de que el enfermo continúe con el tratamiento individual apoyado por el grupo de afectos que lo rodea. Se asigna especial importancia a la manera más o menos exitosa con que el paciente y la familia han elaborado y superado otras desgracias anteriores. Las etapas de duelo, desesperación, lucha y adaptación al nuevo estado suelen ser mejor toleradas por familias hipomaníacas, con intensa conexión grupal y social, y con suficientes recursos intelectuales para poder colaborar en la rehabilitación. En cambio, el paciente introvertido (esquizoide), deprimido (melancólico) o irritable (epileptoide) se adapta con mayor dificultad a la nue-va situación, en la medida que cuenta con menores recursos en el área mental y social para compensar su deficiencia. El médico debe determinar con la mayor precisión el modelo de crisis y superación de duelos anteriores (muerte de algún allegado) para favorecer el mismo modelo o cambiarlo en la medida de lo posible. La transformación no sólo se genera en el enfermo, sino también en el grupo familiar que busca nuevos líderes o reafirma a los que están. El pronóstico también depende de los recursos laborales y sociales del grupo familiar, y de los problemas que acarrea la nueva situación.

e. Consideraciones generales

El modelo propuesto es similar a los descritos en varios escritos por el autor y colaboradores. (11,10,9) Si bien sin diagnóstico no se realiza un buen tratamiento, esta última condición es la que soluciona el problema. El médico, además de *diagnosticador,* debe ser *tratador.* Como estrategia general la experiencia indica cuál es el momento oportuno para indicar determinado tipo de tratamiento. Es cuando la medicina comienza a ser arte.

El criterio para la medicación farmacológica se indica en el capítulo correspondiente. Las estadísticas inter-nacionales han demostrado que los suicidios son más comunes en los llamados discapacitados de la psiquis sin al-teraciones somáticas. Esto indica que la discapacidad siempre está en la men-te y no en el estado del cuerpo. Es obvio, pero en la práctica muchas veces se piensa en la enfermedad como está es-crita en un texto de medicina y no como fluye del paciente. La incontinencia urinaria, que se presenta en lesiones me-dulares, produce tremenda depresión en algunos enfermos, y en otros no tiene prioridad. El autor ha asistido a muchos cuadripléjicos agradecidos por vivir y optimistas, y a pacientes amputados de los dedos que cometieron suicidio. Son observaciones clínicas en pacientes y su entorno realizadas en enfermedades del aparato neurolocomotor, en donde se relacionan los conocimientos de neuro-ortopedia con los de neuropsicología y psicología.

El hecho de que el autor haya trabajado en un equipo de rehabilitación durante cincuenta años le ha servido para crear un criterio holístico, en donde se capta el síntoma con relación a la mente del enfermo, la familia y las circunstancias. Lo expuesto puede ser extendido a cualquier área de la rehabilitación médica, en donde el enfermo con dolor o sufrimiento es orientado con criterio de equipo fuera de la institución asistencial, es decir, al hogar, a la calle o al trabajo. Se propicia que los centros o servicios de rehabilitación incorporen profesionales expertos en algología, dado que no existe en medicina un equipo como el de rehabilitación, naturalmente tan bien conformado, para realizar tratamientos de tipo individual, social, laboral y deportivo.

D. Pruebas para captar dolencias sin organicidad (síndromes psicogénicos o simulados)

El dolor psicógeno puede no tener organicidad como en el caso del simulador. Éste último, para engañar al profesional, puede incrementar el síntoma o crearlo. Hay observaciones clínicas y pruebas no instrumentales en la práctica médica para constatar si un enfermo padece organicidad o no. El dolor psicogénico es producto de una adaptación inconsciente, en cambio, el *malestar* del simulador es una mentira para obtener un objetivo deliberado. Se expone a continuación una serie de observaciones cotidianas, sin pretender agotar el tema, dado que las maniobras médicas y los síndromes son múltiples.

Al lector que desee incrementar los conocimientos sobre semiología del aparato neurolocomotor se recomiendan las lecturas consignadas en la bibliografía. (13, 12, 10)

1. Observación

Un paciente con parálisis de los flexores del codo o total del plexo braquial no puede mostrar manchas de nicotina en los dedos de la extremidad afectada, y los callos, si los tenía, disminuyen su magnitud. Se observa que las áreas dolorosas o paralíticas no corresponden a la distribución metamérica ni a las áreas de inervación de los plexos o nervios periféricos. El enfermo con dolor psicogénico lo siente en muchas partes del cuerpo y, generalmente, el simulador lo refiere a un lugar.

Los movimientos cotidianos de un individuo reflejan la amplitud articular, la fuerza y la acción sincrónica de los músculos. El acto de sacar o poner una camisa informa sobre la amplitud articular de las extremidades superiores. El sacarse los pantalones parado indica que es posible que el dolor no provenga de la columna lumbar ni de ninguna extremidad. Si hay dolor en la columna el enfermo se sienta, y si es en los pies se saca primero el zapato de la pierna que le duele. Los pacientes que padecen lumbalgia de origen mecánico, con o sin ciática, calman el dolor flexionando las rodillas o subiendo escaleras, y se incrementa con la acción contraria. En la claudicación intermitente vascular el paciente camina el mismo tramo con igual dolor y se calma totalmente con el descanso; en la claudicación intermitente de tipo radicular el dolor nunca se calma en su totalidad y cada vez disminuye el tramo a caminar. Las lumbalgias, sin detectar signos de daño radicular, suelen referirse a las áreas inguinales (raíz L5) o a los testículos (raíz S1). El lumbálgico camina con paso corto y en cifosis, evitando la rotación de tronco. El paciente con dolor de cadera, además del espasmo de los aductores, camina también con paso corto y siente dolor referido a la rodilla homóloga. Todo lo que implica hiperlordosis incrementa el daño radicular o interapofisario. El enfermo con lumbalgia mejora cuando se agacha y flexiona las rodillas, pero incrementa el dolor cuando camina, cuando está parado o extiende el cuerpo como para pintar un techo.

El dolor de una radiculopatía cervical se mejora al elevar el brazo con el codo flexionado, empeora cuando hay un atrapamiento plexual en el pasaje toracoclavicular, y cuando se trata de un síndrome de atrapamiento en el túnel del carpo mejora con la extremidad hacia abajo. Los pacientes que no pueden rotar internamente el brazo no pueden llevar ese segmento a la espalda, y si no pueden colocarlo en pronación les es imposible llevar las palmas detrás de la nuca. El paciente con un hombro doloroso nunca se apoya sobre él cuando duerme. No es común observar un dolor de hombro y que el paciente pueda llevar sin molestias el brazo a la espalda. El *cuello rígido* del simulador se mueve sin dificultad y sin espasmos musculares. El acto de sacarle la almohada o ponérsela es probable que denuncie la amplitud articular del enfermo. Los dolores que abarcan la extremidad, en guante, en bota o en su totalidad, son sospechosos de carecer de organicidad.

2. Palpación del músculo

Toda disfunción articular produce espasmos en las miotomas a las cuales corresponde, y disminuye la amplitud articular. La disfunción cervical produce espasmo paravertebral homolateral al daño, el segmento lumbar depende de la ubicación del disco, en la *axila* o el *hombro* de la raíz. (12) El dolor articular sin espasmo muscular inmovilizador es un dolor fingido. La palpación del espasmo lumbar se efectúa en bipedestación, con el cuerpo en flexión de 45 grados y las piernas separadas para evitar que el paciente cargue el cuerpo sobre una pierna, mueva el torso y contraiga los músculos paravertebrales en forma asimétrica. La flexión del tronco y el paciente en decúbito ventral inhiben la contracción de los músculos paravertebrales. Si en estas posiciones se observa asimetría con respecto a las apófisis espinosas se debe a una escoliosis (maniobra de Adams). Los dolores en la articulación de la cadera producen espasmo de los músculos aductores. Todo dolor o espasmo muscular disminuye la amplitud articular, pero no toda disminución es producida por esos factores.

La palpación se realiza en todos los músculos para captar su turgencia. Si el dedo del examinador se hunde en el área tenar es posible que se trate de un síndrome del túnel del carpo asintomático, y si se palpa la falta de ondulación de los aductores del pulgar es factible una lesión del nervio cubital sin parestesias. Las lesiones por atrapamiento en *pasajes anatómicos preexistentes* (PAP), determinan paresias musculares sin síntomas sensitivos. Los reflejos con amplitud similar y tensión tendinosa disminuida indican lesión de las fibras tónicas del nervio.

3. Movilidad pasiva articular

Cuando se realiza la maniobra de Lasègue se ejecuta con el paciente acostado con elevación de la extremidad y rodilla extendida. Este signo se puede obtener con el paciente parado en las mismas condiciones. Al enfermo sentado se le pide que extienda la rodilla con la planta del pie hacia delante *para ver si en la planta de los pies hay callos.* Se realiza la maniobra de Lasègue sin que el simulador advierta la maniobra. Las lumbociáticas de origen mecánico con irradiación bilateral no son comunes en jóvenes. Se recuerda que estas maniobras determinan el estado de los nervios no sólo el de las raíces. La maniobra de Laségue invertida tracciona las raíces, los nervios raquídeos, el plexo braquial y los nervios periféricos, y determinan con el dolor provocado que hay compromiso del sistema nervioso periférico. La flexión del codo inhibe el ma-lestar. Las maniobras pasivas de cuello en extensión o flexión lateral izquierda o derecha comprimen las raíces afectadas y producen dolor.

La maniobra de Valsalva incrementa la presión intravertebral y agudiza los dolores en patologías de ese tipo. El paciente con la misma etiología, si tose o se ríe y flexiona las rodillas, suele disminuir el dolor. Por esta causa el asiento para defecar se prefiere más bajo; si así no fuera, la persona se pone en punta de pie cuando está sentada en el inodoro. Con lo expuesto, el clínico puede indagar sobre este tipo de movimientos.

4. Contracción muscular activa

La contracción del bíceps braquial, por ley fisiológica, relaja el músculo antagonista. El simulador, cuando quiere mantener una posición *débil* del citado músculo, contrae involuntariamente ambos músculos. Otra prueba: cuando el profesional se opone con fuerza a un músculo determinado, si hay una paresia real, es seguido sin titubeos por el enfermo de acuerdo a los cambios de fuerza que realiza el investigador. Si se realiza una debilidad fingida, se producen titubeos o desarmonías entre la fuerza del examinador y la resistencia del paciente.

Si en posición decúbito dorsal se le indica al examinado que flexione los músculos del cuello, se obtiene contracción simultánea de los abdominales; si no tiene fuerza en los flexores, sólo contrae los abdominales. Quien dice tener debilidad de los músculos del cuello no contrae los músculos abdominales. Si está parado y la cabeza no se flexiona tiene músculos extensores. En la distrofia muscular y la poliomielitis la cabeza se *cae*. Cuando el paciente le da la mano al médico y éste le dice que haga fuerza, es excepcional que todos los músculos flexores y estabilizadores de la muñeca, al apretar la mano, presenten igual y sincrónica debilidad.

5. Los reflejos y sus cambios

Un mismo reflejo debe ser tomado en varias posiciones, dado que en muchas de ellas al simulador le resultará difícil evitar su aparición. Para tomar el reflejo tricipital existen por lo menos siete posiciones. Si el paciente se opone al reflejo se le indica mover el segmento del cuerpo y en el mismo momento golpear el tendón. De esta forma sus intenciones no podrán modificar el resultado. *Cerrar la boca, apretar los muslos o las manos con fuerza facilita los reflejos.*

6. Prueba farmacológica para el dolor psicogénico

Como se explica en otro capítulo el diagnóstico diferencial se realiza mediante la inyección endovenosa de amobarbital (Amytal) en dosis de 60 mg. El síndrome psicogénico desaparece de inmediato por horas o días. (28)

Bibliografía

1. ARONOFF G. M. Psychological aspects of nonmalignant chronic pain. A new nosology. In: Second Edition Gerald Aronoff. *Evaluation and Treatment of Chronic Pain.* 1992; pág. 399.
2. BECK A. T. *Depression.* University of Pennsylvania Press, Philadelphia. 1970.
3. BEECHER H. K. Anxiety and pain. *J. of the American Medical Association* (JAMA) 1969;209:1080.
4. BEESE A. G., HEWISON J. Pain intensity and its relationship with anxiety and depression. *Abstracts 7th. Congress on Pain,* 1993; pág. 591.
5. BLACK R. G., CHAPMAN C. R. The SAD index for Clinical Assessment of Pain. In: Bonnica J. J. *Advances in Pain Research and Therapy.* Raven Press. New York. 1975; pág. 301-305.
6. BLUMER D., HEILBRON M. Dysthymic pain disorders the treatment of chronic pain as a variant of depression. In Tollisson, C.D. (ed): *Handbook of Chronic pain Management.* Williams and Wilkins, Baltimore. 1989; pág. 197-209.
7. BOND M. R. *Pain.* Churchill Livingstone, Edinburgh, 1984; pág. 45.
8. BOND M. R. Psychological and psychiatric aspects of pain. *Anaesthesia.* 1978;33;355-361.
9. CIBEIRA J. B, LIENDO E. Team approach to the Psychological Treatment of Patients with spinal cord injury. London, *Paraplegia.* 1972;10: Number 1 May.
10. CIBEIRA J. B, ZANCOLLI E., ZANCOLLI E. *Parálisis cerebral.* El Ateneo, Buenos Aires, 1991; pág. 93.
11. CIBEIRA J. B. *Rehabilitación del Parapléjico.* EUDEBA, Buenos Aires, 1977; pág. 169.
12. CIBEIRA J. B., ESPAGNOL R. *Dolor lumbar.* El Ateneo, Buenos Aires, 1984; pág. 158.
13. CIBEIRA J. B. *Cervicobraquialgia. Enfermedad por microtrauma.* Editorial Médica Panamericana, Buenos Aires, 2001.
14. EGHERT L. D. The value of the preoperative visit by an anesthesist. *JAMA* 1963;185: 553-555.

15. EYSENCK H., EYSENCK S. *Manual of the Eysenck Personality Inventory.* University of London Press, London, 1964.
16. GLOVER L. *et al.* Psychological treatment of chronic facial pain. *Abstracs 7th World Congress on Pain,* 1993; pág. 51.
17. LOLAS F., VON RAD M. Comunication of emotional meaning: a biopsychosocial dimension in psychosomatics. In: *Life Stress.* S.B.Day (ed.) New York. 1982.
18. LOLAS F. *Aspectos psicofisiológicos del dolor.* Publicaciones Mediterráneo, Santiago de Chile, 1985; pag 64.
19. MELZACK R. The MacGill Pain Cuestionnaire: mayor propierties and scoring methods. *Pain* 1975;1:277-299.
20. MERSKEY H. *Psychiatry and Pain.* 2nd. ed. Raven Press, New York, 1986; pág. 97.
21. MERSKEY H. Pain and personality. In *Psychology of Pain.* Raven Press, New York. 1978.
22. SCOTT L. E, CLUM C. A. Examining the interaction effects of coping style and brief interventions in the treatment of postsurgical pain. *Pain.* 1984,20:279-291.
23. SHERRINGTON C. *Fundamentos psicológicos del dolor.* En: Bonica J. J.: Tratamiento del dolor. Salvat Editores S. A., Barcelona, 1959; pág 110.
24. SUBCOMMITTEE IN TAXONOMY INTERNATIONAL ASSOCIATION FOR THE STUDY OF PAIN. Classification of Chronic Pain. *Pain Suppl.* 1986; 3:s1-225.
25. TURNER A., JENSEN M. Efficacy of cognitive therapy for chronic low back pain. *Pain,* 1993;52:169-177.
26. TURNER J., ROMANO J. Cognitive-behavioral therapy. In: J. J. Bonica et al. *The Management of Pain in Clinical Practice.* 2nd. ed. Lea and Fehiger. Philadelphia, 1990; pág. 1711- 1721.
27. VEILLEUX S, MELZACK R. Pain in psychotic patients. *Exp Neurol.* 1976;.52:535-543.
28. WALTERS A. Psychogenic regional pain alias hysterical pain. *Brain.* 1961;Vol 84, Part I.
29. WEICKGENANT A., SLATCR M., PATTERSON T., ATKINSON J., GRANT I., GARFIN S. Coping activities in chronic low back pain: relationship with depression. *Pain.* 1993;53:95-103.
30. WOLFF H. G., GODELL H. Relation of attitude and suggestion to perception of and reaction to pain. *Proc A Research Nerv and Ment Dis.* 1943; 23,434.
31. WOLFF W. *Introduccion a la Psicología.* Fondo de Cultura Económica, México, 1980; pág 285.

El primer grito de dolor que se escuchó en la selva
era para llamar a un médico.
VICTOR ROBINSON

Dolores somáticos y viscerales

Capítulo 10

1. Dolores en la cabeza, el cuello y las extremidades superiores

• Sinusitis

Es una inflamación de los senos de la cara. El dolor se refiere en los casos de sinusitis maxilar a la mandíbula superior y eventualmente a los dientes. Este síntoma se presenta en la cara con sensación de plenitud; es profundo y sostenido. La enfermedad dental se relaciona en un 20% con la sinusitis.
Tratamiento: antiálgicos y antibióticos según etiología.

• Glaucoma

Es una hipertensión intraocular aguda que produce un dolor frontal irradiado hacia la cabeza con malestar y a menudo vómitos. El ojo está rojo y la pupila no reacciona a la luz. El de ángulo abierto, en la persona de edad, es insidioso, con pérdida paulatina de la visión. Los halos alrededor de las fuentes luminosas aparecen en procesos graves.
Tratamiento: de acuerdo al caso se indica mióticos, inhibidores de la anhidrasa carbónica o cirugía. Tratar la hipertensión arterial.

• Odontalgia y lengua

El dolor de los dientes suele ser producido por caries, pulpitis, periodontitis. Los dos primeros son vivos o *sordos*, pero el de la periodontitis es agudo, pulsante y duele a la percusión. El dolor funcional se produce en pacientes

que padecen problemas psicológicos con depresión e hipocondría. Se ha descripto odontalgia después de la extracción dental, como si fuera un dolor fantasma, como el dolor después de la amputación de la lengua. (10, 21, 11)
Tratamiento: según etiología.

• Artritis alvéolo-dental

Es una periodontitis periapical bacteriana. El dolor puede ser punzante o sordo con pulsaciones en algunos casos y con aumento del síntoma a la percusión dental. El dolor se refiere a la boca y cara. Puede formar abscesos.
Tratamiento: antibióticos y tratamiento de conducto.

• Síndrome de Ernest

El ligamento estilo mandibular puede adquirir tensión o calcificarse. Produce dolor en el oído y en la articulación temporomaxilar, profundo e intermitente, con hiperestesia en los molares. Se genera igual síntoma en el área retroocular y en la parte lateral de la faringe.
Tratamiento: cirugía local. (8, 18)

• Síndrome de Eagle

Se produce por la elongación o calcificación de la apófisis estiloides. Genera dificultad para tragar con dolor profundo y pulsante referido al área auricular. Irrita e inflama la arteria carótida. (19)
Tratamiento: cirugía local.

• Sialotiasis o sialadenitis

Es un dolor profundo facial producido por cálculo u obstrucción de las glándulas salivales. El dolor se localiza por la palpación.
Tratamiento: de acuerdo a la etiología, que también puede ser tumoral.

• Glosodinia

Es un dolor quemante, continuo y superficial en la lengua de causa desconocida, generalmente en personas de más de 50 años y de sexo femenino. Suele atacar principalmente la punta y los costados de esa víscera. Se constatan problemas psicológicos y bruxismo. Se ha sostenido que depende del cambio químico de la saliva (xerostomía).
Tratamiento: evitar todo roce anormal con los dientes o prótesis. Medicación sintomática y tratamiento psicológico.

• Síndrome del hueso hioides

Dolor a la palpación en el extremo del ala mayor de ese hueso. (20) El dolor es profundo o lancinante de carácter crónico. Hay referencia sintomática en el oído, área temporal, región posterior de la faringe y supraclavicular.

Tratamiento: escisión del ala mayor del hueso hioides.

• Carcinoma de tiroides

Dolor profundo a la palpación sobre la tiroides. Si se comprime el nervio laríngeo inferior hay trastornos de fonación. Se observa edema en el área.
Tratamiento: de acuerdo a la etiología.

• Carcinoma de faringe

Se constata irritación en la garganta con dificultad para tragar y a veces durante la respiración. El dolor es quemante y en ocasiones lancinante con otalgia.
Tratamiento: de acuerdo a la etiología.

• Tumor vertebral

El dolor a la percusión es local de iniciación lenta y empeoramiento gradual que suele comprimir la sustancia nerviosa intravertebral.
Tratamiento: de acuerdo a las características de la afección.

• Neuralgia del glosofaríngeo

Síndrome raro con dolor intermitente paroxístico localizado en las amígdalas y/o el oído externo. Es un dolor neuropático que se provoca al deglutir o al hablar. Puede producir síncope por activación vagal.
Tratamiento: carbamazepina o antidepresivos. (26)

• Neuralgia del nervio intermediario

El dolor se refiere al oído y al área auricular. Puede ser intermitente o continuo, superficial o profundo.
Tratamiento: bloqueo del nervio. (18)

• Neuralgia del nervio laríngeo superior

Dolor paroxístico y lancinante irradiado lateralmente a la glándula tiroides, al oído y al ángulo del maxilar inferior. Es una variante de la neuralgia del glosofaríngeo, generalmente severo, y se precipita por la emisión de la palabra, al toser y al tragar. La calcificación de la apófisis estiloides agrava el síndrome.
Tratamiento: se calma con el bloqueo del nervio.

• Síndrome esfenopalatino (Sluder) o del nervio vidiano

Se produce por la irritación de ese ganglio. La patogenia es similar a la de la jaqueca. Son dolores paroxísticos retrooculares, en el área nasal, temporal o mandibular superior y dientes, con lagrimeo, rinorrea, salivación y bloqueo nasal. Se refiere al hombro y al brazo. Se describe también como neu-

ralgia petrosa o vidiana (Charlin o Harris).
Tratamiento: bloqueo del ganglio.

- Carotidinia

Es un síndrome de cuello y cara de origen vascular. Hay dolor a la palpación sobre el área carotídea con referencia al área facial. Es más común en las mujeres y la patogenia se relaciona con la jaqueca.
Tratamiento: sumatriptan, ergotamina, propranolol, etcétera. (27)

- Neuralgia secundaria del trigémino

Se produce por tumor, aneurisma, diabetes, siringobulbia, neuropatía de Déjerine-Sottas, esclerosis múltiple, etcétera. Es continuo y progresivo con ataques lancinantes que hacen dudar del diagnóstico. Pueden tomar cualquier rama del nervio en estudio. Se constata hipoalgesia e hipoestesia con ausencia del reflejo corneano.
Tratamiento: depende de la etiología.

- Neuralgia de Ramsay-Hunt

Es una parálisis del nervio facial motor que padece en la oreja trastornos quemantes de la sensibilidad. Se atribuye a una virosis zosteriana del ganglio geniculado. Se infiere por las vesículas en el conducto auditivo externo. Sigue el curso de las virosis oftálmicas.
El tratamiento: similar a la neuralgia por Herpes Zóster.

- Neuralgia del nervio suboccipital de Arnold

El dolor o las parestesias son continuos en la parte posterior de la cabeza, cansancio retroocular y sensación de compresión en halo sobre la frente. El hipertono del músculo oblicuo mayor de la cabeza comprime el citado nervio generando el síndrome. Se manifiesta con tendencia a la cronicidad por su origen postural.
Tratamiento: mediante calor y ejercicios de flexión de cuello. Eventualmente bloqueo del nervio nombrado.

- Cefalea por tensión

Dolor generalizado, más en mujeres. No es pulsante y se puede extender por días o semanas. El paciente presenta fatiga, nerviosismo, depresión y ansiedad. Cualquier estrés agrava el cuadro. Suele asociarse con jaqueca. Se confunde con frecuencia con una disfunción de la columna cervical de origen mecánico, como el síndrome occipital de Arnold y la disfunción cervical.
Tratamiento: psicoterapia y ansiolíticos.

• Arteritis temporal (síndrome de Horton)

Inflamación de causa desconocida que se produce en las arterias temporal y occipital. Genera en el área un dolor pulsante y quemante con dolorimiento a la palpación de las arterias que se encuentran engrosadas (infiltración linfocitaria de las tres túnicas de la arteria). Se presenta en forma unilateral o bilateral en ambos sexos y por encima de los 50 años. Persiste por semanas o meses con aumento de temperatura.
Tratamiento: corticoides.

• Síndrome cuello-lengua

Como el nervio hipogloso mayor (par craneano XII) es un nervio mixto que recibe inervación sensitiva de la raíz cervical 2, ante cualquier lesión del nervio o de la raíz o nervio raquídeo (C2) se producen en la lengua perturbaciones sensitivas en su inervación profunda y consciente.
Tratamiento: liberar el nervio de la compresión.

• Artritis o artrosis temporomaxilar

Cambios degenerativos por disfunción masticatoria o pertenecientes a una enfermedad como la artritis reumatoidea. El dolor es periauricular, en el maxilar y en la cara. La artrosis se produce con frecuencia en la mujer después de los 50 años. Se manifiesta por trismo, defectos de oclusión y dolor a la palpación sobre el área.
Tratamiento: el de la artrosis. En el caso de la artritis nombrada, depende del tratamiento sistémico.

• Tendinitis retrofaríngea

Los traumatismos cervicales pueden producir hematomas retrofaríngeos que generan dolor y molestias al tragar.
Tratamiento: sintomático o quirúrgico.

• Tendinitis del músculo temporal

El dolor profundo se refiere a los ojos, oídos, dientes superiores e inferiores, área lateral de la cabeza y sector suboccipital. Suele referirse al hombro y a la mano. Dolor e hipertonía en el músculo afectado.
Tratamiento: se calma con el bloqueo del nervio temporal.

• Síndrome paratrigeminal de Raeder

Es un dolor de tipo similar a la jaqueca. Tiene referencia ocular con síndrome de Horner incompleto, sin problemas de sudoración, pero con miosis y ptosis palpebral. Es producido por un aneurisma de aorta, traumatismo o tumor.
Tratamiento: de acuerdo con la etiología.

• Cefalea postraumática

Hay cambios de personalidad con irritación fácil, pérdida de concentración y de la libido, problemas de acomodación visual, cambios de tolerancia al alcohol y depresión. El dolor es difuso y constante sin disfunción autonómica ni pulsaciones. La patogenia es desconocida.
Tratamiento: sintomático.

• Radiculopatía de origen mecánico, tumoral o por absceso epidural

El dolor se irradia en la dermatoma y espasmos en las miotomas correspondientes. El dolor es proximal con parestesia o hipoalgesia en el área metamérica a la cual corresponde. Produce parálisis y dolores agudos.
Tratamiento: analgésicos, inmovilización y eventualmente cirugía.

• Tendinitis bicipital

Traumatismo o inflamación por esfuerzo de esa estructura. Dolor local de la corredera que se incrementa al elevar el brazo en supinación y con extensión de codo. Suele producir capsulitis adhesiva del hombro.
Tratamiento: calor y ejercicios sin peso.

• Tendinitis del supraespinoso

En personas de más de 30 años se puede producir inflamación de la bolsa serosa subacromial, lo cual genera dolor a la abducción del brazo por encima de la horizontal. El dolor se refiere a la parte lateral del brazo.
Tratamiento: calor, ejercicios sin peso y eventualmente infiltraciones con fármacos antiinflamatorios. (6)

• Ruptura del manguito rotador

Severo traumatismo con lesión de los tendones que componen el manguito. El más afectado es el músculo supraespinoso, lo cual dificulta la abducción del brazo. El dolor se hace crónico con localización en el lugar de la ruptura y con referencia a la parte lateral del brazo. Las lesiones parciales se diferencian de las totales porque la inyección de anestésico intraarticular permite la abducción en el primer caso.
Tratamiento: restauración por medios quirúrgicos.

• Neuralgia amioatrófica del hombro

Aparece en forma aguda sin causa aparente. Ataca a los músculos del hombro, con atrofia marcada, principalmente al serrato mayor, trapecio y deltoides. Produce paresia o parálisis con dolores agudos terebrantes en el hombro y excepcionalmente en el antebrazo o la mano.

El diagnóstico correcto se efectúa por medio de estudios neurofisiológicos. El doctor Petrera, sobre 56 pacientes escogidos de un total de 77, observa que el dolor persiste en forma muy severa durante 2 semanas en un 57% de los casos; las parestesias se hallaron en el 39%. El intervalo entre el dolor y la paresia muscular fue de 2 a 14 días en el 46% de los casos. Generalmente se presenta como una lesión del plexo braquial superior (C5-C6) con poco compromiso sensitivo. La sensibilidad está tomada en un cuarto de los casos. (24,25)
Tratamiento: fisioterapia y fármacos antiálgicos.

• Síndrome cervical por hiperextensión (síndrome del latigazo)

Los accidentes de automotores pueden producir movimientos bruscos de hiperflexión e hiperextensión que generan esguinces en esas estructuras. Los dolores son profundos con referencias al cuello y a los brazos en su parte anterior y posterior.

Puede acompañarse de mareos y tinitus.
Tratamiento: reposo con un collar, que suele dejarse más de dos meses. Se indican fármacos antiinflamatorios y antiálgicos.

• Avulsión del plexo braquial

Es un dolor neuropático que generalmente se produce en las últimas raíces. Es un síndrome por deaferentación y perturba a los dermatomas y miotomas C8 y T1. Sobre un área paralizada se constata anestesia, analgesia y dolor quemante con ataques lancinantes, hiperpatía y alodinea.
Tratamiento: antidepresivos o anticonvulsivos.

• Siringomielía

Se producen dolores por cavitación central de la médula, generalmente unilaterales, que abarcan hombro o pierna, y a veces, hombro y brazo. Comienza siendo difuso y proximal para luego ser quemante y distal. Se acompaña de hipotrofia muscular de la mano, para ascender posteriormente al hombro con igual signología.
Tratamiento: de acuerdo con la etiología.

• Aranoiditis y rudiculopatía

Generalmente en un comienzo no tienen distribución radicular. Con frecuencia son bilaterales y comprometen varios mielotomas. El dolor limitado en un comienzo, se hace continuo y profundo hasta manifestarse quemante. Aumenta su severidad en la mañana y en la cama, incrementándose con el estornudo, la risa o la defecación. Se observa

hipertono muscular en los paravertebrales con sensaciones de pinchazo y entumecimiento.
Tratamiento: depende de la etiología.

- Tumor de Pancoast-Tobías

Un carcinoma pulmonar del apex compromete el plexo braquial inferior y el ganglio estrellado. Produce un intenso dolor y parálisis en la distribución de las raíces C8-TI y signo de Claude Bernard Horner (miosis, ptosis, enoftalmo y anhidrosis). Este síntoma se irradia sobre la axila y el tórax; es continuo, progresivo, quemante y lancinante.
Tratamiento: cirugía pulmonar. (3, 28)

- Síndrome toracoclavicular

La hipertrofia de los músculos escalenos, la mala postura y las anormalidades de fascias y costillas generan este síndrome que compromete los nervios raquídeos inferiores del plexo braquial. Puede asociarse con isquemia o cambios de coloración en los dedos. Se producen parestesias con la abducción del brazo e inspiración profunda con abolición del pulso radial. Se constata en algunos casos fenómeno de Raynaud y trombosis de la arteria axilar. El movimiento de la extremidad genera parestesias y dolor en el territorio del nervio cubital.
Tratamiento: antiálgicos, control postural o intervención quirúrgica. (4)

- Síndromes por atrapamiento

Como los ha definido el autor son compresiones nerviosas en *pasajes anatómicos preexistentes* (PAP) que producen dolores fisiológicos irradiados por *acogotamiento* isquémico y paulatino de los nervios. Pueden producirse por malformaciones o deformaciones. (5) Se genera en la región toracoclavicular que comprime el plexo cervical, en el túnel del carpo (nervio mediano), en el codo (nervio radial y cubital), en el túnel tarsiano (nervio tibial posterior), a nivel del borde externo del recto anterior del abdomen, etcétera. Cuando son de etiología congénita el síndrome se presenta en forma bilateral y con posible radiculopatía o conducto estrecho cervical (pedículo corto). La notalgia parestésica se produce por compresión del nervio dorsal sensitivo al ser atrapado por el músculo multífido del raquis. Se genera un área de analgesia igual a la superficie de la palma de una mano sobre la parte medial de la escápula.
Tratamiento: descompresión quirúrgica.

- Eritromelalgia primaria y secundaria

La primaria es una vasodilatación de origen desconocido que ataca a las extremidades y produce dolores paroxísticos y quemantes con hiperalgesia e hiperestesia de la piel. Son desencadenados por el calor y el esfuerzo. Es una jaqueca de las extremidades. La eritromelalgia secundaria se presenta en insu-

ficiencia venosa, diabetes, lupus eritematoso, etcétera.
Tratamiento en la primaria: la aspirina produce inhibición del síndrome en forma manifiesta. Asimismo se indica sumatriptan, fenoxibenzamina (Dibenzilina) o metisergida. El tratamiento de la secundaria se efectúa de acuerdo a la etiología.

• Irritación meníngea

El dolor es generalizado bifrontal o bioccipital, intenso, continuo y profundo, con espasmos de los músculos paravertebrales. Generalmente es único a cualquier edad y sexo. Si la evolución es rápida se observan otros signos meníngeos.
Tratamiento: de acuerdo a la etiología.

• Fenómeno de Raynaud

Es un síndrome secundario a varias causas. La forma más común es la utilización de martillo neumático y de herramientas vibradoras. Se produce por microtraumatismos en los vasos finos de la mano y de los dedos.

Aparece en personas que reciben en las manos traumatismos repetidos. La compresión vascular a nivel del pasaje toracoclavicular puede generar el síndrome con úlceras y necrosis de los dedos. Se ha observado en la arteriosclerosis, esclerodermia, lupus eritematoso, etcétera. Puede afectar a varones o mujeres mayores de 40 años. Generalmente, el síndrome es unilateral. (15)
Tratamiento: sintomático o eventualmente intervención quirúrgica.

• Enfermedad de Raynaud

No se hallan bases orgánicas para su producción. Es una enfermedad benigna, por lo general en mujeres jóvenes, que sienten hipersensibilidad al frío y a estímulos emocionales. Para su diagnóstico es necesario que sus síntomas hayan permanecido durante 2 años. La afección es bilateral y simétrica sin oclusión arterial ni úlceras o gangrena. Los síntomas se experimentan mediante ataques con parestesia, hinchazón de los dedos, hormigueo, pinchazo, ardor y dolor sordo. Dura minutos, horas o días. (14)
Tratamiento: psicorreguladores, vasodilatadores o bloqueantes de los canales de calcio.

• Acrocianosis

Es un problema vascular que se genera en mujeres en el 90% de los casos. Se caracteriza por el color azulado de los dedos de la mano y con menos frecuencia en los pies. No hay dolor pero sí molestias leves en forma permanente. No hay crisis de palidez. El frío incrementa la cianosis que se mejora elevando la extremidad. No se observa necrosis de los tejidos ni hinchazón de

los dedos. Suele complicarse con eritema pernio.
Tratamiento: reguladores vasculares.

- Esclerodermia

Enfermedad crónica de etiología desconocida con fibrosis difusa y anomalías vasculares en la piel. El dolor no es frecuente pero puede ocurrir el fenómeno de Raynaud.
Tratamiento: sintomático y fisioterapia.

- Ergotismo

Es producido por exceso de ingesta de tartrato de ergotamina que contrae las arterias con estasis en los capilares. Se produce en los dedos e inclusive en las vísceras. Se parece al fenómeno de Raynaud, pero con asociación sistémica. Comienza con cianosis o palidez, después se observa en la piel una coloración púrpura que puede necrosarse. El dolor quemante es localizado y se denomina *fuego de San Antonio*. El enfermo puede sentir intenso frío.
Tratamiento: suspensión de la ergotamina y se indican fármacos vasodilatadores. (17)

- Artropatía hemofílica

Son defectos congénitos y hereditarios de la coagulación que generan hemartrosis recurrentes, con dolores continuos, paroxísticos, quemantes y crónicos. Las articulaciones más afectadas son las rodillas, tobillos, codos y hombros. Acompaña a los ataques un síndrome depresivo. Se constata una sinovitis crónica que disminuye la amplitud articular.
Tratamiento: transfusiones con factores sanguíneos apropiados. (2)

- Síndrome entésico (codo de tenista)

Se produce por la inserción anormal tenoperióstica a nivel del codo de los músculos supinador largo y algunos extensores de la muñeca. El dolor puede ser agudo o subagudo, sobre todo durante la supinación activa, flexión de codo o extensión voluntaria de la muñeca. El dolor a la palpación se manifiesta 5 cm por debajo de esa eminencia ósea sobre la inserción de los músculos nombrados. El dolor es profundo y generalmente localizado a nivel de la inserción perióstica.
Tratamiento: infiltración de anestésicos o corticoides en el área dolorosa, vendaje durante el esfuerzo, acupuntura, etcétera.

- Síndrome entésico (codo de golfista)

Es similar al codo de tenista, pero el dolor a la palpación se produce en la epitroclea, a nivel de la inserción de los músculos flexores de los dedos. Los

dolores se incrementan en el momento de la pronación.
Tratamiento: similar al del síndrome anterior.

• Tenosinovitis de De Quervain

Tenosinovitis estensante del músculo abductor largo del pulgar y/o extensor corto del mismo dedo. El dolor es agudo a la palpación sobre el área nombrada. El movimiento pasivo flexionando el primer metacarpiano agrava la dolencia.
Tratamiento: vendaje y antiinflamatorios. Si continúa el dolor se realiza la intervención quirúrgica para liberar los tendones.

• Rizartrosis

Es una artrosis de la articulación trapecio-metacarpiana producida por falta de eje mecánico del pulgar. El dolor es manifiesto cuando se palpa la interlínea articular. Puede llegar a ser invalidante, con mayor intensidad cuando se toman cosas pequeñas.
Tratamiento: inmovilización relativa de la articulación y educación para tomar los objetos; eventualmente cirugía.

• Osteoartritis de la mano

Artritis o artrosis de las articulaciones interfalángicas de la mano. Las deformaciones distales se denominan nódulos de Heberden y las proximales de Bouchard. El dolor articular es continuo con incremento de la molestia al flexionar los dedos, cuya amplitud articular suele estar comprometida.
Tratamiento: calor, ejercicios sin carga de peso y antiinflamatorios.

• Artritis reumatoidea

Enfermedad sistémica que ataca todas las articulaciones y toda la articulación (sinovial, músculos, ligamentos y tendones). El dolor es continuo con remisiones; es quemante moderado o severo. La inflamación es simétrica y produce rigidez articular por la mañana. Este proceso puede afectar a los ojos, pulmones y corazón.
Tratamiento: farmacológico, psicológico y eventualmente quirúrgico.

• Polimialgia reumática

Hipertono muscular de los músculos del cuello y de los hombros con aumento de la eritrosedimentación. Se produce en personas de más de 30 años y con mayor frecuencia después de los 50. Se asocia a vasculitis de células gigantes. Al endurecimiento y el dolor profundo por las mañanas se le agregan fatiga, depresión y pérdida de peso. Los músculos a la palpación no son dolorosos ni débiles.
Tratamiento: corticoides. (13)

- Artritis por depósito de pirofosfato de calcio (seudogota)

Dolor, generalmente en personas de edad, que ataca una articulación por depósito de la sustancia nombrada. Puede atacar en forma alternativa rodillas, muñecas, y articulaciones metacarpofalángicas. Es una seudogota con articulaciones inflamadas muy dolorosas y pulsantes. El ataque dura alrededor de dos semanas con períodos sin ninguna dolencia.
Tratamiento: antiinflamatorios no esteroideos, con o sin corticoides intraarticulares.

- Gota

Es un proceso inflamatorio que ataca a las articulaciones con depósitos de cristales de urato monosódicos. Produce dolores severos, pulsantes, generalmente en hombres de 40 a 60 años. Puede tomar las articulaciones metacarpofalángicas, mediotarsianas, tobillos, rodillas, muñecas, dedos y codos. Los ataques son severos y agudos, principalmente cuando es monoarticular.
Tratamiento: antiinflamatorios no esteroideos, colchicina y/o inyecciones de corticoides intraarticulares.

- Quemaduras de piel

Se produce generalmente en la epidermis y dermis. Al comienzo el dolor es agudo, intenso y punzante, pero puede ser lancinante si se mueve el segmento anatómico afectado. A las 2 semanas aproximadamente el dolor se manifiesta irritante, apretante y extenuante. A las 3 ó 4 semanas se transforma en picazón o comezón.
Tratamiento: depende de la profundidad y la extensión de la quemadura.

2. Dolores en el torax

- Neuralgia periférica

Se produce por compromiso de la raíz, nervio raquídeo, plexo o nervio periférico. El dolor es paroxístico, quemante e intermitente. Se refiere al pecho porque el músculo pectoral mayor está inervado por todas las raíces del plexo braquial.
Tratamiento: sintomático o quirúrgico.

- Síndrome de Tietze

Dolores localizados en las articulaciones costoestemal y costocondral sin inflamación o eritema. Las articulaciones costovertebrales pueden sumarse a este síntoma. Se confunde con síntomas de origen visceral.
Tratamiento: sintomático.

- Síndrome de la costilla flotante

Produce un dolor crónico lateral y profundo. Cuando la costilla se incrusta en

los tejidos suele ser lancinante y agudo. Se incrementa cuando el cuerpo se inclina en forma lateral. Es frecuente en pacientes con escoliosis.
Tratamiento: faja bien apretada a nivel del tórax inferior. (7)

• Dolor postmastectomía

Es un dolor neuropático (crónico) semejante al dolor fantasma por amputación de un miembro. También se manifiesta como dolor fisiológico, inmediatamente después de la cirugía, por irritación de los nervios intercostales. Se genera anestesia y parestesia con dolores en el área medial del brazo, axila, tórax lateral y superior.
Tratamiento: en el primer tipo de dolor se indican antidepresivos o antiepilépticos; en el fisiológico, fármacos AINE.

• Fractura vertebral

Sin compromiso radicular se presenta como un dolor profundo que se agudiza al golpear la apófisis espinosa.
Tratamiento: inmovilización.

• Metástasis vertebral

El dolor es gradual en semanas. Se hace severo durante la noche y sobre todo al levantar peso. Es sordo, constante y progresivo. La percusión local es muy dolorosa. En un comienzo produce dolores referidos pero cuando comprime la sustancia nerviosa (raíz o médula) se genera la irradiación metamérica.
Tratamiento: según etiología.

• Síndrome postorracotomía

Dolor en la cicatriz por lo menos dos meses después de la operación. Hay anestesia y sudoración.
Tratamiento: infiltraciones, antidepresivos, etcétera.

• Angina pectoris

Se produce por isquemia del miocardio con dolores retroestenales constrictivos y signos autonómicos. Se suele irradiar a la extremidad superior izquierda, a la espalda y al cuello. Aparece por estrés físico o mental.
Tratamiento: reposo y fármacos vasodilatadores coronarios.

• Infarto de miocardio

Es un dolor agudo fisiológico aplastante retroestenal que puede referirse a los brazos, cuello y maxilar inferior. El dolor es sordo, gravativo, dura varias horas, y puede desaparecer lentamente en varios días. En el período agudo, el paciente puede tener dificultades para respirar con vómitos y sudoración.

Tratamiento: reposo y fármacos sintomáticos.

- Pericarditis

El dolor torácico anterior, posterior o en el hombro (borde superior del músculo trapecio). Suele ser agudo y severo agravado por el acto de tragar o respirar. Se calma cuando se flexiona el tronco. Se constatan ruidos a la auscultación.
Tratamiento: según etiología.

- Aneurisma de la aorta

Dolor torácico central con referencia interescapular. En los aneurismas grandes es sostenido y profundo. Se hace lancinante y agudo cuando diseca la arteria, lo cual constituye una emergencia.
Tratamiento: quirúrgico.

- Síndrome diafragmático

Las lesiones por encima y por debajo del diafragma irritan la parte central de este músculo, por lo cual el dolor se refiere al hombro homolateral por referencia del nervio frénico. Si la lesión es en los bordes, inervados por los nervios T6-T7-T8-T9, el dolor se refiere al tórax y al abdomen superior en forma anterior y posterior. El dolor es profundo y mal localizado.
Tratamiento: según etiología.

- Esofagitis

Es una inflamación de la mucosa con molestias retroestemales o epigástricas. El dolor es quemante y con preferencia de noche. Se agrava al beber alcohol o líquidos con temperaturas extremas.
Tratamiento: según etiología.

- Cáncer primitivo broncopulmonar

Se origina en la mucosa bronquial. Se manifiesta por dolor profundo continuo, con disnea y hemoptisis. Fumar 10 a 20 cigarrillos por día indica un riesgo 15 veces mayor con respecto al que no fuma.
Tratamiento: de acuerdo a la evolución.

- Dolores psicogénicos

Se suele observar dolores por tensión muscular y por conversión. Los dolores continuos y profundos se localizan en la parte anterior del tórax. Se suelen asociar con taquicardia y miedo a enfermarse del corazón.
Tratamiento: psicológico.

3. Dolores en el abdomen

- Neuralgia de los nervios abdominogenitales y genitocrural

El atrapamiento de estos nervios se pro-

duce como consecuencia de intervenciones quirúrgicas en las áreas pararrenales o inguinales o por atrapamiento entre los músculos oblicuos. El compromiso de los primeros nervios nombrados se manifesta con trastornos sensitivos en el área inguinal y en el pubis. El daño del segundo nervio produce igual síndrome sobre el escroto y parte superior y frontal del muslo. El compromiso motor depende del nivel de lesión con arreflexia abdominal o cremasteriana. Los dolores son quemantes y lancinantes y pueden ocurrir después de operaciones realizadas hace meses o años. La tos, el estornudo y el coito pueden exacerbar el síntoma.
Tratamiento: sintomático por bloqueos locales o analgésicos y eventualmente cirugía. (12)

- Compresión de las ramas sensitivas perforantes del abdomen

Por el borde externo de los músculos rectos, las ramas cutáneas producen un ángulo agudo que las comprime, generando en el abdomen similar sintomatología que la compresión leve del nervio mediano a nivel del túnel del carpo.
Tratamiento: infiltraciones locales con corticoides.(1)

- Porfiria

Síndrome hereditario caracterizado por el exceso de formación de porfirinas y precursores que se acumulan en el hígado. El paciente sufre de fotosensibilidad con dolores abdominales agudos y neuropatías.
Tratamiento: protección de la luz. Se evitan los barbitúricos, las sulfamidas y el alcohol. Se indica vitamina PP y a veces ACTH; la clorpromazina puede ser útil.

- Corazón pulmonar crónico

Insuficiencia cardíaca derecha que al distender la cápsula hepática produce dolor en el cuadrante superior derecho del abdomen, sordo, profundo y continuo.
Tratamiento: de acuerdo a la etiología.

- Migraña abdominal

Son ataques recurrentes de dolor abdominal periumbilical con vómito. Es más común en los niños de 2 a 11 años. Su etiología es desconocida, pero se le atribuye al sistema autonómico. Los episodios ocurren en presencia de estrés o frustaciones.
Tratamiento: psicológico y con fármacos similares para el tratamiento de la jaqueca o migraña.

- Isquemia mesentérica crónica

Produce un dolor a nivel abdominal intermitente y acalambrante. Se origina

por arteriosclerosis generalizada con ausencia proximal de los pulsos arteriales. La arteriografía indica obstrucción de las arterias mesentéricas. El dolor es profundo, sobre todo con la ingesta de alimentos.
Tratamiento: cirugía, dieta y vasodilatadores.

- Colecistitis crónica

Inflamación de la vesícula biliar con o sin calculosis. Disestesia profunda a la palpación sobre el epigastrio. Antecedentes de dolores agudos.
Tratamiento: dietético, farmacológico o quirúrgico.

- Úlcera gastroduodenal

Pérdida de sustancia mucosa en el estómago o duodeno. El sistema nervioso autonómo y la hiperclorhidria son muy importantes en la producción de las úlceras. La infección producida por el germen *Helicobacter pylori* se observa en el 90 al 95% de los pacientes con úlcera gastroduodenal y en el 80% de los que padecen úlceras gástricas. El dolor se localiza en el epigastrio con desplazamiento derecho o izquierdo. Se constatan puntos dolorosos en las metámeras T8 a L2. Se manifiesta por pesadez y calambres que calman al ingerir alimentos o antiácidos. Después de las comidas el dolor suele producirse con ritmo diario o anual de semanas de duración, generalmente en primavera y otoño. Se ha informado que son personas ambiciosas con gran tensión emocional.
Tratamiento: antimicrobiano (claritromicina o amoxicilina) con antiácidos y sedantes. Reposo físico y mental.

- Enfermedad de Crohn

Inflamación crónica con formación de granulomas y compromiso preferentemente del intestino delgado. Se manifiesta con fiebre y dolor abdominal.
Tratamiento: sulfasalazina y corticoides.

- Peritonitis

Inflamación aguda o crónica del peritoneo. El dolor localizado en un principio se extiende a todo el abdomen con signos autonómicos y *vientre en tabla* que inmoviliza al enfermo.
Tratamiento: de acuerdo a la etiología y a la evolución.

- Carcinoma de colon

El cáncer rectosigmoideo produce dolores en el hipogástrico o el periné. Son progresivos durante toda su evolución. Se constata anemia por deficiencia de hierro.
Tratamiento: de acuerdo a la evolución.

• Dolor postcolecistotomía

Es semejante al dolor fantasma por amputación. Se presenta después de la intervención quirúrgica. En general se manifiesta en el cuadrante superior derecho durante meses o años. Es sordo y profundo sin exacerbaciones.
Tratamiento: sintomático.

• Síndrome posgastrectomía

Es una disestesia referida intermitente que se presenta en forma precoz o tardía. En algunos casos se interpreta como dolor fantasma.
Tratamiento: sintomático.

• Dispepsia

Se utiliza este término para designar trastornos gástricos funcionales. Se manifiesta con sensaciones de pesadez, ardor y distensión gástrica. Puede acompañarse de vértigos, llamaradas de calor, cefaleas y palpitaciones. Las causas pueden ser dietéticas, por agotamiento intelectual, físico o psiconeurosis. Es importante diferenciar lo eminentemente psicológico de lo orgánico.
Tratamiento: dieta y psicoterapia.

• Colon irritable

Disfunción motora del intestino que puede traer aparejada constipación y/o diarrea. Se la atribuye a causas psicológicas.
Tratamiento: psicológico y dietético.

• Dolores en la mitad del ciclo

Este síntoma se produce durante la ovulación. La patogenia no se ha podido explicar. El dolor se manifiesta en la fosa ilíaca (leve o moderado) durante 30 minutos, horas o días. Puede generar una hemorragia intraabdominal.
Tratamiento: hormonal y antiálgicos.

• Dismenorrea primaria

Dolor bilateral en la fosa pelviana que se manifiesta durante la menstruación, principalmente en jóvenes al final de la segunda década. No hay lesiones estructurales.
Tratamiento: hormonal y/o sintomático.

• Dismenorrea secundaria

Es un dolor unilateral en la fosa pelviana que se genera en la quinta década de la vida. Es más prolongado que en la dismenorrea primaria. Las causas más importantes son la presencia de tejido endometrial anormal (endometriosis) y la adenomiosis.
Tratamiento: cortisona o extirpación quirúrgica del tejido anómalo.

• Parametritis posterior

Infección en el tejido parametrial con dolor referido al abdomen inferior y área sacrolumbar. Desaparece durante la menstruación.
Tratamiento: antibióticos y aplicaciones de calor.

• Salpingitis tuberculosa

Son dolores en la fosa pélvica con disfunción menstrual, pérdida de peso y sudor nocturno.
Tratamiento: antibióticos y eventualmente cirugía.

• Retroversión uterina

Se observa en el 10 al 20% de las mujeres adultas. El dolor se constata en el abdomen inferior con referencia al área gluteosacra bilateral. Hay dolorimiento al palpar el abdomen.
Tratamiento: sintomático o intervención quirúrgica.

• Endometriosis

Se produce por presencia de tejido endometrial en sitios anormales. El dolor es pélvico con dismenorrea y polimenorrea.
Tratamiento: hormonal y eventualmente cirugía.

• Dolor durante el parto

Los dolores de parto son experiencias muchas veces placenteras, dado que los partos sin dolor suelen deprimir a la parturienta.

• Dolor pelviano sin patología

Se le ha denominado también síndrome simpático de la pelvis dado que no hay pruebas de organicidad. La vagina suele estar congestionada y el abdomen con dolorimiento a la palpación. El 10% de los pacientes psiquiátricos padecen de dolores perineales. El dolor rectal está asociado con depresión severa y esquizofrenia.
Tratamiento: psiquiátrico.

• Síndrome de Couvade

Es un dolor de conversión histérica. Es experimentado por el hombre cuando su mujer está embarazada. Siente dolor abdominal y contracciones de parto.

• Parálisis por conversión

Es una discapacidad motora sin atrofia ni falta de reflejos.
Tratamiento: psicológico. (22)

4. Dolor en la espalda, áreas lumbares y sacras

• Lesión tumoral metastática de columna lumbar y/o sacra

Produce un dolor profundo y continuo que calma en bipedestación. La compresión nerviosa a nivel de la primera vértebra lumbar produce síntomas lumbares y perineal. Las maniobras que producen hiperpresión del líquido cefalorraquídeo incrementan el dolor. Se constata disfunción sexual, miccional y defecatoria. La carcinomatosis meníngea se distingue por la cefalea, y en dos tercios de los casos se observa visión turbia y doble, y a veces cambios mentales.
Tratamiento: de acuerdo a la etiología tumoral primitiva.

• Neuropatía paraneoplásica

No se produce por efectos de una masa compresiva o por causa metastásica. Es una reacción autoinmunitaria a un antígeno onconeural que se produce en el 1%, aproximadamente, de pacientes con cáncer yen torno a dos años de antelación al diagnóstico. Es una neuropatía sensorial subaguda que produce parestesias, disestesias, y pérdida de la sensibilidad en las extremidades. Los anticuerpos antineurales YgG atacan a las raíces, ganglios y nervios periféricos. (9)
Tratamiento: sintomático.

• Enfermedad metastática pelvifemoral

Las infiltraciones carcinomatosas pueden estar localizadas en el acetábulo, cabeza, cuello, diáfisis superior del fémur o en la pelvis, produciendo dolores profundos y severos durante la marcha. Con frecuencia no hay deformaciones. La dolencia se expresa muchas veces sin mediar traumatismos.
Tratamiento: sintomático y de acuerdo a la etiología.

• Infiltración tumoral del sacro y nervios

Se produce por cáncer de vejiga, ginecológico o de colon. El dolor se ubica en la línea media y se manifiesta sordo y con puntadas en la región rectal y perineal. A la percusión el sacro es hipersensible. La infiltración de la cola de caballo genera dolor en el área perineal que impide estar sentado. Hay incontinencia miccional y fecal.
Tratamiento: sintomático quirúrgico.

• Lesiones por radioterapia

Las lesiones se producen en la microcirculación que rodea a la médula y a los nervios. La mielopatía y la plexopatía es más común en las extremidades superiores al tratar cánceres de cabeza y cuello y la enfermedad de Hodgkin.

Los dolores son de tipo descarga eléctrica que se incrementan con la flexión de cuello (signo de Lhermitte). El tipo temprano (8 meses después del tratamiento) se asocia con desmielinización nerviosa y el tardío (después de 4 años) con daño vascular. Los pacientes suelen presentar parestesias, disestesia y debilidad muscular. El dolor precede a los signos neurológicos.
Tratamiento: sintomático.

- Lesiones periféricas por quimioterapia

La ifosamida se indica en los tumores de tejidos blandos, carcinomas testiculares y linfomas. El metotrexato, el cisplatino, la vincristina, y el interferón, entre otras, son drogas antineoplásicas que pueden producir neuropatías periféricas. Cada droga posee características propias. Unas producen neuropatías y otras mielopatías. Las neuropatías son distales y simétricas con déficit en la sensibilidad para el calor y el pinchazo. La propiocepción y el estímulo vibratorio se afectan en menor grado. Las neuropatías dependen de la dosis y la capacidad de acumulación de la droga.
Tratamiento: controlar o cambiar medicación.

- Radiculopatía por compromiso mecánico lumbosacro

Se produce por protrusión discal o por estrechamiento foraminal. Los dolores son irradiados y segmentarios con complicaciones dolorosas o parestésicas en el dermatoma perteneciente a la raíz afectada.
Tratamiento: sintomático y eventualmente cirugía.

- Distopía interapofisaria

La falta congénita de orientación de las apófisis articulares de la columna constituye la causa de la movilidad anormal crónica de la columna lumbosacra. Se incluye entre las malformaciones la sacralización y lumbarización vertebral. Los dolores son articulares con referencia segmentaria (extrarradiculares). Las molestias se producen de acuerdo al movimiento de la columna y generalmente por encima de las rodillas y los codos. El síntoma es profundo y mejora con el reposo. Es producido por la irritación de los receptores esclerotómicos con repercusión refleja miotómica. Las malformaciones de la columna suelen extruir un disco y generar un síndrome radicular.
Tratamiento: educación postural, fisioterapia y antiálgicos.

- Espondilitis anquilosante

Inflamación crónica dolorosa de la columna con rigidez articular que dura, al levantarse el enfermo, aproximadamente 30 minutos.

Se presenta en el 1 a 2% de la po-

blación, con una prevalencia de nueve veces en hombres jóvenes. Ataca las articulaciones periféricas en el 20% de los casos.
Tratamiento: fisioterapia y fármacos como fenilbutazona y oxifenbutazona. Con precaución, se utilizan corticoides e indometacina.

- Meralgia, queralgia y gonalgia parestésica

Los tres síndromes se producen por lesión crónica de las ramas cutáneas. El primero se debe a la lesión del nervio femorocutáneo a nivel de la espina pélvica anterosuperior. Está asociado con obesidad, diabetes o traumatismos en el área de la escotadura innominada. Presenta parestesias (disestesias irradiadas) e hipoalgesia en la cara externa del muslo. La *queralgia* se produce por lesión de la rama cutánea del radial por sucesivos traumas en el lado radial de la muñeca o mala praxis médica. Suele presentarse durante el uso de tijeras de sastre o paleta de pintor. La *gonalgia* parestésica se produce por lesión de una rama cutánea del nervio safeno interno a nivel medial de la rodilla. *Ejemplo:* compresión por cicatriz operatoria debido a la extirpación del menisco medial.
Tratamiento: antiálgicos y eventualmente cirugía.

- Neuralgia del obturador

Hipotrofia de los músculos aductores y dolor quemante, parestesias y disestesias en el lado medial superior del muslo inervado por la rama cutánea. Hay un segundo dolor cuando se comprime, por la palpación, la rama profunda del nervio entre las fibras del músculo aductor.
Tratamiento: antiálgicos y antiinflamatorios. Si no calma, mediante cirugía se debe liberar la compresión a nivel del agujero obturatriz.

- Neuralgia del crural

Se produce generalmente por una lesión realizada por mala praxis a nivel de la ingle, por traumatismo o neuropatía diabética. Se constata parestesias, disestesias y a veces dolor en la parte anterior del muslo y parte medial de la pierna. Se asocia con hipotrofia del cuádriceps y arreflexia patelar.
Tratamiento: de acuerdo a su etiología.

- Ciatalgia

Se produce por lesión radicular de las raíces L5 y/o S1. Por inflamación de diferente etiología o por lesión quirúrgica iatrogénica del nervio a nivel de la cadera o inyección mal aplicada.
Tratamiento: de acuerdo a la etiología.

- Neuralgia interdigital (metatarsalgia de Morton)

Los nervios interdigitales, por trastornos mecánicos del pie, son comprimidos por los metatarsianos a nivel del cuarto y tercer espacio, generando un neuroma a ese nivel. El dolor se produce al caminar y tiene cualidad lancinante y urente.
Tratamiento: corregir con plantillas los problemas mecánicos del pie, o en su defecto, extirpar quirúrgicamente el neuroma.

- Colateral cutánea medial del hallux

La compresión del zapato sobre esa área produce hipoalgesia e hipoestesia, y alguna veces dolor. Se realiza el diagnóstico diferencial con relación a la compresión radicular.
Tratamiento: plantillas con realces apropiados.

- Artrosis de cadera y rodilla

Se produce generalmente por falta de eje anatómico de las extremidades. Comienza por una reacción sinovial para terminar con falta de amplitud articular. El dolor es en la interlínea articular y, en el caso de la cadera, se refiere a la rodilla (la rodilla llora por la cadera).
Tratamiento: cirugía mediante la aplicación de prótesis.

- Bursitis isquiática y trocantérica

En las áreas de mucha tensión o presión se genera una inflamación de las bolsas serosas. Hay dolor a la palpación que suele cronificarse con edema y aumento de líquido. Cualquier golpe o roce produce dolor local y severo.
Tratamiento: evitar la causa mecánica. Antiinflamatorios, infiltraciones calmantes y eventualmente cirugía.

- Neuroma de amputación

Es el fracaso de la regeneración de un nervio, por lo cual se generan brotes axonales que son atrapados por la fibrosis circundante. El dolor es focal a la palpación, pero puede aparecer cuando se mueve la articulación proximal.
Tratamiento: extirpar quirúrgicamente el neuroma.

- Síndrome de las piernas inquietas

Se desconoce la causa. La actividad se domina voluntariamente, pero continúa al cesar el autocontrol. Se produce en las extremidades inferiores y después de un ejercicio suelen aparecer dolores en pierna y pie en forma de calambres. Los análisis microscópicos y neuroeléctricos son normales. Suelen producir similares síntomas el pie plano, la polineuropatía y la lesión medular leve. (23)
Tratamiento: sintomático.

• Fascitis plantar

Se produce por trastornos mecánicos del pie. Se presenta en la artritis reumatoidea en el 15% de los casos. Los dolores se presentan durante la marcha y especialmente sobre el talón.
Tratamiento: se indican plantillas con los realces correspondientes, y eventualmente infiltraciones con fármacos antiinflamatorios en los puntos dolorosos.

• Calambres musculares nocturnos

Se producen durante la noche y también durante el día en todas las edades. El autor cree que generalmente es un trastorno mecánico de la marcha que genera sobreuso muscular.
Tratamiento: sintomático y con plantillas.

• Síndrome por congelación

Es una hipotermia accidental como el pie de trinchera. El área congelada comienza con palidez y después se transforma en enrojecimiento, con edema y flictenas, y más tarde ulceración y gangrena. Los síntomas comienzan con embotamiento, pinchazos en los dedos y severo dolor.
Tratamiento: calentamiento rápido, y en las formas graves anticoagulantes.

• Aterioesclerosis obliterante

Es una endarteritis obliterante multifactorial que ocluye los grandes vasos con ateromas, cambios en la capa media y trombosis. Generalmente ataca a la arteria aorta y las arterias de las extremidades inferiores donde anula los pulsos arteriales. Durante la marcha se producen calambres dolorosos y generan lo que se denomina claudicación intermitente vascular. Se distingue de la claudicación radicular porque no incrementa la dolencia con hiperlordosis y genera el mismo síntoma con la misma distancia recorrida. El dolor en reposo indica suma gravedad. Cuando la persona se acuesta, el dolor quemante se incrementa porque la gravedad no lleva la sangre a los segmentos distales.
Tratamiento: ejercicios metódicos, prohibición de fumar y, en las formas graves, tratamiento quirúrgico de revascularización.

• Eritema pernio

Se produce en mujeres jóvenes en el 70% de los casos. La piel en las superficies descubiertas, principalmente en las piernas, adquiere un color azulado circunscripto. Con los cambios extremos de temperatura las áreas afectadas se enrojecen y producen prurito y ardor. Se puede asociar con pigmentación de la piel y lesiones purpúricas. Hay malestar o dolor continuo en el área.

Tratamiento: vitaminas y pomadas analgésicas.

• Tromboangitis obliterante

Es un trastorno oclusivo de arterias y venas de calibre mediano que ataca a las porciones distales y simétricas de los miembros superiores e inferiores. Se presenta en personas jóvenes fumadoras. Comienza por embotamiento y hormigueo que se transforman en dolor. Este síntoma tiene características de insuficiencia arterial crónica. Se producen crisis repetitivas de tromboflebitis superficial. La oclusión es segmentaria y comienza por las arterias distales de las extremidades, especialmente las tibiales. Hay hipersensibilidad al frío como en el fenómeno de Raynaud.
Tratamiento: suprimir el tabaco e indicar analgésicos. La cirugía de derivación no está indicada. (16)

• Insuficiencia venosa crónica

Por varias causas se produce la dilatación irregular de las venas (várices). Trae sensación de fatiga y pesadez en las piernas con dolor a la palpación y exacerbación por causa de las flebitis recurrentes.
Tratamiento: vendaje compresivo, tratamiento esclerosante o cirugía.

Bibliografía

1. APPLEGATE W. V. Abdominal cutaneous nerve entrapment syndrome. *Surgery*. 1972; 71:118-124.
2. ARNOLD W., HILGARTNER M. Haemophilia arthropathy. *J. Bone Joint Surg*. 1977;59A,287-305.
3. BONICA J, VENTAFRIDDA V, PAGNI C. A. Manegement of Superior Pulmonary Sulcus Syndrome (Pancoast Syndrome). In: *Advances in Pain Reasearch and Therapy*, Vol. 4. Raven Press, New York. 1982.
4. CIBEIRA J. B. *Cervicobraquialgias. Enfermedad por Microtrauma*. Editorial Médica Panamericana, Buenos Aires, 2001; pág. 219 (toraco clav.).
5. CIBEIRA J. B. *Cervicobraquialgias. Enfermedad por Microtrauma*. Editorial Médica Panamericana, Buenos Aires, 2001; pág. 234 (atrapam.).

6. CIBEIRA J. B. *Cervicobraquialgias. Enfermedad por Microtrauma.* Editorial Médica Panamericana, Buenos Aires, 2001; pág. 212 (supraes).
7. COPELAND C. P, MACHIN D. C., SHENNAN J. M. Surgical treatment of the slipping rib syndrome. *Brit J of Surg.* 1984; 71:522-523.
8. ERNEST A. Temporal tendonitis: a painful disorder that mimics migraine headache. *J. Neurol Othop Med Surg.* 1987; 8:I59-167.
9. FITZGIBBON D. R., CHAPMAN C. R. Dolor por cáncer: valoración y diagnóstico. En: Bonica, *Terapéutica del Dolor* Editor John D Loeser. Tercera edición, Editorial McGraw-Hill, México DF, 2003; pág 778.
10. HARRIS M., REES R. Atypical odontalgia. *Brit J. Oral Surg.* 1979;16:212-218.
11. HANOWELL S. T., KENNEDY S. F. Phanton tongue pain and causalgia: Report of a case. *Anesth Analg.* 1979;58:436-438.
12. HAYMAKER W., WOODHALL B. *Peripheral Nerve Injuries.* W. B. Saunders Company, 1953; pág. 276.
13. HEALEY L. A. Polymialgya rheumatica and giant cell arthritis. In: McCarty D. J. (Ed) *Arthritis and Allied Conditions.* Lea and Febiger, Philadelphia, 1989.
14. JOHANSEN K. H. Dolor en vasculopatías. En: Bonica, *Terapéutica del Dolor.* Editor John D. Loeser. Tercera edición, Editorial McGraw-Hill, México DF, 2003; pág. 729. (Enfermed).
15. JOHANSEN K. H. Dolor en vasculopatías. En: Bonica, *Terapéutica del Dolor.* Editor John D Loeser. Tercera edición, Editorial McGraw-Hill, México DF, 2003; pág. 730. (Fenómeno).
16. JOHANSEN K. H. Dolor en vasculopatías. En: Bonica, *Terapéutica del Dolor.* Editor John D. Loeser. Tercera edición, Editorial McGraw-Hill, México DF, 2003; pág. 719. (Troboangeiris).
17. JUERGENS J. L. *et al. Peripheral Vascular Diseases.* 5 Ed. W. B. Saunders Co. Philadelphia, 1980.
18. KRUGER G. *Texbook of Oral and Maxillofacial Surgery.* (Ed) CV Mosby Co. St. Louis, 1979.
19. LAURENCE F. R., CORNIELSON E. Eagles syndrome. *J. Oral Maxillofac Surg.* 1982; 5:40.
20. LYM R. Y. The hyoid bone syndrome. *Otoralyngol Head Neck Surg.* 1982; 90:198-200.
21. MARBACH J. J. Phanton tooth pain. *J. Endodontics.* 1978; 4:362-372.
22. MERSKEY H., WATSON G. The lateralization of pain. *Pain.* 1979;7:271-280.
23. MONTAGNA P., CIRIGNOTTA F., SACQUEGNA T., MARTINELLI P., AMBROSETTA G., LUGARESI E. Painful legs and moving toes: associated with polyneuropathy *J. Neurol Neurosurg Psychiatry.* 1983;46:399-403.
24. PARSONAGE M., TURNER A. W. Neuralgic amyothroy. (paralytic

brachial neuritis). With especial reference to prognosis. *Lancet.* 1948;I: 973.

25. PETRERA J. E. Neuralgic amiotrophy. Medicinsk Historisk Museum. Copenhagen, 1991.
26. RUSHTON J. *et al.* Glossofaryngeal neuralgia. *Arch Neurol.* 1981;38:201.
27. SHEITLER L. Carotidynia J. Oral Subcommittee in Taxonomy. Association for the Study of Pain. Classification of Chronic Pain. *Pain.* 1986; Suppl. 3: Sl-S225.
28. TOBÍAS J. W. Síndrome ápico-costovertebral doloroso por tumor apexiano. Buenos Aires, tesis de profesorado, 1931.

Mitigar una dolencia suele ser logrado por una sonrisa, un chiste oportuno, o una mano apoyada sobre el hombro.
José B. Cibeira

El dolor, la genética y la psicoinmunología

Capítulo 11

A. Dolor y genética

En la década del 90 hay un gran entusiasmo por la genética con relación al dolor. El rápido avance en el diseño del mapa genético, técnicas moleculares y celulares hizo posible la iniciación de estos estudios, que en un futuro posibilitarán determinar el origen genético del dolor sin intervención fenotípica. Se han identificado alrededor de 30 genes que son importantes para expresar las subunidades y subtipos que componen los receptores conocidos de glutamato. (30) Es posible que en cada persona se pueda determinar el gen del dolor y, de acuerdo al estado orgánico, psicológico y ambiental determinar el tratamiento. Se ha demostrado por la clínica que cada paciente *elabora* su dolor en forma distinta. Lo expuesto se reafirma cuando se descubre que los receptores opioides muestran tanta diversidad de reacción como las personas que lo experimentan. Hay dientes que se caen produciendo molestias, y hay otros que ante la mínima carie hacen que el enfermo experimente mucho dolor. Hay pacientes con pies planos severos sin dolor y otros con arcos *caídos* en forma incipiente que lo sufren. En algunas personas la acupuntura permite abrir el abdomen sin dolor, como también son efectivas las pruebas con placebo o nocebo. *Hay un estado íntimo psicofísico de la persona que hace a todos diferentes.*

Se ha descubierto que el potencial de cronicidad está determinado por los genes. Se ha demostrado en ratones, a quienes se les ha ligado el nervio ciático en forma parcial, que el dolor desaparece cuando se les elimina el gen que elabora la proteincinasa gamma C. Esto ha estimulado las investigación para inactivar las neuronas claves *productoras algéticas* ubicadas en el asta dorsal de la médula. Se infiere por este tipo de investigación que en un futuro se puede diseñar fármacos de acuerdo a los estudios genéticos del paciente. Cinco neuropatías sensoriales hereditarias incluyen cinco déficit diferentes en el aparato nociceptivo periférico. Las neuropatías tipo IV, falta de sensibilidad congénita con anhidrosis, muestran un gen deficiente y de gran afinidad con el receptor NGF (trkA). Los investigadores están centrando sus estudios a nivel molecular, genético y celular para generar lo que se ha denominado analgesia *preparatoria* o *anticipatoria* para que la medicación se anticipe al síntoma. Estos conceptos fueron extraídos del trabajo de Byers y Bonica que trae a colación las investigaciones JN Wood sobre los déficit genéticos periféricos en las neuropatías hereditarias. (7)

B. Dolor en la psicoinmunología

La carga genética y el ambiente constituyen un sistema. En su interacción forman cuatro subsistemas de diferente antigüedad que implican comunicación y defensa. Primero el *endocrino*; segundo el *inmunitario* y tercero el *nervioso* consciente que se transforma en un cuarto que es la *conducta* que se anticipa. Es la transformación de la neuroquímica a la psicología. El primero, con capacidad de irritarse y de aprendizaje neuroquímico. Los dos últimos, con memoria y, además, el subsistema nervioso como defensa y criterio de anticipación. El sistema inmunológico se parece mucho al emocional. Puede trabajar creando o destruyendo, como la templanza o la

Tipo	Características
Neuropatía I: Sensorial	Degeneración de los ganglios dorsales
Neuropatía II: Sensorial hereditaria y recesiva	Pérdidas de las fibras A mielínicas
Neuropatía III: Disautonomía	Pérdidas de las fibras C amielínicas
Neuropatía IV: Insensibilidad congénita al dolor con anhidrosis	Deficiencia del gen para la tirosincinasa A; pérdida de fibras C
Neuropatía V: Insensibilidad congénita al dolor, sin anhidrosis	Pérdida de las fibras A delta (dolor rápido)

ira. Los cuatro subsistemas se complementan generando secreciones o reacciones que regulan el estrés para sobrevivir, y además destruyen a los atacantes por medios biológicos inmediatos o inventando el antídoto para el virus, la bacteria, el hongo, etcétera.

Se ha probado en numerosos estudios que hay una relación estrecha entre la neuroendocrinología y el sistema inmune, constituyendo un círculo integrado en donde intervienen las mismas hormonas como la corticotropina, la tirotropina, y la endorfina con sus receptores. (4) El eje hipotalámico-hipofisario-adrenal actúa mediante retroalimentación entre el sistema neuroendocrino y el inmunitario. Se puede decir que la neuroquímica genera la mente y su comportamiento. (44) Estos estudios relacionados constituyen una especialidad denominada psicoinmunología. (37) (Figura 1)

El psicólogo Robert Ader, de la Facultad de Medicina y Odontología de la Universidad de Rochester, descubre que el subsistema inmunológico, al igual que el subsistema nervioso, puede aprender. Este investigador, trabajando con ratas blancas, les administra un medicamento que suprime las células T inmunológicas, que las defienden de la enfermedad. El investigador observa que si les administra sacarina sin el medicamento supresor continúa la disminución de las células, hasta el punto de la enfermedad y la muerte. Con esta investigación se advierte que el sistema inmunológico aprende, lo que no tiene que suceder, es decir, la supresión de las células T en respuesta al agua edulcorada inocua. El famoso biólogo Francisco Varela, de la École Polytechnique de París, manifiesta que el sistema inmunológico es el *cerebro del organismo.* (18) Y como tal destruye la biología o la ampara.

La inmunología, como los reflejos de defensa, son reacciones inconscientes que protegen las estructuras biológicas, como el dolor lo es en el campo de la conciencia. Los neurotransmisores intercambian mensajes con las células inmunológicas constituyendo un sistema de aprendizaje consciente e inconsciente, indispensable para la defensa del cuerpo, de tal magnitud, que el doctor Camran Nezhat, eminente ginecólogo, dice *Si la paciente en ese día siente pánico y no quiere operarse cancelo la intervención quirúrgica.* (19)

El hombre es un ser biopsicosocial que se compone de genética y ambiente, que conforman una resultante que se expresa por la conducta. Todos los estímulos constructivos o destructivos (estrés) ponen a prueba estos subsistemas.

Se trae a colación una anécdota en donde el médico Bruno Klopfer atiende a un paciente con linfosarcoma generalizado mediante un fármaco en investigación. El enfermo se restablece hasta volver a ser deportista. El enfermo lee un informe de la Administración de Control de Alimentos y Fármacos (FDA) de los Estados Unidos en donde se anuncia que el fármaco en cuestión es inocuo para su enfermedad. Desde ese momento se agudiza la enfermedad y pierde la vida. (28) Otro ejemplo: el conocido psiquiatra internacional judío Viktor E Frankl, en su *morada* de Auschwitz, le promete a un prisionero moribundo que la libertad era un hecho en una determinada fecha. Cumplido el lapso prometido, y al no producirse la liberación, el enfermo fallece al día siguiente. (17) Son múltiples los ejemplos que acreditan la relación psicológica con los demás subsistemas del cuerpo. En este capítulo se pretende establecer la interrelación entre la psicología, la neurología, la endocrinología y el sistema inmunitario.

Es de sumo interés interpretar la cualidad y cantidad de los dolores sabiendo que similares estructuras, según su evolución y tiempo, generan diferentes patogenias y tipos de dolor. Los dolores deben definirse por su fisiopatología y su relación con los subsistemas nombrados. Hay enfermedades malignas, pero los dolores pueden no serlo. En la clínica del dolor se le da importancia a la patogenia, estado emocional y la personalidad del enfermo con relación a la familia. El cáncer y el SIDA son enfermedades que le enseñan a los investigadores la importancia de la reacción emocional y del subsistema inmunitario. Está probado también que el sistema autonómico, cuya neurona superior se encuentra en el hipotálamo, se relaciona con la inmunogénesis. (1, 16) Se comprueba que en estado de estrés se modifica la reacción de los linfocitos con relación al crecimiento tumoral. (43) Los opioides deprimen la función transmisora del dolor en el asta anterior (células T), en cambio, la cocaína y el alcohol potencian esas células. (27) El estrés y los sentimientos destructivos como la depresión, la ansiedad, la hostilidad y la ira, aumentan el cortisol en sangre e incrementan el cáncer de mama. (26) En múltiples investigaciones está probado que la hostilidad se manifiesta con relación directa a la enfermedad cardíaca. Y que en la personalidad hostil, los comprimidos que otorgan *confianza* son los más curativos.

Lo enunciado hace que la evolución de las enfermedades *malignas* reaccione de acuerdo a múltiples factores generados por sistemas que obedecen, en su constitución, a condiciones genéticas y/o adquiridas. Está probado que la personalidad que caracteriza al paciente canceroso es similar a la de los enfermos de SIDA, y también que los enfermos con SIDA dependen de la susceptibilidad genética al HIV. Las defensas decaen en aquellas personas que incrementan la pasividad y disminuyen la expresión emocional. A veces son individuos que se han dedicado a los demás sin reacciones emocionales o protesta. La ausencia de reacción es tan deletérea como su incremento desmedido. Estos pacientes requieren ser atendidos con sentido integral, no sólo con medicamentos, sino con cariño y sin discriminación. La artritis reumatoidea se encuentra en otro contexto porque si bien es una enfermedad inmunodepresiva con gran contenido psicológico, el final del enfermo no se presume.

1. Dolor en el SIDA

A fines de la década de 1970 se observa en homosexuales y drogadictos, con mucha frecuencia, el desarrollo de tumores como los de Kaposi. A raíz de lo expuesto se reconoce una nueva entidad que produce una disfunción multisistémica y depresión inmunitaria. Más tarde, se incorporan a este grupo los hemofílicos infectados por transfusión e hijos de madres contagiadas. Esta nueva enfermedad genera un síndrome de inmunodeficiencia humana (VIH). La ansiedad y el miedo ante el peligro de muerte facilitan la acción deletérea del virus que produce el síndrome de inmunodeficiencia adquirida (SIDA). El dolor constituye la segunda causa de internación.

• Patogenia

Primero se descubre el virus asociado a una linfoadenopatía (LAV), y en 1985 se identifica un retrovirus, en la sangre de un enfermo con afinidad por las células T4, que se denomina HTLV3. Múltiples investigaciones hallaron otros similares, hasta que el Comité Internacional de 1986 lo denomina virus de la inmunodeficiencia humana (HIV). Entre estos virus lentos se han hallado otros que no se detectan mediante pruebas de rutina. La incubación puede ser de 5 a 15 años. Este retrovirus ataca la célula huésped que mediante moléculas *traidoras* le permiten al virus que se replique en el ADN de la célula somática. Este denominado provirus transmite su herencia a las células hijas, con el agravante de que las células del huésped no demuestran en la superficie antígenos que indiquen su presencia. El virus domina a la célula huésped y le impide su autodefensa. La infección puede ser latente o progresiva y ésta última, en forma rápida o lenta. El virus se halla en los linfositos T helpers, monocitos, células del SNC, células cebadas y macrófagos.

La infección se produce cuando se pone en contacto la sangre del enfermo con heridas abiertas de otras personas. Se manifiesta con leucopenia, inversión del cociente entre linfocitos ayudantes y depresores, pruebas específicas positivas, etcétera. La muerte de los linfocitos T trae leucopenia y los macrófagos más resistentes actúan como reservorios. Los errores de replicación que se cometen en este evento son muy comunes, por lo cual hay múltiples virus con ligeras diferencias antigénicas. Se dice que hay tantos enfermos de SIDA como variantes del mismo virus.

En 1985 se descubre una prueba de laboratorio denominada ELISA que detecta anticuerpos anti-VIH y otra confirmatoria, la de Western blot. Como *del árbol caído todos hacen leña,* el organismo es atacado por bacterias, y microbacterias, por protozoarios, gusanos intestinales (helmintos), toxoplasmosis, isosporiasis (protozos), por hongos como la candidiasis, aspergilosis o histoplasmosis, por virus como citomegalovirus, herpes simple, etcétera, y se producen tumores como el sarcoma de Kaposi y el linfoma.

Sobre casi 100 historias clínicas se establece que el síntoma dolor se manifiesta en el 54% de los pacientes con SIDA. (25) Se presenta en una proporción del 12 al 100% de los casos. (40,33) Otros estudios demuestran que el dolor está poco tratado en mujeres y en personas pobres. De acuerdo a algunas investigaciones, el dolor fisiológico somático se presenta en el 44%, el fisiológico visceral en el 14%, el dolor neuropático en el 25% y el idiopático en el 17%. (5)

- Clasificación clínica

El Centro de Detección de Enfermedades de los Estados Unidos la divide en cuatro grupos: *grupo I)* infección aguda; *grupo II)* infección asintomática; *grupo III)* linfadenopatía generalizada; *grupo IV)* síndrome de inmunodeficiencia manifiesto. (13) Si se han descubierto nuevas variantes o clasificaciones, lo que no se afecta es, en general, el cuadro clínico.

- Grupo I

Se manifiesta como gripe, mononucleosis o meningoencefalitis. Los síndromes neurológicos que ocasiona son centrales y periféricos. Los síntomas neurológicos, con o sin cambio de conducta, comienzan en forma aguda y desaparecen, término medio, a los 3 meses. Son comunes en estos enfermos las cefaleas, y en el cuerpo, dolores, parestesias y disestesias. La meningitis aséptica presenta rigidez de cuello y fiebre. (12,3)

- Grupo II

Con la presencia del virus el paciente se presenta asintomático, sin saber en qué momento puede generar la enfermedad y sus consecuencias. En la actualidad es el grupo más numeroso. En 26 enfermos seropositivos el 40% padece depresión grave. (22)

- Grupo III

Manifiestan linfadenopatías generalizadas y serología positiva, fiebre y sudores nocturnos. Representa el paso previo para el ataque en progresión que significa el grupo IV. Los ganglios, de aproximadamente 1 cm de diámetro, son elásticos y duros. Su histología determina la posible evolución de la enfermedad.

- Grupo IV

Éste es un grupo que en la clasificación de 1986 se denomina *complejo asociado al SIDA*. Más del 40% de los infectados por HIV presentan complicaciones neurológicas y psiquiátricas. (14) Y en el 10% son los primeros síntomas de esta enfermedad. (23,32)

- Síndrome demencial y su relación con el SIDA

- Patogenia

Es desconocida. Puede probarse en un comienzo una meningitis aséptica en niños o adultos, y eventualmente mielopatía vacuolar. Se debe a una proteína intermedia de origen viral que interviene como si fuera un falso neurotransmisor. Las lesiones son mínimas en la anatomía patológica con relación a los tremendos daños de tipo funcional.

- Formas clínicas

a) encefalopatía demencial; b) encefalopatía subaguda; c) leucoencefalopatía progresiva multifocal; d) con lesiones medulares. La cefalea y la fiebre son los síntomas más frecuentes. Es posible que se desarrollen en el sistema nervioso abscesos múltiples.

Síntomas cognitivos y conductuales: sobre la depresión y los cambios de carácter aparecen la confusión y la astenia.

Marcha: torpeza y debilidad. EEG: lentificación del ritmo de fondo. LCR: proteínas elevadas, células mononucleares y aumento de IgG. Más del 30% es anormal.

- Tomografía computada y resonancia magnética

Atrofia cerebral subcortical. Se pueden dividir en lesiones centrales y periféricas. Desmielinización periventricular y atrofia cerebral subcortical. Al comienzo

Complejo de demencia		
Aguda o crónica	**Subaguda**	**Progresiva multifocal**
Causa: virus VIH	¿Invasión directa?	
¿Citomegalovirus?	¿Citomegalovirus?, HTLV III	Papova-virus (JC)
Frecuencia: 90% en los enfermos con SIDA	El más común de los componentes	4% en el SIDA
Localización: Sustancia blanca; núcleos de la base; médula	Amígdala 90%; núcleos de la base 75%; hipocampo 60%	Desmielinización subcortical
Signos: progresivos con episodios agudos. Apatía, agitación, confusión, y demencia total. Convulsiones	Depresión, cansancio y trastornos del lenguaje	Trastornos cognitivos y del lenguaje
Severidad: Muy severo	No es grave	Muerte de 4 a 6 meses
LCR: Anormal	Anormal	Normal

del síndrome, el diagnóstico instrumental pueden ser negativo.

- Laboratorio

Anticuerpos se detectan en sangre. La inmunodepresión es proporcional a la encefalopatía.

• Lesiones medulares en el SIDA

- Patogenia

Es posible que el virus o sus productos intermedios actúen degenerando en forma vacuolar los tractos piramidales y los cordones posteriores a nivel dorsal. En los pacientes, con o sin mielopatía, el virus se aísla del LCR y en la sustancia nerviosa. La lesión medular se calcula en el 20% de los casos y suele presentarse junto a lesiones cerebrales. (35, 36) De 89 pacientes con SIDA, de más de 3 años de evolución, se observan en las autopsias 20 enfermos con mielopatía. La causa es desconocida y los signos microscópicos de inflamación o inclusiones intracelulares de virus son negativos. Se divide en grados: *grupo 1* con vacuolas que no pasan de 20 (8 pacientes). *Grado 2:* similares al grupo 1, pero más numerosas (7 pacientes). *Grupo 3:* las vacuolas confluyen por su cantidad (5 pacientes). Las vacuolas se distribuyen con mayor frecuencia en la región dorsal y en la sustancia blanca. Las áreas comprometidas son el cordón lateral y, en menor grado, el dorsal. Solamente el grado 3 manifiesta lesión dural.

- Consideraciones clínicas

El compromiso medular determina un síndrome piramidal con ataxia. El dolor y las parestesias se producen cuando se lesiona el tracto espinotalámico. Este síntoma fue descrito, en algunos casos, como dolor neuropático. *Punción lumbar*: el LCR es normal o poco alterado.

- Diagnóstico diferencial

Se realiza con relación a la mielopatía subaguda por carencia de vitamina B 12. Esta mielopatía se localiza en el cordón posterior y en las áreas cervical y dorsal superior. (34, 38) El herpes zóster suele asociarse al linfoma, a la quimioterapia, al cáncer, etcétera.
Tratamiento: sintomático.

• Lesiones del sistema nervioso periférico

- Patogenia y formas clínicas

La neuropatía se genera por vasculitis de origen inmunológica; es retrógrada e isquémica.

a. *Polineuropatía desmielinizante aguda (Guillain-Barré):* se trata de una parálisis o paresia neuromuscular sensitivomotora generalmente simétrica. Se presenta en forma aguda o subaguda con bases inmunológicas. La forma aguda se complica con el sistema respiratorio y puede llevar a la muerte. Se observa disfunción autonómica con transpiración anormal, trastornos cardíacos, parálisis intestinales y problemas psicológicos. El 50% que padece esta polineuropatía esta infectado con el virus del SIDA.

Se evita el tratamiento con corticoides porque contribuye a la supresión inmunitaria. Se afecta principalmente la motricidad, pero el dolor y las disestesias son similares a los síndromes inmunológicos sin intervención del virus en estudio. Entra en regresión a los 6 meses, aproximadamente. La anestesia con morfina epidural ha sido exitosa en muchos casos. (39)

b. *Neuropatía sensitiva:* se produce, entre el 10 y el 36% de los pacientes, una desmielinización sensitiva con ataques en menor grado de las fibras motrices. Se presentan como síntomas principales dolores quemantes y parestesias sin remisiones. (41,11,2) Se han descrito asimismo, como en la sarcoidosis y la amiloidosis, mononeuropatías múltiples dolorosas. Es posible que la muerte retrógrada de los axones lesione las células del ganglio raquídeo. El potencial evocado somatosensitivo y la velocidad de conducción sensitiva son anormales. Se diferencia del síndrome de Guillain Barré porque esta polineuropatía afecta principalmente las fibras motoras.

c. *Polineuropatía simétrica distal:* se presenta con dolores, parestesias y di-sestesias en ambos pies, que se proyectan en forma proximal. Hay hiporreflexia con anormalidad de la sensibilidad superficial y profunda. La biopsia presenta degeneración segmentaria de los nervios. El estudio bioeléctrico es anormal, con denervación y disminución de la velocidad sensitiva y motora.

d. *Polineuropatía del sistema nervioso autónomo*: se parece a las polineuropatías que genera la diabetes millitus. En los dedos se constata la disfunción mediante los estudios pletismográficos, y en el detrusor de la vejiga por medio de la prueba de la expulsión del catéter. Hay trastornos de la sudoración, impotencia sexual y diarrea. (9) Se determina que el 65% de los pacientes con SIDA padece disfunción autonómica y grave en el 24%. *Se relaciona con el aumento de inmunocomplejos circulantes (IgG y Clq) y no con la gravedad clínica del defecto inmunitario.* Se trae a colación pacientes que padecen de hipotensión postural, bradicinesia y rigidez junto con demencia y desorientación en tiempo y espacio sin neuropatía periférica, pero con disfunción del sistema autonómico. (31)

Pruebas autonómicas. Frecuencia cardíaca: a) Relación con la maniobra de Valsalva (*anormal:* menos de 121).

b) *Relación latidos/minuto durante la respiración profunda* (*anormal:* menos de 10). c) *Variación en bipedestación* (*anormal:* menos de 1).

Presión arterial: a) Relación con la *tensión arterial* al levantarse (anormal: cae la presión sistólica en más de 30 mm Hg). b) *Tensión arterial* como respuesta a un apretón de manos sostenido (anormal: aumento de la presión diastólica en menos de 10 mm Hg). *Tratamiento:* las neuropatías se tratan como dolores neuropáticos: antidepresivos tricíclicos y anticonvulsivos).

- Herpes zóster y neuralgia postherpética

El paciente con SIDA puede complicarse con esta enfermedad en un 10 a 20% de los casos. La clínica es similar a la estudiada, pero más compleja dado que se trata de un enfermo que padece múltiples deficiencias por su estado inmunológico. El antecedente de contacto con el virus varicela-zóster hace factible la infección. (46) Esta enfermedad se utiliza como índice de gravedad para la que estudiamos, dado que suele generar encefalitis como signo de mal pronóstico. (21) La localización, el dolor y el tratamiento siguen básicamente las pautas que se mantienen en el enfermo que no padece la enfermedad en estudio. Sobre 112 pacientes homosexuales de 24 a 60 años de edad se constata que el 22% padece este tipo de infección virósica. (29) El dolor fue severo en el 52,9% y moderado en el 12,5%. La frecuencia del herpes en estos enfermos incide sobre los dermatomas de L5 a S5.

Tratamiento: no están indicados los esteroides porque son inmunodepresores. El tratamiento precoz es fundamental para evitar las neuralgias como secuelas. Los bloqueos anestésicos locales regionales e intravertebrales han dado buen resultado. El tratamiento precoz acorta la enfermedad y evita las neuralgias posherpéticas. (10) Cuando hay dificultades respiratorias se contraindican los opioides. El aciclovir se indica por vía intramuscular (600 a 800 mg) cinco veces diarias durante 5 a 7 días, o 25-30 mg/kg/día por vía oral. (15) Ver neuralgia zosteriana.

- Sarcoma de Kaposi y limfoma primario

Es frecuente en este tipo de enfermedad y en las epidemias aparece con el virus en estudio. Se dividen en clásico-africano, inmunosuprimidos y epidémicos. Se considera al tipo Kaposi como patognomónico del SIDA. (42) También se presentan en pacientes con trastornos inmunitarios o los que se tratan con terapias inmunosupresoras. En el SIDA, este sarcoma aparece en la piel en el 95% de los casos, y también en la boca, tracto gastrointestinal y pulmones. En la piel se presenta como manchas, placas o nódulos rojizos o azulados. En la boca se asocia a la enfermedad periodontal aguda con hemorragia, fiebre y malestar. La candidiasis en la boca

produce un dolor quemante en la lengua. Si el sarcoma no comprime las estructuras nerviosas evoluciona sin dolor en forma rápida o lenta. El linfoma primario se trata en forma sintomática. (3,11)
Tratamiento: esta enfermedad no se cura. La cirugía produce recidivas y la quimioterapia disminuye aún más las defensas inmunológicas.

• Tratamiento en general

Los principios desarrollados por la Agency for Health Care Policy and Research de Estados Unidos aplica al SIDA los antiálgicos prescriptos para el cáncer. La Organización Mundial de la Salud (OMS) propone escoger los analgésicos conforme a la intensidad y tipo de dolor, lo cual ha sido denominado *sistema escalonado de la analgesia.* Esta organización no se ha expedido para el SIDA, pero se propone el mismo criterio para el cáncer, como lo propicia la institución norteamericana nombrada. Se debe encarar un tratamiento multimodal, educando al paciente y a la familia, y si es posible a todos sus seres queridos. Se debe utilizar fármacos AINE para los dolores leves. Algunos requieren de un buen funcionamiento renal como el cetoprofén, naproxén y caprofén. Los AINE pueden causar hipertensión por inhibición de las prostaglandinas. Se evita la aspirina en pacientes con problemas de coagulación. Se recomienda el tratamiento con opioides débiles como la hidrocodona, oxicodona y codeína y después con los opioides fuertes: hidromorfona, metadona, levorfanol, o fentanil. (6) Los opioides pueden administrase por múltiples vías incluyendo la raquídea y la intraventricular. La intensa medicación de estos pacientes por vía oral hace que la vía transcutánea adquiera relevancia, como asimismo el método de liberación prolongada. Un ejemplo útil es el parche de fentanil (ver capítulo 12). Las neuropatías con dolores neuropáticos se tratan de acuerdo a esa fisiopatología.

• Conceptos bioéticos

Si hemos podido mejorar la sobrevida del paciente, es posible que también logremos hacerlo con la calidad de su muerte. Incluso, que ella no se precipite y que la sobrevida prolongue esperanzas. El buen trato puede llegar a obtener resultados sorprendentes en los procesos inmunológicos estrechamente ligados a las emociones. (45)

Los médicos que practican especialidades *no curativas*, como la rehabilitación médica, saben la importancia que tienen estas palabras aún en pacientes que no presentan ese tipo de etiología. La acción de los factores estresantes y el duelo que padecen estos pacientes ha *acumulado evidencia suficiente para recomendar la aplicación de un tratamiento psico-lógico-conductista con una justificación psicoinmunológica en la infección por HIV.* (20)

- Situación epidemiológica en la Argentina

La muerte se produce en personas jóvenes sin excluir a niños. Se estima que, en la Argentina, 25 000 personas reciben tratamiento, y el número de infectados es aproximadamente de 150 000. Y aplicando parámetros internacionales, se infiere que en la próxima década se sumarán entre 10 500 y 31500 infectados. (8)

- Situación internacional

La OMS calcula en el mundo de 5 a 10 millones de infectados y refiere que para el año 2 000 habrá de 30 a 40 millones. (40)

2. Dolor en el cáncer

El cáncer aparece en cualquier persona, pero más en el paciente con SIDA. Ambas afecciones se nutren de deficiencias inmunológicas y además están condicionadas a determinada personalidad o conducta. (44, 24) También, como se dijo, el manejo de los fármacos es similar. En estas enfermedades el dolor adquiere un campo de acción como en la física, y se denomina sufrimiento. Este sentimiento no se expresa mediante la localización del dolor sino con emociones, interpretaciones cognitivas y tendencias. La ansiedad se expresa por algo que no está, pero que puede suceder, pero el sufrimiento es una pérdida espiritual de algo material o emocional. Aparece inexorablemente, en los enfermos incurables, mediante el miedo, la duda, la ansiedad, la depresión y la irritabilidad. El sufrimiento es el campo de batalla donde se acumulan esas emociones. El que sufre vive, pero el deprimido y sin esperanza se agota. Por lo tanto, en estos enfermos está indicada la psicoterapia y el tratamiento psicosocial que se describe en el capítulo de Dolor Psicogénico. Las enfermedades descritas, SIDA y cáncer, son en muchos aspectos similares, porque tienen en común la posible pérdida de la vida, el dolor crónico y la desesperanza. Antes de la terapia hay que investigar la patogenia del dolor, la historia del paciente y el entorno. Asimismo, se debe determinar si el dolor es producido por la enfermedad, la psicología del paciente, como resultado de la terapia aplicada —quimioterapia, radioterapia—, o por la magificación de dolencias pasadas. El tratamiento de estos pacientes, donde se incluye a la familia, es multifactorial y complejo.

El dolor, de acuerdo a la clasificación patogénica explicada en este libro, es en principio de orden fisiológico. La enfermedad se denomina cáncer pero lo que genera el tipo de dolor es el tipo de patogenia. Hay cánceres que llevan al óbito sin dolor y hay otros que producen dolor y son curables. No se ha encontrado relación entre el dolor, la intensidad, la extensión o el número de metástasis. Lo que se ha constatado es que extraído el tumor se calma la dolencia en forma definitiva o temporaria. La enfermedad es maligna, pero no el dolor. Pero también depende de la forma en que el cáncer ha infiltrado los nociceptores o la sustancia nerviosa, y en qué forma el asta posterior medular genera la *revolución* por falta de plasticidad. Cuando se diseca la axila para extraer un tumor de mama no es el cáncer quien produce el dolor neuropático sino el tipo de deaferentación realizada por el cirujano (ver dolor neuropático). El tejido maligno *per se* puede comprimir o elongar nervios produciendo dolor irradiado, asimismo puede ejercer su acción deletérea sobre los receptores al comprimir vísceras o periostio (dolor referido). Extraído el tumor desaparece la dolencia. Las lesiones se producen por causa mecánica: tracción, infiltración, compresión, elongación, o lesión total. Es por eso que estos dolores obedecen a los antiinflamatorios y antiálgicos de tipo AINE u opioides (del primer grupo). El dolor neuropático se produce por un tipo de lesión que incapacita la modulación y la plasticidad del sistema nervioso, lo que trae aparejado un engrama r*eververante* del dolor en la corteza cerebral. Tan es así que curado el cáncer no persiste el dolor, como es el caso de la neuralgia postherpética, avulsión plexual o mastectomía por disección axilar.

El tratamiento no es fácil porque hay quimioterápicos que producen seudodepresión, inflamación o toxicidad. Si un paciente en forma genética y subliminal está predispuesto a la depresión o al suicidio, ante una desgracia es posible que afloren estas complicaciones. *Ante una enfermedad severa todo lo latente de origen genético, corporal, psicológico o social se manifiesta con más fuerza.*

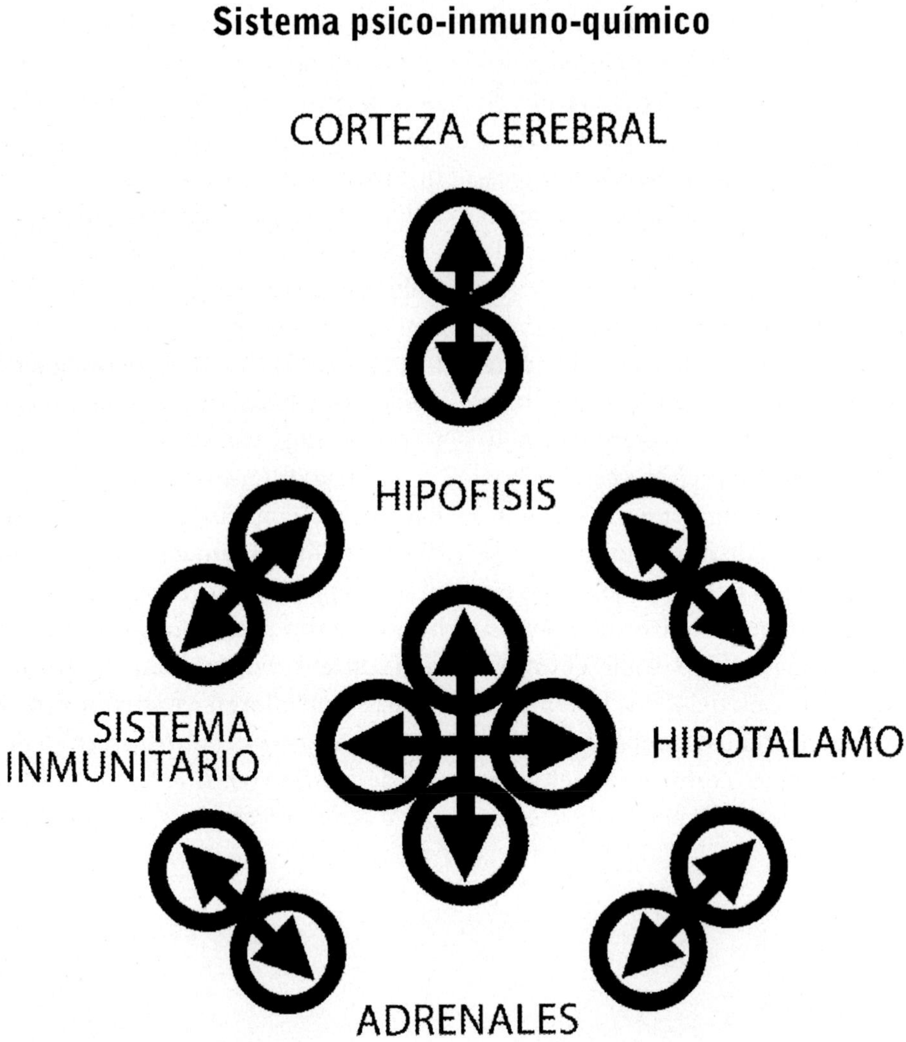

Figura 1. Relaciones funcionales entre la psicología, la neuroquímica y la inmunología

Bibliografía

1. Basedovsky H. O., del Ray A., Sorkin E. *et al.* Immunoregulation mediated by the sympathetic nervous system. *Cell Immunol.* 1979;48:346-455.
2. Bayley P. O., Baltch M.D. *et al.* Sensory-motor neuropathy associated with AIDS. *Neurology.* 1988;38:886-891.
3. Berger J. R. The neurological complications of HIV infection. *Acta Neur Stand.* 1988;116:40-76.
4. Blalock E., Harbour D., Smith E. M. Peptide hormones shared by the neuroendocrine and immunologic systemns. *The Journal of Immunology.* 1985; Vol. 135:2 858-861.
5. Breitbart W. Dolor en la enfermedad por el virus de la inmunodeficiencia humana. En: Bonica *Terapéutica del Dolor.* Editor John D. Loeser. Tercera edición, Editorial McGraw-Hill, México, 2004; pág. 888.
6. Breitbart W. Dolor en la enfermedad por el virus de la inmunodeficiencia humana. En: Bonica *Terapéutica del Dolor.* Editor John D. Loeser. Tercera edición, Editorial McGraw-Hill, Mexico, 2004; pág. 882.
7. Byers M. R., Bonica J. J. Mecanismos de dolor periférico y plasticidad de nociceptores. En: Bonica *Terapéutica del Dolor.* Editor John D. Loeser. Tercera edición, Editorial McGraw-Hill, Mexico, 2004; pág. 77.
8. Cahn P. SIDA/HIV, *situación epidemiológica del* SIDA. Ed. Paidos, Buenos Aires, 1994; pág. 23.
9. Craddock C., Bull R., Pasvold G. *et al.* Cardiorespiratory arrest and autonomic neuropathy in AIDS. *Lancet.* 1987;2:10-18.
10. Crawford J. S., James F. M., Nolte H. *et al.* Regional analgesia for patients with chronic neurologic disease and similar conditions. *Anaesthesia.* 1981;36:821-822.
11. Comblath. D. R. Mac Arthur, J. C. Predominantly sensory neuropathy in patients with AIDS and AIDS-related complex. *Neurology.* 1988;38:794-796.
12. De la Monte S. M., Ho D. D. *et al.* Subacute encephalomyelitis of AIDS and its relation to HTLV-III infection. *Neurology.* 1987;37:562-569.
13. Estevez M. E., Sen L., Ballart L., Diez R. A. *Sida.* Ed. Edimed, Buenos Aires, 1992; pág. 35.
14. Estevez M. E., Sen L., Ballart L., Diez R. A. *Sida.* Ed. Edimed, Buenos Aires, 1992; pág. 72.
15. Estevez M. E, Sen L., Ballart L., Diez R. A. *Sida.* Ed. Edimed, Buenos Aires, 1992; pág. 37.
16. Frank J. A., Dougherty T. F. The qualitative and quantitative responses of blood lymphocytes to stress stimuli. *J. Lab. Clin. Med.* 1953;42:538.
17. Frankl V. E. *El hombre en busca de sentido.* Ed. Herder, Barcelona, 1989.

18. GOLEMAN D. *La Inteligencia Emocional.* Javier Vergara Editor S. A., Buenos Aires, 1996; pág 200.
19. GOLEMAN D. *La Inteligencia Emocional.* Javier Vergara Editor S. A., Buenos Aires, 1996; pág. 202.
20. GOODKIN K. Enfoque psiconeuroinmunológico de la infección por HIV y el SIDA. Cahn P y col. Ed. Paidos, Buenos Aires, 1994; pág. 98.
21. HIRA S., TEMBO G., WADHAWN D., *et al.* Risk of AIDS in patients with herpes zoster, PGL or "other" features of ARC. Fifth International Conference on AIDS. Montreal, 1989.
22. HONG B. A., RICE J., BROOKSHIRE D. *et al.* Diagnosis of depression in HIV infected individuals abstracted. Fifth International Conference on AIDS. Montreal 1989.
23. JORDAN B. D., NAVIA B. A., PETITO C., CHO E. S., PRICE R. W. Neurological syndromes complicating AIDS. *Front Radiat Ther Oncol.* 1985;19:82-87.
24. KLOPFER B. Psychological variables in human cancer. *Journal of Projective Techniques.* 1957;21:331-340.
25. LEBOVITS A., LETKOWITZ M. Pain in paticnts with AIDS. Fifth International Conference on AIDS, Montreal, 1989.
26. LEVY S. M. Prognostic risk assessment in primary breast cancer by behavioral and immunological parameters. *Health Psychol.* 1985;4:99-II3.
27. MADDEN J. J., DONAHOE R. M., SMITH I. E. *et al.* Increased rate of E-rosette formation by T-lymphocytes of pregnant women who drink alcohol. *Clin. Immunol Immunopathology.* 1984;36:67-79.
28. MATTHEWS, S. *Recuperar la Salud.* Ed. Los Libros del Comienzo, Buenos Aires, 1992; pág. 41.
29. MELBYE M., GROSSMAN R., GOEDERT J. *et al.* Risk of AIDS after herpes zoster. *Lancet.* 1987;728-730.
30. MICHAELIS E. K. Molecular biology of glutamate receptors in the central nervous system and their role in exitotoxicity, oxidative stress aging. *Neurobiol.* 1998;54(4):369-415.
31. MILLER R. F., SEMPLE S. J. Autonomic neuropathy in AIDS. *Lancet.* 1987; 343-344.
32. NAVIA BA, CHO ES, PETITO CK *et al.* The AIDS dementia complex: ll Neuropathology *Ann. Neurol.* 1986; 19:525-535.
33. ONEIL W. M., SHERRARD J. S. Pain in human immunodeficiency virus disease: a review. *Pain.* 1993;54:3-14.
34. PAT S. S., ASBURY A. K., RICHARDSON E. P. The mielopathy of pernicious anemia. *Acta Neurol Stand.* (suppl) 1968;44:4-36.
35. PETITO C. K., NAVIA B. A., CHQ E. S. *et al.* Vacuolar myelopathy pathollogically resembling subacute combined degeneration in patients with the acquired immunodeficiency syndrome. *The New England Journal of Medicine.* 1985;312:874-879.

36. PETITO C. K., BRADFORD A., NAVIA M. D. *et al.* Vacuolar myelopathy patologically resembling subacute combined degeneration in patients with the adquired immunodeficiency syndrome. *The New England Journal of Medicine.* 1985;874-878.
37. RILEY V. Psychoneuroendocrine influences on immunocompetence and neoplasia. *Science.* 1981;212-1100.
38. Robertson D. M., Dinsdale H. B., Cambell R. J. Subacute combined degeneration of the spinal cord: no association with B 12 deficiency. *Arch Neurol.* 1971;24:203-207.
39. ROSENFELD B., BOREL C., HANLEY D. Epidural morphine treatment of pain in Guillain-Barre Syndrome. *Arch Neurol.* 1986;43:1190-1196.
40. SANTACANA E., ALIAGA L., VILLAR J. Tratamiento del dolor en el paciente con síndrome de inmunodeficiencia adquirida. Dolor. *Organo de Expresión de la SED.* 1993; Volumen 8, Numero 4, pág. 165.
41. SCHOFFERMAN J. Pain: diagnosis and management in the palliative care of AIDS. *J. Palliat Care.* 1988;4:46-49.
42. SCULLY C., CAWSON R., PORTER S. R. Acquired immune deficiency syndrome. *Br. Dent.* J. 1986;161:53-60.
43. SKLAR. LS. Stress and copinp factors influence tumor growth. *Science,* 3 agost 1979; Vol. 205.
44. SOLOMON G. F., TEMOSHOK L. O., LCARY A. *et al.* An intensive psychoimmunologic study of long-surviving persons with AIDS. *Ann NY Acad Sci.* 1987;496:647-655.
45. ULLOA F. *Prólogo de sida.* Ed. Paidos, Buenos Aires, 1994; pág. 14.
46. WELLER TH. Varicella and herpes zoster: changing concepts of the natural history, control and importance of a not so benign virus: part ll. *New England J Med.* 1983;309: 1434-1440.

Empezamos a envejecer o a sufrir,
cuando dejamos de reír.

Tratamiento del dolor sin fármacos

Capítulo 12

A. Analgesia por acción psicológica o autogenerada

1. Placebo y nocebo

Diferentes investigadores están de acuerdo en que al cuerpo hay que dejarlo suficientemente libre en sus reacciones para que puedan actuar los mecanismos internos de defensa, sobre todo en lo que respecta a la modulación del dolor. Avala este aserto el hecho de que en los pacientes a quienes se les aplica anestesia epidural, dejando funcionar el resto del cuerpo, se acorta el posoperatorio y los días de internación en un 16%. Los hombres que participan en la Segunda Guerra Mundial, y que se hospitalizan, necesitan más opioides en forma tardía que los civiles en iguales condiciones. (21) Esto se explica porque el estrés de la guerra facilita la analgesia y la seguridad del hospital la inhibe. Lo mismo sucede en el soldado en medio de una batalla, en el atleta traumatizado o en la persona que después de un accidente siente el dolor en los días siguientes.

El famoso explorador Livingstone, en uno de sus viajes a África, fue atacado por un león, lo cual le inspira el siguiente relato: *...escuché un rugido. Alerta, cuando miré a mi alrededor vi a un león justo en el momento en que saltaba sobre mí. Yo estaba en una pequeña colina; el león alcanzó mi hombro y ambos caímos en tierra. Gruñendo horriblemente cerca de mi oído me sacudió como un perro cazador haría con una rata. Esto me causó una especie de ensoñación en* *la cual no hubo dolor ni sensación de terror aunque era conciente de lo que estaba sucediendo. Era como la experiencia que narra el pa-ciente anestesiado ligeramente con cloroformo, el cual ve toda la operación sin sentir dolor. Este estado tan peculiar no era el resultado de ningún proceso mental. La sacudida abolió el miedo y el horror de ver a la bestia. Este estado tan singular probablemente se presenta en todos los animales que son aniquilados por los carnívoros. Si así fuera, es una previsión misericordiosa de nuestro benevolente Creador para disminuir el dolor de la muerte.* (57)

Está probado que los atletas después de las competencias aumentan el umbral del dolor, sin ser revertido por la naloxona. Los pacientes con distrofia simpática refleja, en las mismas condiciones atléticas, presentan disminución de la hiperalgesia. (40) El cuerpo posee autodefensas bioquímicas para no sufrir. Otro principio es el de evitar la cronificación del síntoma, dado que una vez *hecho el camino del dolor*, se manifiesta cada vez con más precisión y severidad. Hasta un recuerdo puede actuar como *gatillo* para que se actualice. El éxito del tratamiento, como en algunas cefaleas, es indicar el antiálgico antes que el dolor aparezca.

La indicación de placebo es un procedimiento terapéutico, en el que la sustancia que se prescribe no actúa por sus condiciones químicas pero puede inhibir el dolor. El nocebo, con el mismo criterio, incrementa la sintomatología de acuerdo a lo informado por un médico que genera confianza. Se debe cambiar el concepto de *irreal* que tiene este procedimiento dado que estos *fármacos* producen neutransmisores que inhiben el dolor, y en las investigaciones son parcialmente anulados por la naloxona. El placebo actúa como fármaco cuando hay una buena relación médico-paciente que produce confianza. A veces es el primer *medicamento* que utiliza la madre cuando besa el cuerpo donde se ha golpeado su hijo. El placebo actúa más sobre procesos agudos, cuando existe un estado de estrés emocional y ansiedad. (24) Todo médico, por el hecho de prescribir un fármaco, se asegura del 20 al 30% de éxito. (8) Este recurso terapéutico libera opioides endógenos que bloquea la naloxona, y que en un tercio de enfermos inhiben el dolor. (7) Se ha demostrado que el placebo cambia las pruebas de laboratorio, como la eritrosedimentación, el recuento globular y el poder de combinación del anhídrido carbónico. (32) El jefe del departamento de cirugía de un hospital en Pensilvania, dice textualmente: *es probable que la cirugía ejerza el efecto placebo más potente que pueda darse en medicina. Los detalles preliminares, la falta de conciencia producida por la anestesia, la manipulación o extirpación de órganos vitales dentro del cuerpo, producen un efecto emocional profundo y casi místico sobre el enfermo.* Es decir, el pensamiento genera modificaciones neuroquímicas que producen analgesia y bienestar. Inclusive el placebo puede evitar en forma temporaria el síndrome de privación en un adicto cuando se le retira la droga. También el retiro de un placebo suele producir efectos colaterales como náuseas, cefaleas y vértigo. (8) Se ha determinado que con el doble de dosis se obtiene casi el doble de beneficios. Cuando se administra 10 mg de dexedrina a voluntarios, y se les indica que son somníferos poderosos, ninguno del grupo tuvo dificultad para conciliar el sueño. (33) Se obtuvo con placebo 56% de éxito, si se lo comparaba con el 100% de la morfina. (30,59). El placebo con píldoras rojas tuvo más éxito que con las azules, y también se ha probado que cuando hay más ansiedad, mejor es el efecto de ese *fármaco*. En pacientes ansiosos y con dolor severo se obtuvo respuestas favorables en un 40%, y con morfina en un 52%. Cuando los niveles de ansiedad y dolor fueron bajos, el 26% se manifiesta con éxito a la ingesta de placebo, y el 84% a la morfina. (6) Todo lo expuesto indica que la ansiedad propicia el efecto del placebo. *Los pacientes con enfermedades mentales no responden a este recurso terapéutico.*

2. Hipnosis y autohipnosis

Es un tipo de estado artificial que puede liberar al subconsciente entre el sueño y la vigilia, con una característica fundamental, no pierde contacto con el mundo externo. Esto lo diferencia del dormir. Son múltiples las investigaciones que acreditan a la hipnosis como analgésico. (37,43,51,56,31) Se ha utilizado asimismo en el cáncer con diferentes resultados. (12,44,4) Este método nunca puede contrariar las normas éticas del paciente, y además la persona que desea ser hipnotizada lo hace por su decisión. Lo adopta libremente colaborando para que el fenómeno se produzca.

El hipnotismo y el autohipnotismo tienen un origen oriental con métodos de concentración y meditación, similares al Yoga, Zen y Sutras. La reencarnación es el principio fundamental que da nacimiento a estas prácticas, dado que cuando alguien medita recorre el camino de las almas que le precedieron. Hoy no se discute el valor médico de la hipnosis y de la autohipnosis, siendo aceptadas por las principales universidades del mundo moderno. El budismo Zen no predica un estado de santidad para llegar al Nirvana, siendo su objeto más humilde: llegar a través de la meditación a un sentido holístico indivisible en perfecta armonía con la parte y el todo. La persona desea desplazarse con un perfecto conocimiento de sí mismo en armonía con el mundo. La persona en concentración se relaja en el área somática y mental, por lo cual este procedimiento, puede aplicarse como un *fármaco* para calmar dolores.

La *hipnosis* se administra mediante un médico hinoptizador (sofrólogo). Durante la hipnosis el paciente pasa por tres estados: el primero es de quietud, el segundo de intensificación del primero, y en el último adquiere un sueño intenso, con amnesia, relajación y en contacto con el mundo externo. La hipnosis llega a la cumbre con Charcot,

Pierre Janet y De Faria. Fue ponderada asimismo por el premio Nobel Agaz Monis. (65)

Los precursores en occidente de métodos similares fueron Schultz (1932) y otros en el siglo XIX, quienes reglamentaron los ejercicios para la autohipnosis. (64) La reacción en algunos ambientes científicos fue similar a la producida por la acupuntura China, pero los efectos tóxicos de algunos fármacos hizo que estos métodos alternativos adquirieran importancia en la medicina moderna.

• Investigaciones científicas

Se investiga la hipnosis mediante tres grupos de personas: 15 de ellos, muy sensibles a la hipnosis, reducen su dolor en el 67% de los casos, con una intensidad analgésica, en cada uno de ellos, del 33% o más. En otro grupo de 16 pacientes, con poca sensibilidad para ser hipnotizados, se redujo el dolor en el 13% de los casos, con una intensidad analgésica en cada uno de ellos del 33% o más. El tercer grupo, insensible a la hipnosis, muestra una reducción mínima del dolor en un 56%, con una intensidad analgésica menos del 10%. (59, 38) *Se constata que las personas más sensibles a la hipnosis resistieron mejor el dolor.* El mismo científico realiza otra investigación con 25 voluntarios que necesitan asistencia odontológica. Los divide en dos grupos. Los que fueron sensibles a la hipnosis realizaron el tratamiento sin anestesia, y sólo 5 voluntarios, no sensibles a la hipnosis, aceptaron el mismo tratamiento. A los niños quemados e hipnotizados se les cambian los vendajes sin dolor. (59, 69) *Se deduce otra vez que el ser humano sensible a la hipnosis inhibe el dolor.*

Se seleccionan 12 personas que responden a la hipnosis, y 12 que no lo hacen. Al último grupo se le indicó ejercicios de concentración y relajación sin hipnosis. Después de 50 mi-nutos de profunda relajación, se les aplica un shock eléctrico doloroso en ambas manos, y se constata que el brazo donde recibe la mayor concentración mental está más relajado y con aumen-to del umbral para el dolor. El grupo sensible a la hipnosis obtuvo mejores resultados.

En otra investigación, los mismos grupos, de sensibles y no sensibles a la hipnosis, someten las extremidades superiores a una prueba dolorosa por isquemia durante tres sesiones. La primera sesión es de prueba y control, la segunda con hipnosis, y la última con placebo que se ingiere creyendo que es un poderoso analgésico. Se constata, en la tercera sesión con placebo, que no hubo una gran diferencia entre ambos grupos con respecto al umbral de dolor; en la segunda sesión con hipnosis se observa un incremento manifiesto del umbral para el dolor. Esto indica que la fisiología no es igual en la actuación de ambos métodos, o que la hipnosis emplea recursos más efectivos para calmar el síntoma. (52)

El autohipnotismo es un arma eficaz contra las enfermedades psicosomáticas. Se emplea para el dolor, la angustia y durante los partos. Evita el insomnio y su práctica mejora la anestesia general. Tanto en la hipnosis como en la autohipnosis la naloxona no evita la analgesia porque actúa en forma parcial, por lo cual se infiere que la acción inhibidora proviene del cerebro. (35,39). Se ha observado en los éxitos hipnóticos, un aumento marcado de las beta-endorfinas en el plasma.

Para realizar esta técnica se debe tomar un curso, generalmente de 3 meses, efectuando autohipnosis durante 20 minutos por día. En esta forma, in-sistiendo durante meses, se adquieren las condiciones para relajar el músculo, tranquilizar la mente y calmar el dolor. La distensión aporta equilibrio psicosomático y su efecto es inmediato. Lo ejercicios de Schultz actualizados tienen el mismo objeto. La vida moderna con sus ruidos y mucha actividad, con tránsito *pesado* y huelgas en cualquier momento, determina formas agresivas de convivencia, en donde la autosugestión hipnóptica tiene un lugar preponderante como *fármaco* de primera categoría.

B. Analgesia por educación postural y ejercicios terapéuticos

1. Educación postural

El hombre, de acuerdo con la interpretación del autor posee cuatro posiciones en el espacio. (18)

a. La primera posición es en hiperflexión (fetal), relaja y distiende las estructuras musculares y ligamentarias, determinando a través de los receptores de Golgi, la disminución del tono muscular y el aumento del juego articular.
b. La segunda posición, en semiflexión, es ideal para gestar fuerza. Es la que adoptan los golfistas, los corredores o los boxeadores, o en cualquier situación en donde el cuerpo se prepare para realizar fuerza. Es la posición funcional en semiflexión que adopta el simio.
c. En la tercera posición el cuerpo adopta hiperextensión, que genera bloqueo de las articulaciones disminuyendo su amplitud articular. Se cierran en una cuarta parte, aproximadamente, los conductos vertebrales y foraminales. La tercera posición es la más humana, y políticamente discutida, contribuye a incrementar en la columna vertebral la compresión de la sustancia nerviosa.

   En síntesis, la primera posición o fetal es la mas cómoda y protege a las estructuras durante el decúbito, pero es difícil de mantener cuando hay espasmos musculares dolorosos. La segunda posición protege nuestros tejidos durante la actividad, y la tercera determina la esbeltez y la elegancia junto al ahorro de energía.
d. La cuarta posición es la sentada en donde se produce relajación de los músculos (el torso se apoya sobre los ligamentos) y permite a las extremi-

dades superiores, con relación al cerebro, el uso de las manos y el de la víscera pensante.

A continuación se ejemplifica, en la patología mecánica humana de la columna vertebral, en qué forma la postura evita el dolor. Ante este síntoma se aconseja reposo en cama o relativo con faja, para que no se incremente la inflamación por disfunción articular. Después de este momento básico de reposo se adopta la segunda posición durante el movimiento, para dar seguridad y fuerza a los segmentos. Es una posición ortográdica en semiflexión antiálgica dictada por la biología, que hace que el cuerpo se encorve para evitar el dolor lumbar. Sólo al final, cuando los ejercicios hayan creado hipertrofia muscular en el plano flexor y los espasmos antiálgicos se hayan inhibido, se adopta la posición erecta o tercera posición más humana y elegante.

2. Reposo y ejercicios terapéuticos

Por todo lo expuesto se infiere que los tratamientos se realizan en la *casa* del paciente, en un *consultorio* o durante la *internación.*

En la casa del paciente: en las enfermedades osteomusculares no traumáticas, agudas o crónicas por causa mecánica, se prefiere educar al paciente para que realice el calor y los ejercicios en su casa y en forma cotidiana. El mejor calor es el de la ducha, pero se utiliza con éxito la almohadilla eléctrica, la bolsa de arena o de agua caliente. El reposo absoluto se indica mediante el decúbito del paciente, y el relativo mediante faja lumbar sin ballenas o collar inmovilizador y sólo actividades de la vida cotidiana sin producir dolor ni tomar calmantes. Sólo se indican antiálgicos cuando en decúbito aparece el síntoma que perturba el sueño. *Se indica lo "bueno", "lo mejor" que lo busque el paciente de acuerdo a sus necesidades, porque el que no trabaja no come.*

Si el tejido duele es porque se destruye. *Los antiálgicos inhiben el dolor pero no tratan la causa.* El paciente, con la ingesta de calmantes, se cree sano y sigue su rutina, pero en el tejido se incrementa el daño. El control postural evita irritar los receptores del dolor y con ello los efectos inflamatorios. En el caso de la lumbalgia por causa mecánica se realiza, después de la aplicación del calor, los denominados por el autor, *ejercicios básicos cotidianos.* (EBC) Se indican con cuatro condiciones: sin dolor, sin calmantes, sin faja y lentos sin brusquedad. Son ejercicios activos de los músculos flexores de cuello y del tronco (abdominales). Los pacientes con disciplina pueden tener un éxito manifiesto siguiendo los consejos del profesional y sin salir de su casa. El autor, mediante varios estudios de investigación sobre cientos de pacientes, ha probado que es muy importante la educación del enfermo para que siga el tratamiento en el hogar. (18,20) Los casos complejos requieren de asistencia fisioterapéutica más intensa y controlada.

En el consultorio: cuando no han sido efectivos los tratamientos recomendados se indican infiltraciones terapéuticas de tipo local o fisioterapia de acuerdo al caso, lo cual es un complemento de lo indicado en el hogar.

Durante la internación: después de la intervención quirúrgica, si es necesario, se indica fisioterapia y fármacos antiálgicos y miorrelajantes con o sin tratamiento psicológico. *El fármaco calma el dolor, pero la lesión si no está en reposo, se incrementa.*

El hombre, por su asimetría anteroposterior, se pone de pie y camina estabilizado por los músculos paravertebrales, cuádriceps y glúteos mayores (antigravitarios). La debilidad de esos músculos hace caer el cuerpo hacia adelante, como se observa en la enfermedad poliomielítica, en la distrofia muscular y otros síndromes. (29) En bipedestación los músculos que más trabajan son los posteriores y por lo tanto son los que sufren sobreesfuerzo, produciendo espasmos para inmovilizar el segmento de cuerpo lesionado. Rara vez la mala postura se produce por debilidad de los músculos posteriores dado que se camina por la acción muscular casi permanente del plano posterior del cuerpo. En cambio, el plano flexor de cuello y tronco (abdominales) suele ser hipotónico por falta de ejercicios en jóvenes y adultos. Fortificando los anteriores se obtiene la armonía que requiere el cuerpo expresada por la ley de Sherrington que dice, *la contracción de los agonistas inhibe los antagonistas.* Por lo tanto se infiere que si los músculos anteriores (abdominales y cervicales anteriores) están hipotónicos se facilita, como es común constatar, el espasmo de los posteriores. Esta posibilidad genera inestabilidad de la columna y falta de alineación mecánica de las articulaciones que generan, por esa condición, el síndrome artrósico de origen mecánico. Se homologa a una bisagra que, fuera de eje, genera una viruta que forma *la artrosis de la bisagra.*

Al atacar el karatista grita, el boxeador y el tenista soplan produciendo contracción de los músculos abdominales que debe coincidir con el momento del impacto. La fisiopatología y los ejercicios han sido estudiados y descritos repetidamente por el autor. (18, 20) *Todos los investigadores están de acuerdo en que para el dolor de la columna los ejercicios de flexión son básicos y fundamentales para la buena postura. Pero, de acuerdo a la patología, en el momento oportuno.*

C. Inhibición del dolor por acupuntura

Hay información de que la acupuntura data de 1600 años antes de Cristo. Se describe 300 años a. C. en el *Libro del Emperador Amarillo de las Enfermedades Internas*, y se completa en la primera centuria después de Cristo. Al comienzo del siglo XX, Soulie de Morant, siendo cónsul en China, traduce al francés los escritos sobre ese tipo de medicina. La analgesia quirúrgica, con este método, se realiza por primera vez en China en 1958 al extirpar amígdalas.

La palabra acupuntura proviene de la unión de *acus* (aguja), con otra palabra latina *puntura*. Es una denominación occidental de lo que es llamado por los Chinos *zhen jiu*. La primera parte de la palabra significa punto y la última fuego.

En un libro, el director de un prestigioso centro de dolor en Gran Bretaña dedica a la acupuntura 45 páginas. (45) Profesores de neurología de Chicago y California, en su libro sobre dolor, en la página 133 expresan que *las modernas prácticas de anestesia no deben abandonarse. pero hay varios aspectos de la acupuntura que se deben considerar con seriedad. La anestesia por ese medio ayuda a la fisiología del enfermo sin causarle los inconvenientes que puede traer la anestesia clásica después de la intervención quirúrgica. Con la acupuntura la presión, el pulso y la respiración se mantienen normales; la herida cura más rápidamente y los órganos internos recobran la normalidad, permitiendo al enfermo alimentarse y obtener el alta en forma más temprana.* (28,76)

El anuncio de que la acupuntura se aplica con éxito en el 90% de las intervenciones quirúgicas hace que en 1972 acompañen al Presidente de los Estados Unidos, Richard Nixon, en su visita a China, varias comisiones médicas de Inglaterra, Noruega, Canadá, etcétera. Se comprueba, dice el Director de un Centro del Dolor en Inglaterra, que la aplicación en cirugía se efectuaba sólo en el 6% de los casos, y como máximo en el 10%. (45) El entusiasmo crece cuando uno de los integrantes del servicio de prensa del grupo, James Reston, es sometido con este método anestésico y con éxito, a una apendicetomía.

La acupuntura es una mezcla de metafísica, con conceptos empíricos objetivos y pragmáticos. Con acupuntura se puede abrir un abdomen humano sin dolor y sin la anestesia clásica. Es algo que la medicina occidental debe conocer y lo está haciendo. Pao-Cheng Niu, médica en Argentina y en China, afirma que las intervenciones quirúrgicas con acupuntura que se efectúan en Shanghai, se calculan entre el 20 y el 30%. Presenta una estadística, desde 1959 a 1973, con más del 90% de efectividad en varios centros chinos. (60) Dice Pao-Cheng Niu que las indicaciones de la acupuntura en occidente se efectúan en pacientes que padecen enfermedades crónicas que no se mejoran con ningún tipo de tratamiento. Enumera los dolores que se pueden tratar: agudos o crónicos y de tipo visceral, somático o psicológico. Este procedimiento también se aplica como prevención y curación, y se completa con ejercicios, masajes y dietas especiales. Muchos de estos hallazgos coinciden con las pruebas científicas presentadas por occidente en el siglo XX.

La acupuntura también se describe como una estructura filosófica enraizada en el *Tao*, cuando se divide en los llamados *Yin* y *Yan*. Se interpreta como circulación de energía canalizada por meridianos y puntos. Se integra con cinco elementos de la naturaleza y se deducen conceptos clínicos mediante el pulso. Se relaciona todo con el calendario chino. La ventaja de este método terapéutico es la sencillez del procedimiento, dado que se utiliza en cualquier circunstancia. Es un método seguro que acorta el posoperatorio y evita la ingesta de fármacos.

En 1997, el Instituto Nacional de Salud de Estados Unidos examina la bibliografía de las investigaciones realizadas en idioma inglés mediante la aplicación de este método y decide que hay pruebas sólidas para respaldarlo. También sugiere que se debe seguir investigando. Se indica su aplicación en náuseas y vómitos posoperatorios producidos por quimioterapia, en el dolor dental posoperatorio, espasmos menstruales, codo de tenista, fibromialgia, asma, dolor miofascial, etcétera. (5,16) *Son famosos los cursos sobre acupuntura en la Universidad de California (UCLA) y los de la Facultad de Medicina de Harvard, a través del Departamento de Anestesiología del Beth Israel Deaconess Medical Center.* (3)

1. Filosofía o teoría del método

a. Yin y Yan

Es una filosofía que responde al *Tao* y que significa *el movimiento que todo lo une* en un devenir eterno en armonía con el cosmos. Se basa en la concepción de los opuestos como parte de un todo indivisible, como el bien y el mal, lo positivo y lo negativo, el tú y el yo, la sístole y el diástole, la miosis y la midriasis, el día y la noche, y así sucesivamente.

Hay patologías por exceso de *Yin* que acaecen en las cosas *Yin*, como la mujer, el interior del cuerpo, la luna, la noche, el invierno, la parálisis, la palidez, la blandura, la midriasis, la apatía, la muerte, etcétera. O las que suceden en las cosas *Yan* como el hombre, el exterior del hombre, el verano, la primavera, la cólera, la agitación, los espasmos, la miosis, el polo positivo, la piel, etcétera. Estas energías se entrecruzan y se mantienen en armonía para dar salud, o ante la desarmonía, enfermedad. Un exceso de *Yan* genera excitación con insomnio, espasmos e hipertono muscular, fiebre, etcétera. En cambio, cuando hay exceso de *Yin*, el enfermo se presenta con tendencia a la pasividad y a la depresión. *A este tipo de manifestaciones, en occidente, se la denomina homeostasis o medio interno, y con relación al ambiente, cronobiología.*

b. La energía circulante

Dice la médica científica Pao-Cheng Niu (1988), que en China hay dos escuelas. La primera *tradicional* explica la energía como un sistema circulatorio que influye en los meridianos. Según este procedimiento hay tres ejemplos que la ciencia moderna no ha podido refutar: a) al punzar un punto en la pierna se puede mejorar la sordera, no obstante no haber una razón anatómica que lo justifique; b) se puede calmar un dolor de dientes estimulando un punto en el pie, y c) en personas muy sensibles, al estimular un meridiano dado, se produce un eritema en todo su recorrido. (60)

L*a escuela científica* busca explicaciones patogénicas a los fenómenos observados. Prueba que la acupuntura actúa a través de los nervios, dado que su acción es inocua cuando se anestesian. Se infiere que la estimulación debe actuar mediante reflejos cutáneo-viscerales o viscero-cutáneos.

Es posible, dice Pao-Cheng Niu, que los efectos también se transmitan por vía humoral, dado que hay logros similares obtenidos en animales con circulación cruzada. También se supone que la irritación periférica de las fibras gruesas, de acuerdo con la teoría de *la puerta de entrada*, bloquea las fibras finas del dolor a nivel del asta posterior. (53) Se ha probado que la acupuntura libera neurotransmisores, como las encefalinas y las endorfinas, que pertenecen al sistema de protección endógeno que posee el cuerpo humano. Después de su aplicación se incrementan estas sustancias en el LCR. (67, 14) Como en la primera ley de la termodinámica, nada se pierde, todo se transforma, y el equilibrio de las fuerzas con el medio mantiene la salud.

Dice esta filosofía que hay tres energías fundamentales. La energía de asimilación representada en el alimento (*Long*), otra energía, denominada *defensiva*, que prepara el cuerpo para la agresión externa (*Wei*), y la última se denomina *ancestral* (*Tsing*). En la medicina occidental las tres energías se representan por el alimento, la defensa inmunológica y la genética. Son múltiples los ejemplos de niños, registrados en la antigüedad, que mueren con alimentos y en silencio. (9) Y también se sabe que un ser viviente apartado del medio destruye su reloj biológico. La ciencia occidental describe el rítmo circadiano (en el día) y el nictameral durante las 24 horas, lo cual indica que los humores no están ajenos a nada que suceda fuera del cuerpo, dado que éste es parte del *Gran Sistema Natural* formado por el humano y la fisicobiología que lo rodea. Es decir, que al estimular un meridiano, además de saber si se trata de un órgano *Yin* o *Yan*, se tiene en cuenta la hora de la estimulación para obtener el objetivo propuesto. *Es por eso que en las investigaciones sobre animales se debe consignar el día y la hora de realizado el experimento. En el hombre, algunos estudios y la ingesta de medicamentos requieren el mismo cuidado.*

c. Los meridianos

Parece que estos *caminos*, estudiados por la medicina china, se crearon con sentido filogénico antes que se produzca la metamerización embriológica que se estudia en occidente. De acuerdo a la medicina tibetochina estos *caminos* se denominan *ciclomerías.* Hay doce meridianos principales en cada lado del cuerpo (tres pares *Yin* y tres pares *Yan*). Concuerdan con las doce vísceras descritas por los chinos.

Los meridianos representan la iniciación de la energía (*Qui)* que posee ventanas o puntos (usados por la acupuntura), en donde el umbral es menor, como si se tratara de centros ferroviarios de diferente importancia. Estos centros se relacionan con determinados órganos, los cuales se contactan siempre con dos meridianos, uno izquierdo y otro derecho. Los meridianos *Yan* se consideran en relación con la nutrición y la excreción, y están representados por las vísceras huecas y el triple recalentador, desconocido en la anatomía de Occidente. Este concepto, *recalentador,* es el equivalente al metabolismo, y engloba las funciones respiratorias, circulatorias y digestivas. Los *Yin*, en cambio, se consideran con relación a la circulación y las vísceras sólidas, en donde se incluye al pericardio. En el cuerpo hay seis órganos *Yan* y seis *Yin*; los primeros transforman las sustancias y los segundos las almacenan. La función que se le asigna al pulmón, al híçado y al corazón concuerda con los principios de la medicina Occidental. Los excesos de *Yin* y *Yan* son controlados por ocho *vasos maravillosos* que regulan sus propias manifestaciones. Pertenecen a éstos los meridianos posteriores *(Yan)* y los anteriores *(Yin),* que se ubican en el eje del cuerpo, los unos llamados *go-bernantes* y los otros, *concepcionales.* Son ascendentes, y según los puntos que se toquen *vacían* diferentes sectores del cuerpo. Los meridianos *secundarios* son puentes tendidos entre los meridianos *principales* La fuerza de la vida circula en un determinado orden en el cuerpo; las partes laterales representan el *Yan* (víscera hueca) y las mediales el *Yin* (víscera sólida).

La circulación de la energía (*Qui)* une pares de órganos mediante los siguientes meridianos: del pulmón (*Yin*) al intestino grueso (*Yan);* del estómago al bazo; del corazón al intestino delgado; de la vejiga al riñón; del pericardio al triple recalentador y, por último, de la vesícula al hígado. Para corregir el movimiento de energía desarmónico, se pinchan puntos en los meridianos. Esta acción es como un interruptor que abre o cierra el paso de la energía, teniendo en cuenta las horas del día, el mes y el año. La energía en los meridianos principales comienza a las tres de la madrugada, y cuando se estimula con suavidad en un tiempo-órgano afecta sólo a esa víscera, pero si se ejecuta con fuerza se obtiene el efecto contrario en el meridiano opuesto. Por ejemplo, si se sobreestimula el hígado, se inhibe el intestino delgado. La acción será mejor si a ese órgano sólido (*Yin*) se lo estimula en tiempo *Yin*, que es del mediodía a la medianoche. Si se estimula una víscera hueca (*Yan*), el tiempo será desde la medianoche al mediodía.

Las vísceras están unidas por otro grupo de meridianos llamados *profundos*, que no tienen existencia en la piel, pero que están representados en ella. Tienen la particularidad de que los atraviesan los órganos asociados mediante un pasaje *Lo*, volviendo hacia el meridiano asociado; los *Yin* van al *Yan* y los *Yan* van al *Yin*. Los meridianos profundos abandonan su curso en el codo o la rodilla (*punto Ro*). Se advierte similitud con relación a las diferentes capas metaméricas que componen el cuerpo humano. La *muñeca neurológica* descrita por el autor adquiere similar significado (ver capítulo 1).

d. Los puntos de acupuntura

Los de aplicación clínica son 122, pero hay descritos más de 1 000. Son localizaciones en la piel de pocos milímetros cuadrados, como ventanas donde el flujo de la energía se transforma. Se dividen en diez categorías distribuidos por toda la superficie del cuerpo. La mayoría de los puntos son simétricos y están colocados en los meridianos.

e. La pulsología

Es muy importante en la medicina china. La palpación sobre la arteria radial (Yin) y la carótida (Yan) da una impresión general sobre el estado del cuerpo. Al palpar la arteria radial en tres lugares se puede tener una impresión del estado de los órganos de acuerdo al ritmo, la regularidad, la dureza o la blandura. El acupuntor, después del tratamiento, de acuerdo a los pulsos se da cuenta si ha solucionado el desequilibrio energético o no. Captan 24 características de acuerdo a los meridianos.

f. Calendario chino

Los meses del año, además de la hora diaria, tienen influencia en el tratamiento. Así, el corazón se sobrecarga de energía en verano, el pulmón en otoño, el riñón en invierno y el bazo entre el verano y el otoño. Son ritmos anuales, y también cada 4, 5, 10 y 60 años. (9) La medicina china predice acontecimientos con respecto a la salud y aconseja medidas preventivas en el sujeto sano.

g. Técnicas de estimulación

Cuando en los puntos se aplica agujas se denomina acupuntura, cuando se hace con calor moxibustión, cuando es electricidad electropuntura y cuando es realizada mediante la presión de los dedos se denomina digitopuntura. Lo más importante es el punto y el meridiano que se utilizan, y no la modalidad con que se estimula. Se han desarrollado gran cantidad de aparatos que, homologando a la acupuntura, aplican láser, diatermia o microondas.

- Estimulación mediante agujas

Hay una predisposición marcada a utilizar este instrumento. Se componen de mango, cuerpo y punta, y son de acero inoxidable. El diámetro puede variar de 0,1 a 0,3 mm y la longitud de 1 cm a 10 cm. La punta también puede ser triangular y de otras formas para producir más dolor (sensación *deqi*). La penetración de la aguja en la piel se hace con movimiento de rotación de 20 a 120 por segundo hasta producir esa sensación. El *picoteo* es otra maniobra que puede requerirse para generar mayor molestia y liberar más sustancias químicas. La perforación de la piel, previa esterilización de la aguja, se debe realizar inmovilizándola con uno o ambos dedos. La dirección puede ser paralela a la piel, como se utiliza en la cabeza, o perpendicular, como se hace en los miembros porque hay más tejido blando; la oblicuidad intermedia se elige para el tórax. La penetración en profundidad depende de si el paciente es obeso o de la localización del punto a tratar. Hay técnicas para estimular y otras para sedar. En los casos agudos se suele sacar en forma inmediata, pero en los crónicos se suele dejar minutos, horas o días. En este último caso, las agujas se denominan de *retención*, y suelen dejarse en la oreja. Las reacciones secundarias pueden ser infecciones o accidentes por perforación de vasos o vísceras.

Es interesante recordar el efecto de la *aguja seca* que, sin ser colocada en puntos de acupuntura, puede producir efectos analgésicos cuando se pinchan los *puntos gatillo* de origen muscular o en la fibromialgia. Se ha llamado a esta acción analgésica *efecto aguja seca*. Calma el dolor en los síndromes miofasciales con una efectividad del 86%, siendo el 50% exitoso en más de 30 días.

- Estimulación eléctrica transcutánea (EET) (electropuntura)

Se recuerda que tanto los fármacos como estos procedimientos pueden fracasar. Se prefiere el estímulo eléctrico porque se puede regular la duración, la intensidad y la frecuencia. La ubicación del punto se realiza por medio de videotermografía que determina la ubicación del lugar. (48, 27) Para localizar las áreas sensibles, en forma práctica y rápida, se utiliza el neurómetro. Ni la EET ni la acupuntura por aguja son analgésicas cuando se ha anestesiado el área cutánea. (40) La característica más importante de los puntos de acupuntura es que tienen bajo umbral cutáneo de sensibilidad con relación a otros puntos. Se ha demostrado que al estimularlos producen incremento de las funciones fisiológicas. (48)

La intensidad eléctrica se establece de 3 a 5 veces el umbral de la sensibilidad no algética, cercana al umbral del dolor. (70) Para comenzar se prefiere efectuar gran intensidad con poca duración, o duraciones mayores con leve intensidad. Se aplican 35 V con una frecuencia de 60 a 100 Hz mediante un generador de baja potencia. Se utiliza, para valorar el dolor, el Cuestionario de la Universidad de McGill. (54) En general se aplican frecuencias de 60 Hz y la sesión tarda de 10 a 45 minutos. La calma se puede producir en horas, pero se puede tratar de inhibir el dolor por lo menos durante treinta días. Se ha establecido que lo más importante es relacionar la *intensidad,* con la *frecuencia,* la *intermitencia* y el *tiempo* de estimulación. El estímulo de alta intensidad, moderadamente doloroso y alternante, es más analgésico en los dolores crónicos que los de baja intensidad, continuos y de baja frecuencia que se aplican en el dolor agudo.

La intensidad del estímulo y su frecuencia tienen efectos sobre el tipo de secreción química. Cuando la estimulación se realiza con *baja frecuencia* (2 a 4 Hz) y *alta intensidad,* la analgesia es mediada parcialmente por los opioides endógenos. La estimulación de *alta frecuencia* (más de 70 Hz) y *baja intensidad* estimula el sistema serotoninérgico. También la localización del estímulo en los puntos produce diferentes efectos químicos. Las ratas a las que se aplica una *corriente continua* durante tres minutos inhiben la reacción algética sin revertir sus efectos mediante la naloxona. En cambio, la electricidad aplicada en *forma intermitente* durante más tiempo produce una acción antiálgica naloxona-dependiente, es decir que el efecto se revierte mediante ese fármaco que inhibe las endorfinas. (1, 61) *Conclusión*: para que actúe la sustancia opioide es necesario shock continuo, baja frecuencia, alta intensidad, e intermitencia del estímulo. Con este tipo de estimulación se produce liberación de 5-hidroxitriptamina (5-HTP) en el núcleo del rafe —parte del sistema descendente que inhibe el dolor— y de endorfinas y encefalinas en el líquido cefalorraquídeo. (22)

Se prueba que la corriente eléctrica de *alta frecuencia* genera analgesia no opioide, es decir, no reversible por la naloxona. La corriente de *baja frecuencia* produce liberación opioide. (13) La misma estimulación de baja frecuencia, que se utiliza para la acupuntura, genera *hipnosis* en los animales. (71) El estímulo eléctrico, en *forma de shock*, utiliza la acción del sistema colinérgico al facilitar la función del eje hipofisario-simpático-adrenal. Es congruente con el hecho de que la liberación de beta-endorfinas proviene de la hipófisis anterior durante el estrés, dado que no se produce cuando se extirpa esa glándula de secreción interna. (2)

- Especificidad de los puntos de acupuntura

Al estimular el punto llamado vejiga 67 (BL 67), situado en el lado lateral del quinto dedo del pie se constata influencia visual, dado que produce manifestaciones bioeléctricas (resonancia magnética funcional) en los lóbulos occipitales, centro receptor de la visión. La activación de los ojos produce una marca encefálica similar y la estimulación de otro punto cutáneo no genera el fenómeno. (15) Se prueba que, en alguna forma, los puntos de la acupuntura son similares a los puntos gatillo. (11) Hay una coincidencia entre los puntos gatillo y los puntos de la acupuntura china en un 71%. (55) En la medicina occidental se prefiere actuar sobre los *puntos gatillo,* que tienen gran coincidencia con los expuestos por la medicina oriental.

En occidente, como producto de estas investigaciones, se han construidos mapas donde se constata coincidencias entre la estimulación y la inhibición del dolor en determinadas áreas. Algunas veces hay diferencias de 3 cm en la ubicación de los puntos para la inhibición algética, pero los resultados son similares. (73, 68, 41) Se aplica con éxito en los puntos gatillo de los síndromes miofasciales, y su uso es más discutible o nulo cuando se utiliza para inhibir el dolor por causa central (medular o encefálico. (46) Las áreas hiperalgéticas, generadas por dolores a distancia (referidos), son inhibidas por la aplicación de estímulos en la misma dermátoma. Se repite: todas las investigaciones enseñan que el dolor se inhibe por un pinchazo en el área, sin inyectar líquido alguno (*efecto de la aguja seca*). Se obtiene similar resultado inyectando agua destilada, anestésico, antiinflamatorio o presionando con el dedo (digitopuntura). En un grupo de pacientes se ha producido inhibición del dolor con inyecciones subaracnoideas de suero glucosado (20 ml) al 10%. Cuando en el tratamiento hay exceso de estimulación se incrementa el dolor al comienzo, pero disminuye entre las 12 y 48 horas. Cualquier aferencia que estimule las fibras gruesas va a cerrar, en las astas posteriores, la *puerta de entrada* para el dolor. (53, 67) De ahí que otros métodos similares sean exitosos como el rascado, el masaje, el movimiento activo o la mecedora para los niños.

- Ejemplo de punto doloroso

Una lesión del músculo dorsal ancho, inervado por las raíces C6-C7-C8, produce dolor referido en el brazo y/o antebrazo, no obstante que la agresión de ese músculo se haya realizado a la altura de la espalda inferior donde se inserta. Los *puntos dolorosos* musculares por espasmo estimulan áreas del asta posterior y se refieren a distancia con relación a las metámeras. Distintas aferencias algéticas se suman aunque provengan de diferentes metámeras. Si el profesional infiltra un nódulo espasmódico del dorsal ancho en la espalda inhibe también el dolor en la extremidad.

Se recuerda que la hiperalgesia en la piel es generada por irritación de las fibras en el decurso de los nervios periféricos, supra o infraganglionares, por la lesión de los receptores osteomusculares profundos o por los enterotomos afectados. Asimismo la electroestimulación de los dermatomas produce efectos a nivel del asta posterior, y las investigaciones prueban que diferentes tipos de irritación inhiben el dolor.

La teoría de la *puerta de entrada* sigue siendo una parte lógica para la interpretación de las modulaciones aferentes. Pero todavía no hay consenso sobre si se debe estimular el punto gatillo, el dermatoma, los puntos de la acupuntura china o los troncos nerviosos periféricos. Lo que es indiscutible hasta este momento es que la estimulación en todas esas áreas produce en forma total o parcial la inhibición del dolor. Los dolores desplazados se generan por la convergencia de estímulos a nivel del asta posterior, y además, por la suma subliminal de los mismos. Sus efectos se refieren fuera del lugar donde se origina el dolor local, y a veces fuera del segmento involucrado. Como se dijo, hay coincidencia entre puntos gatillo y puntos de acupuntura (71%), y por otro lado, hay éxitos incomprensibles cuando se estimula el segmento o metámera que no es la que duele, y sin embargo se obtiene disminución del dolor. *Se ha dicho que la estimulación eléctrica transcutánea (EET) actúa con relación segmentaria y la acupuntura a través del sistema autonómico.*

La estimulación eléctrica como el placebo producen elevación de endorfinas en el LCR. Con estimulación metamérica se trataron 2 665 pacientes de 4 a 18 años, y se obtuvo éxito en el 60% de los casos, con resultado excelente en el 20%. Se ha utilizado en forma efectiva en el posoperatorio de la cirugía abdominal y torácica. Se constata menor utilización de fármacos, menos días de internación y prevención de íleos. (72,47, 26,36) En este campo también se obtiene el 77% de éxito, con relación al 17% de aquellos que tomaron placebo. (10)

- Contraindicaciones

Las complicaciones más comunes son la irritación de la piel y las molestias que genera en el enfermo. La estimulación eléctrica no se aplica en el área carotídea ni en la garganta, dado que puede producir lipotimia y espasmos laríngeos. Puede afectar la presión arterial y la frecuencia respiratoria; en el área cardíaca no produce fibrilación. No se aplica en el paciente con marcapaso cardíaco. La debilidad y la gran astenia contraindican el tratamiento. Se recuerda que, cuando hay sobrerreacción en el tratamiento puede aumentar el dolor al comienzo, pero disminuye entre las 12 y 48 horas.

- Ventajas

Puede ser utilizado por un colaborador médico con supervisión. Es seguro, no es agresivo como la aguja, y se puede repetir en forma indefinida. Se puede aplicar desde los 10 años de edad hasta los 97 años.

h. Diferencia entre acupuntura y EET

Se seleccionan dos grupos con lumbalgia de causa mecánica. En ambos se utilizan los puntos B24, B26 y B62. Los electrodos de aguja en la acupuntura, se rotaron un minuto en cada lugar hasta producir dolor. Los puntos fueron seleccionados sin tener en cuenta si eran dolorosos a la palpación. (34) La EET se realiza con electrodos de superficie y con una duración en cada punto de 10 minutos.

Ambos métodos son satisfactorios. Se ha observado que las bajas frecuencias (1 a 5 Hz.) producen inhibición del dolor que la nolaxona puede suprimir. Esta relación no se produce con la aplicación de alta frecuencia (50 a 150 Hz.). *Parece que lo lento está unido a la acción de las endorfinas.* El 70% de los tratamientos son exitosos por estos medios. (34, 48, 36). Si después del tratamiento durante 6 sesiones no hay efectividad, debe suspenderse, pudiendo ser continuado en otro momento. El 50% reacciona fa-vorablemente en las tres primeras sesiones y el 90% dentro de las seis sesiones. Cuando la estimulación se realiza alejada del punto gatillo doloroso, tiene éxito en un 50% de los casos, y el placebo en un 30%. Se determina que no hay diferencia manifiesta entre los tratamientos realizados con electrodos de aguja y los de superficie. (3) *Al pa-recer, lo distinto, más que en los electrodos, está en los puntos y parámetros con los cuales se estimula.*

D. Inhibición del dolor por retroalimentación

Es una forma de autoeducación en donde, por ejemplo, si el paciente trata de contraer un músculo que está paresiado y sólo lo hace en forma subclínica no visible, el monitor le avisa electrónicamente que ha respondido a su voluntad. De esta manera el paciente se guía para continuar con los ejercicios aunque no observe movimientos. Este fenómeno de retroalimentación se aplica también al sistema autónomico, es decir, a la vasomotilidad, a la secreción sudoral y para el control visceral. Por eso, a

Resultados		
Método	**Acupuntura**	**EET**
Electrodo	Aguja	Superficie
Inhibe el dolor	57%	46%
Duración del tratamiento	3 minutos	30 minutos
Duración media de la analgesia	40 horas	23 horas
Inhibición parcial del dolor en más del 33 %	75%	66%
Analgesia	A los 2 a 30 minutos	Instantánea

esta técnica se la ha denominado, con mucha propiedad, *yoga electrónico*. Con estas pautas se frena un síndrome espástico o se disminuye un espasmo muscular, se aumenta o se disminuye la presión arterial o el movimiento visceral. En el área del dolor su efecto es más limitado. Si durante la cefalea se observa el pulso arterial extracraneano con relación al registro electromiográfico de los músculos de la cabeza, se constata que durante la intensificación del dolor se incrementan la acción muscular y la vasoconstricción. Y también se observa que esa actividad se inhibe con la práctica enunciada. (75,23) El método se ha investigado como efectivo durante las cefaleas por tensión y con registros electromiográficos en los músculos frontales. Se sintetiza diciendo que en un grupo se efectúa la aplicación de retroalimentación de tipo placebo y en otro, de tipo real; en el primer grupo calma el dolor de cabeza en un 25% en forma temporal, y en el segundo se obtuvo mejoría en todos, reduciendo la medicación en forma manifiesta durante mayor tiempo. *Estos hallazgos confirman que la retroalimentación da resultados sin efecto placebo.* (11)

E. Analgesia por vibración o temperatura

1. Estimulación por resonancia milimetrada

Es una nueva concepción para estimular los puntos y meridianos chinos y producir con ello curas o mejorías de las enfermedades psicosomáticas. Se basa en el envío de radiaciones que son microondas (miliondas) con una frecuencia de 1000 Ghz. de una longitud de onda de 0,03 mm a 30 cm. Son

Comparación entre el efecto de EET y la acupuntura (3)

Parámetros	EET	Acupuntura
Frecuencia	40-100Hz	1-4 Hz
Intensidad	Baja	Alta
Electrodos	Superficie	Aguja
Estimulación continua	Para bajo umbral	Para bajo umbral
Estimulación intermitente	Para alto umbral	Para alto umbral
Sensación	Vibración	Dolorimiento
Analgesia	Corta	Larga
Distribución	Segmentaria	Segmentaria y suprasegmentaria
Duración del efecto	Recepción más individual	Más generalizada

emisiones del espectro ionizante electromagnético. Está basada en principios de la medicina cuántica con una estructura funcional avalada por trabajos internacionales. (77,66)

2. Diatermia de onda corta

Son corrientes de alta frecuencia (más de 1000 Hz) que se utilizan para producir calor. Tienen tres longitudes de onda de aplicación médica 7,11 y con una frecuencia de 45, 27 y 13 megaciclos. Las más utilizadas son las bandas de 22 metros. Para su aplicación se usan cojines separados por aire, y en el medio se coloca el segmento que se quiere tratar.

Indicaciones: la diatermia ha demostrado éxito en el tratamiento de los procesos profundos y superficiales como artritis crónicas, miositis, etcétera. Es un coadyuvante para introducir fármacos en el organismo por medio de la iontoforesis.

Contraindicaciones: no se utiliza cuando hay hemorragia o proceso inflamatorio agudo, implante metálico o marcapaso cardíaco, quemadura, tumor, cuerpos extraños o falta de sensibilidad.

3. Microtermia

Difiere de la anterior en su física y mecanismo de acción, pero también produce un calor profundo. Tiene una longitud de onda de 10 a 12 cm, considerablemente más corta que la descrita. Posee una frecuencia de 2,450 megaciclos. Las altas frecuencias se ob-tienen con un dispositivo único llamado magnetrón que lo canaliza al cabezal de tratamiento. La intensidad es inversamente proporcional al cuadrado de las distancias de la fuente.

Indicaciones y contraindicaciones: se utiliza para producir más calor y con mayor concentración. Evitar la aplicación en los genitales y ojos. Seguir las indicaciones expuestas para utilizar diatermia. El tiempo de exposición es de 10 a 20 minutos, de acuerdo con la magnitud del segmento a tratar.

4. Infrarrojo

Se utiliza para dar calor sobre la superficie. Se absorbe en el cuerpo como calor si las longitudes de onda se registran en el espectro visible desde 7 700 Angstrom a las bandas de onda corta en la distribución de 45 megaciclos. Llega a una profundidad de 3 mm, pero su aplicación debe hacerse con cuidado respecto de la distancia a la piel y la angulación de los rayos. Pueden ser emitidos por fuentes luminosas o no luminosas, como las bombillas eléctricas, los paños calientes o las bolsas eléctricas. Produce aumento de circulación con disminución de la presión arterial y relajación nerviosa. Se constata aumento de frecuencia respiratoria, mayor actividad del sistema reticuloendotelial, etcétera.

Indicaciones y contraindicaciones: se indica en procesos inflamatorios, síndrome miofascial, espasmos musculares, etcétera. Se evita la exposición prolongada como si el enfermo estuviera tomando Sol.

5. Ultravioleta

Utiliza radiaciones de banda entre 150 a 3 900 Angstrom. Se absorbe en el organismo a una profundidad de 1 mm. Produce acciones químicas como la liberación de esteroides, y no sólo calor como lo hace el infrarrojo. Es el producto de generadores de alto voltaje que vaporizan las gotas de mercurio. Por exceso produce en la piel eritema de aparición tardía, que dura varios días. Sus efectos no son inmediatos como en el caso de los rayos infrarrojos.

Indicaciones: genera efectos sistémicos estimulando la vasodilatación y la producción de esteroides que actúan como antiinflamatorios. Posee acción bactericida, analgésica, antirraquítica y esterilizante. Se utiliza en enfermedades donde el metabolismo calcio-fósforo está alterado, en procesos respiratorios superiores y en dermatológicos como la psoriasis.

Contraindicaciones: en dermatitis agudas, diabetes severas, lupus eritematoso, tuberculosis, fotosensibilización, alteraciones cardíacas severas. Se evita la exposición sobre los ojos.

Precauciones: se utiliza guantes y gafas fotocrómicas para proteger los ojos. Se debe determinar en cada enfermo la dosis mínima eritematosa. Si no hay seguridad comenzar el tratamiento con exposiciones muy pequeñas de 20 a 30 segundos. La distancia a la piel es de 10 a 15 cm, con un ángulo de incidencia de 90 grados.

6. Láser

Esta palabra proviene de la sigla *Light Amplification by Stimulated Emission of Radiation.* En fisioterapia produce emisiones de la mezcla helio/neón en la banda del espectro de 6 328 angstrom. Hay, en cirugía, otros láseres útiles en diferentes bandas. La luz natural es incoherente, en donde las ondas se cancelan o refuerzan en forma desarmónica, en cambio, el láser se compone de una sola onda, de acuerdo a las leyes de la óptica y por lo tanto su poder está intacto, previsible y poderoso; se suele comparar a una aguja de acupuntura. Se utiliza para estimular los puntos gatillo, nervios o dermatomas. La penetración del láser que describimos en la piel es de 0,8 mm, pero la radiación indirecta es de 10 a 12 mm. Este láser (frío) produce un ligero calor en las estructuras pero no genera coagulación de las proteínas.

Indicaciones: para la analgesia se recomiendan dosis de 15 a 30 segundos en cada punto. El láser continuo se recomienda para el dolor agudo y heridas recientes, y el pulsado para los procesos crónicos. Las pulsaciones varían de 1 a 8 por segundo, pero se recomienda llegar hasta 10 por segundo. Se utiliza también en úlceras por decúbito, laceraciones y quemaduras; mejora la amplitud articular.

Contraindicaciones: no irradiar en ojos o proximidades. No se debe utilizar en los pacientes fotosensibles o con infecciones activas, piel seca y/o muy fibrosada.

7. Ultrasonido

Es una onda longitudinal producida por el sonido y por lo tanto no es electromagnética, pero tiene propiedades de reflexión, absorción, dispersión y refracción. No puede transmitirse en el vacío como las radiaciones, por lo cual necesita un medio para hacerlo. Se produce mediante la vibración de cristales con cualidades pieizoeléctricas, como el cuarzo o el germanio. Estos cristales, para generar el sonido, transforman la energía eléctrica en mecánica. Este sonido debe propagarse en un medio como el agua u otro líquido, porque el aire es un mal conductor. Actúa *mezclando* el contenido de los tejidos y activando su metabolismo por aumento de la permeabilidad de las membranas. Penetra en el cuerpo de 4 a 6 cm, movilizando tejidos y destruyendo adherencias con aumento, por su acción electrolítica, de la plasticidad de los tendones. Se utiliza para inyectar sustancias terapéuticas en el medio interno, lo cual se denomina en este caso *fonoforesis*. La dosis recomendada en general es de 0,5 a 1 watio. La dosis total no pasa, por la extensión del cristal, de 2,5 a 10 watios; las dosis altas no tienen de por sí mayor efecto terapéutico.

Indicaciones: en todo proceso cicatrizal o inflamatorio y como antiálgico en los espasmos musculares de origen mecánico. No está definitivamente probado que este método estimule la osteogénesis. (58, 42)

Contraindicaciones: marcapaso cardíaco, útero en gestación y epífisis en crecimiento, prominencias óseas, tejido testicular, o sobre implantes metálicos de cualquier tipo.

8. Aplicación de calor

Su acción decrece el tono vasomotor, el metabolismo y la circulación. Hace más extensibles los tejidos blandos relajando músculos y aumentando el umbral para el dolor. El exceso de calor produce edema y perjudica al tejido. Para su aplicación se utilizan los medios que tenemos en el hogar con éxito.

Indicaciones: procesos inflamatorios crónicos y espasmos musculares. En la opinión del autor es una excelente modalidad antiálgica, con la ventaja de poder utilizarse las fuentes térmicas que hay en el hogar.

Contraindicaciones: su aplicación puede producir más dolor. Se debe estudiar la reacción individual al calor o al frío como se hace con otros agentes terapéuticos.

9. Aplicación de frío (crioterapia)

Produce vasoconstricción periférica seguida por vasodilataciones. Este medio terapéutico penetra en los tejidos con una disminución concomitante del metabolismo, histamina, corriente linfática y permeabilidad capilar, lo cual lleva a una reabsorción de los líquidos intersticiales y disminución del edema. Aumenta el umbral para el dolor y lentifica los reflejos, lo cual disminuye la posibilidad de producir espasmos, impidiendo el círculo vicioso del dolor. Genera endurecimiento muscular; por ello se recomienda asociarlo con ejercicios terapéuticos.

Indicaciones: Se recomienda para los dolores agudos por trauma, en los síndromes miofasciales con punto gatillo y en las fibrositis. Algunos autores propician el spray frío sobre los nódulos con puntos gatillo. (74) Puede aplicarse directamente o por medio de masajes con hielo. Los espasmos musculares crónicos y dolorosos, de origen mecánico, se inhiben mejor con el calor que mejora la circulación.

F. Analgesia mediante masajes o manipulación

1. Masaje

En el libro del Emperador Amarillo, que fue escrito en parte en el año 1 000 antes de Cristo, se habla de ejercicios y masajes. (63) Es una práctica milenaria a la que se le atribuye poderes mágicos. En la actualidad se reglamenta su uso. El que lo practica debe conocer el origen y terminación de los músculos en los cuales se aplica, y con ello la dirección de sus fibras, así como el recorrido de los vasos linfáticos y sanguíneos. Su desconocimiento no daña al paciente, pero lo hace menos efectivo. No se debe producir dolor. Las molestias son agradables y nunca son rechazadas por el paciente. Los músculos inactivos producen una rémora circulatoria y con ello la falta de nutrición adecuada, por eso el masaje es útil, pues genera hiperemia con aumento del diámetro capilar, provocando la liberación de histamina y mejorando el metabolismo. Algunos autores propician con éxito el masaje con hielo para producir analgesia en la piel.

Indicaciones: a) mejora la circulación sanguínea y linfática; b) permite una rápida eliminación de los productos metabólicos innecesarios; c) evita o disuelve las adherencias; d) disminuye el edema y las induraciones en los tejidos blandos; e) relaja la musculatura y los espasmos neurogénicos. El masaje superficial actúa sobre la circulación y el profundo sobre la estructura musculoesquelética. Cuando se tiene en cuenta para su aplicación los puntos y meridianos chinos, se llama digitopuntura. En síntesis, es un excelente procedimiento, aun en manos inexpertas, para relajar los músculos y espasmos de origen neurogénico.

2. Manipulación y automanipulación

Después de realizar el diagnóstico clínico se indica la manipulación, la cual puede ir asociada a otros tratamientos de origen fisioterápico. Es una técnica que se efectúa mediante una serie de maniobras pasivas. Se trata de hacer más congruente el mecanismo articular, reduciendo las microsubluxaciones. Se toma el segmento de cuerpo y en un momento, cuando el paciente no se opone, se efectúa un movimiento brusco y corto para hacer un desplazamiento articular y con ello desbloquear la articulación a ese nivel. Se inhibe el dolor y los espasmos musculares.

Como ejemplo de *automanipulación* se trae a colación el comportamiento de una persona que, inclusive en una reunión social, abruptamente mueve la cabeza produciendo un ruido tendiente a *acomodar* las superficies articulares. Después de la maniobra el individuo se siente aliviado hasta la próxima incomodidad. Con criterio científico, se ha producido la rectificación de subluxaciones intervertebrales (interapofisarias) pequeñas, que no se advierten por las radiografías simples o computadas. La patología descrita es una enfermedad, generalmente por malformaciones, que se compensa o no por una cadena articular que va desde el occipital al sacro. Si no se revierte el fenómeno se genera, después del espasmo inmovilizador, la artrosis que expresa con su forma o estructura el componente mecánico que la origina. La artrosis es una reacción mecánica que trata de inmovilizar el segmento intervertebral en forma permanente. *Lo que no se mueve, no duele.* Como toda enfermedad articular de origen mecánico, las subluxaciones repetidas producen irritación anormal en las estructuras periarticulares, con el consiguiente dolor referido a la piel y signos concomitantes, entre los cuales el espasmo inmovilizador nunca está ausente. El autor enseña al paciente maniobras simples de automovilización para ser ejecutadas como *ejercicios básicos cotidianos* (EBC). (17,20)

Indicaciones: como parte de un tratamiento general la manipulación se indica: a) En todas las subluxaciones de la columna vertebral llamadas mínimas, que generalmente se presentan en personas jóvenes, sin sufrimiento somático observable por las radiografías u otros medios. Se manifiesta por espasmos musculares y dolores o molestias referidas. b) En artrosis mínimas de la columna vertebral donde los discos no están severamente afectados. c) Cuando no hay fuerza muscular hay *falta de ajuste* articular, y por lo tanto se producen microsubluxaciones. La manipulación generando hiperextensión en la columna suele dar resultado porque toda amplitud extrema articular reduce las microluxaciones. Pero son más seguras las maniobras manteniendo el cuerpo en hiperflexión.

Contraindicaciones: a) En las columnas con manifiesto sufrimiento articular y con discopatía manifiesta. b) En la columna, está totalmente contraindicada en las extrusiones discales, en la listesis vertebral, infecciones y procesos tumorales.

Técnica para realizar la manipulación: La manipulación realizada por un profesional puede ser a) directa, b) indirecta o c) semiindirecta.

a. *Manipulación directa*: tomando como ejemplo a la columna, se coloca al enfermo en decúbito ventral y se presiona con la parte ventroproximal de la mano sobre las apófisis espinosas de toda la columna. A veces se constata un ruido, común a las manipulaciones, que se produce cuando se separan las superficies articulares por un fenómeno denominado de *cavitación,* generado por la presión negativa en el líquido sinovial. El gas disuelto en ese líquido es liberado causando un ruido articular, y cuando el gas vuelve a su estado anterior, a los 15 a 30 minutos, el ruido puede repetirse. (49) La presencia o ausencia de este signo no significa pronóstico o éxito de la manipulación.
b. *Manipulación indirecta*: el operador usa el cuerpo como palanca para mover la columna. El paciente se coloca en decúbito lateral y el profesional coloca las manos en la pelvis y la cintura escapular. Se rota ambos segmentos en direcciones opuestas, lo cual produce la alineación de la geometria articular. (49)
c. *Manipulación semiindirecta:* es cuando por medio de la mano el operador actúa en el nivel donde está la dolencia, realizando una movilización en el segmento del cuerpo que es utilizado como palanca. La contrapresión simultánea de la mano actúa sobre el lugar que se desea tratar.

La manipulación se compone de tres maniobras: en la *primera* se toma el segmento que se quiere tratar, por ejemplo, el cuello, y se moviliza pasivamente para generar confianza y producir la máxima relajación; *segunda,* se debe saber los grados de amplitud articular activa y pasiva hacia el lado que se quiere realizar el movimiento, y asimismo saber si el movimiento voluntario es doloroso en algún momento. *Tercera,* llegando al máximo de la amplitud mediante una maniobra pasiva, con el paciente relajado, se ejecuta un golpe corto indoloro y rápido para colocar la articulación en su lugar. Si en el momento que se hace la maniobra pasiva, se observa que puede producir dolor, se efectúa hacia el lado opuesto que no duele y lo mismo puede ser exitosa. El profesional puede efectuar esas maniobras en forma simple y espontánea con éxito y sin producir dolor.

El autor ha observado que un llamado *mal movimiento*, un estornudo o caerse, pueden calmar el dolor de la columna o incrementarlo. La interpretación patogénica es que se produjo una reducción de una subluxación interapofisaria, o una movilización discal en uno u otro sentido. Si se hace el diagnóstico correcto y el cuadro no es producido por una extrusión discal, la manipulación soluciona instantáneamente el proceso en forma temporaria, y el paciente cree que el profesional es un *mago*, hasta que, después de otro movimiento sin importancia, vuelve su anterior estado. Con otra maniobra el profesional vuelve a ser depositario de la confianza del paciente. Sin ejercicios terapéuticos concomitantes el paciente tendrá que concurrir por años al consultorio del profesional. (18,19)

- Ejercicios terapéuticos

En el caso de la columna, las subluxaciones se producen por hipotonía de los músculos abdominales o laxitud congénita de los ligamentos. En los pies planos valgos congénitos también se producen espasmos musculares y subluxaciones que generan artrosis. Si se efectúa una manipulación exitosa de debe indicar ejercicios complementarios que fortalecen los músculos anteriores del cuerpo (flexores cervicales y abdominales) para que el proceso no se vuelva a repetir. Si el profesional no desea realizar manipulaciones, las puede efectuar por medios indirectos. Indique en un comienzo reposo, calor y si es necesario antiálgicos hasta que el enfermo pueda realizar ejercicios abdominales sin dolor y sin calmantes. La hipertrofia muscular previene la subluxación por mucho tiempo porque la fuerza muscular estabiliza la congruencia articular. No obstante lo dicho, se reconoce que la manipulación de la columna cervical mal indicada puede producir insuficiencia vertebrobasilar con lesión o sin ella del tronco cerebral y accidentes concomitantes vasculares encefálicos. Se ha determinado que en las manipulaciones cervicales se produce aproximadamente una lesión vascular en 30 millones de manipulaciones. (62,25,50) Ello quiere decir que es probable, pero no posible, que se presenten complicaciones con este método. Se repite: la manipulación no se realiza en personas de edad o en jóvenes con protrusión o extrusión discal.

Bibliografía

1. AKIL H., MAYER D. J., LIEHESKIND J. C. Antogonism of stimulation produced analgesia by naloxone, a narcolic antagonist. *Science.* 1976;191:961-962.
2. AKIL H., SHIOMI H., MATTHEWS J. Induction of intermediate pituitary by stress. Synthesis an release of a nonopioid form of b-endorphin. *Science.* 1985;221:424-426.
3. ANDERSON S. A., HOLMGREN E. Pain threshold effects of peripheral conditioning stimulation. In: Bonita J. J. *Advances in Pain Research Therapy,* Raven Press, New York, 1976; pág. 761-768.
4. ARAOZ D. L. Use of hypnotic techniqucs with oncology patients. *J. Psychosoc Oncol*. 1983;1:47-54.
5. AUDETTE J. E. Acupuntura. En: Carol Warfield y Hilary Fausett, Diagnóstico y tratamiento del dolor, editorial Masson S. A., Barcelona, 2004; pág. 316.
6. BEECHER HK. *Measurement of subjective responses.* Oxford University Press, New York, 1959.
7. BRAIN LORD. *Neurología Clínica.* Sir Roger Bannister. Editorial Médica Panamericana, Buenos Aires, 1988; pág. 21.
8. BOND M. R. *Pain.* Churchill Livingstone, New York, 1986; pág. 175.
9. BORSARELLO J. *Manual de Acupuntura.* Barcelona, Toray Mason, 1982; pág. 15.
10. BOULOS M. L., LEROY L. P., GOLOSKOV R. N., FRITZ R. N. Neuromodulation for the control of postoperative pain and muscle spasm. In: *Pain.* Edited By Leroy P. L. Medical Book, Florida. 1977; pág. 69.
11. BUDZYNSKI T. H., STOYVA J. M., ADLER C. S., MULLANEY D. J. Feedback induce muscle relaxation. *Behav Ther Exp Psychol.* 1970;1:205-211.
12. BUTLER B. The use of hypnosis in the care of cancer patient. *Br J. Med Hypn.* 1955;6:2-12.
13. CANNON J. T., SHAVIT Y., LIEBESKIND J. C. Rotation speed can determine whether the resulting stress-induced analgesia is blocked by naloxone. *Ann NYork Acad Sci.* 1985.
14. CHAPMAN C. R. *et al.* Naloxone fails to reverse pain threshold elevated by acupunture. *Pain.* 1983;16:13-31.
15. CHO Z. H., CHUNG S. C., JONES J. P. *et al.* New findings of the correlation between acupoints and corresponding brain cortices using functional MRI. *Proc Natl Acad Sci USA.* 1998;95:2670-2673.
16. CHRISTENSEN P. A., ROTNE M., VEDELSDAL R., *et al.* Electroacupunture in anaesthesia for hysterectomy. *Br J Anaesth.* 1993;71:835-838.
17. CIBEIRA J. B. Conferencia dictada en el Hospital de Clínicas del Uruguay. Agosto, 1980.
18. CIBEIRA J. B., ESPAGNOL R. *Dolor lumbar.* El Ateneo, Buenos Aires, 1984; pág. 5. Ejercicios.
19. CIBEIRA J. B. *Cervicobraquialgia (Enfermedad por microtrauma).*

Editorial Médica Panamericana. Buenos Aires. 2001; pág. 113. Distopias.
20. CIBEIRA J. B. *Cervicobraquialgia (Enfermedad por microtrauma).* Editorial Médica Panamericana. Buenos Aires, 2001; pág. 176. Ejercicios.
21. CIMINO C. *Painful neurological syndromes. Evaluation and Treatement of Chronic Pain.* Edited by G.M. Aronoff. Willams and Wilkins, New York, 1992; pág. 56.
22. Clement-Jones V. *et al.* Incrised beta-endorphin but not met-enkephalin levels in human cerebroespinal fluid after acupunture for recurren pain. *Lancet.* 1980;1:946-948.
23. COURSEY R. D. Electromyograph feedback as a relaxation technique. *J. Consul Clin Psychol.* 1975;43:825-834.
24. CRAIG K. D. Emotional Aspects of Pain. In: *Pain.* Ed. Churchill Livingstone, 1984; pág. 153-161.
25. DANESHMEND T. K., HEWUER R. L., BRADSHAW J. R. Acure brain stem stroke during neck manipulation. *Br Med J* 1984; 189-286.
26. DEAN B. Z., GEIRINGER S. R. Physiatric Therapeutic Pain. *Arch Phys Med Rehabilitation* 1990;71:5271-5274.
27. DEVOR M., WALL P. D. Reorganization of spinal cord sensory map after peripheral nerve injuty. *Nature.* 1978;176:75-76.
28. DIAMOND S., DALESSIO D. *Terapéutica del dolor.* Ed. Interamericana, McGraw-Hill, 1989; pág. 133.
29. DOMANGUE B. B., MARGOLIS C. C. Biochemical correlates of hypnoanalgesia in arthritic pain patients. *J. Clin Psychiatr.* 1985;45:235-238.
30. EVANS F. J. *The placebo control of pain psychiatric: areas of promise.*Spectrum, New York,1977;129-136.
31. EWIN D. M. Hypnosis in surgery and anesthesia. In: Wester W. C., Smith A. H. Jr. (eds.): *Clinical Hypnosis,* J. B. Lippicott, Philadelphia, 1984; pág. 210.
32. FINNESON B. E.: *Síndromes dolorosos.* Salvat Editores, Barcelona, 1970; pág 36.
33. FISHER S. *Non specific factors as determinants of behavioral response to drugs. Clinical Handbook of Psycofarmachology,* Science House, New York, 1970; pág. 17-39.
34. FOX E. J., MELZACK R. Transcutaneous electrical stimulation and acupunture: comparison of treatment for the low back pain. *Pain.* 1976;2:141-148.
35. FRIED M., SINGER G. Hypnoptic analgesia in conditions of stress is partially reversed by naloxone. *Pysichofarmacology.* 1979;63:211-215.
36. GOLDNER L., *et al. Pain.* Ed. Leroy, P. Medical Books, Florida, 1977; pág. 111.

37. GRAHAM G. M. Hypnotic treatment of migraine headache. *Int Clin Exp Hypn.* 1975;23:165.
38. HILGARD E, HILGARD JR. *Hypnosis In The Reliev Of Pain.* William Kaufmann. Los Angeles CA, 1975; pág. 38.
39. HILGARD E. Hypnosis and pain. In: Sternbach (ed) *The Psychology of Pain.* Raven Press, New York, 1980; pág. 219.
40. KATIMS J. J. NG LK. Transcutaneous elecrical nerve stimulation (TNS.) *Appl. Neurophisiology.* 1986;49.86-91.
41. KENNARD M. A., HAULEN F. P. The Relation of Subcutaneous Focal sensitivity to Referred Pain Cardiac Origen. *Anestesiology.* 1955;16:297-311.
42. KHAN J. *Clinical Electhrotherapy.* Ed. Khan. J., N. York. 1990; pág. 6.
43. KROGER W. S. *Clinical and Experimental Hypnosis.* J. B. Lippicott, Philadelphia. 1977.
44. LEVITAN A. A. The use of hypnosis with cancer patients. *Br J. Med Hypn.* 1972;10:119-131.
45. LIPTOM S. *Relief of Pain in Clinical Practice.* Blackwell Scientific Publications, Florida, 1979; pág. 289.
46. LONG D. M. Electrical stimulation for control of pain. *Arch Surg.* 1977;112:884-888.
47. LONG D. M., CAMPBELL J. N., GRUCER G. Transcutaneous electrical stimulation for reliev of chronic pain. *Avd Pain Res Ther.* 1979;3:593-599.
48. LORENZ K. Y., KATIMS J., LEE M. H. *Acupunture: a neuromodulation thechnique for pain control. Evaluation and Treatement of Chronic Pain.* Edited by Aronoff. G. M. Willams and Wilkins, New York, 1992; pág. 291.
49. MAIGNE R. *Manipulacion of the spine. Manipulation, Traction and Massage.* Ed by J. B. Rogoff. Williams and Wilkins, New York, 1980; pág. 59.
50. MAIGNE R. Manipulations vertebrales et les thromboses vertebrobasilaires. *Angeiologie.* 1969;21:287.
51. MARGOLIS C. Hypnotic imagery with cancer patients. *Am J. Clin Hypn.* 1982;25:128-134.
52. MC GLASHAM T. H., EVANS F. J., ORNE M. T. The nature of hypnotic analgesia and placebo response to experimental pain. *Psychosomatic Med.* 1969;31:227-426.
53. MELZACK R., WALL P. D. Pain mechanisms: a new theory. *Science.* 1965;150:971-979.
54. MELZACK R. The McGill Pain questionnaire. *Pain.* 1975;1: 277-299.
55. MELZACK R., STILLWELL D. M., FOX E. J. Trigger points and acupun ture. Points for pain. *Pain.* 1977; 3:3-23.
56. MILNE G. Hypnotherapy with migraine. *Aust J Clin Exp Hypn.* 1983;11:23-32.
57. NINOMIYA J. G. *Fisiología Humana. Neurofisiología.* Ed. Manual Moderno México,1991; pág. 196.
58. NYBORG W. L., ZISKIN M. C. *Biological Effects of Ultrasound.*

Churchill Livingstone, New York, 1985; pág. 9.

59. ORBE MT. *Non pharmacological approaches to pain reliev: hypnosis bio feedback, plácebo effects. Evaluation and Treatement of Chronic Pain.* Edited by GM Aronoff. Williams and Wilkins, New York, 1992; pág. 430.
60. PAO-CHENG NIU. *Manual de Acupuntura.* El Ateneo, Buenos Aires, 1988; pág 4.
61. POMERANZ B., CHIU D. Naloxone blockade of acupunture analgesia: endorphins implicated. *Life Sci.* 1976;19:1757-1762.
62. ROBERTSON J. T. Neck manipulation as a cause of stroke. *Stroke.* 1982;13;260.
63. ROGOFF J. B. *Motorized intermittent traction. Manipulation, Traction, and Massage.* Edited by Rogoff, J. M Williams and Wilkins, New York, 1980; pág. 211.
64. SCHULTZ J. H. *Das autogene training.* Georg Thieme Verlag. Stuttgart, 1932.
65. SCIUTO G. *Hipnosis Real.* Ediciones Lidiun, Buenos Aires, 1900; pág 25.
66. SITKO S. P., GIZHKO V. V. Towards a quantum phisics of tke living state. *J. Biol Phys*.1991;18:1.
67. SJOLUND B. Increase cerebrospinal fluid levels of endorphin after electroacupunture. *Acta Physiologica Scandinavica* 1977;100:382-384.
68. SOLA A. E, WILLAMS R. L. Miofascial pain syndromes. *Neurology.* 1956;6:91-95.
69. STAUD E., TURSKY B., SCHWARTZ G. E. Self-control and predictability: their effects on reactions to adversive stimulation. *J. Person Soc Psychol.* 1971;18:157-162.
70. STILLWELL G. K. Elcctrotherapy. In: *Krusen's handbook of Phisical Medicine and Rehabilitation.* Saunders. Philadelphia, 1982.
71. TAKESHIGE CP, *et al. Relationchip between midbrain neurons and acupunture analgesia; animal hypnosis. Advances in Pain Research and Therapy.* Vol 3, Ed. J Bonica. Raven Press, New York, 1979; pág. 615.
72. THORSTEINSSON G., STONNINGTON H., STILLWELL G. K., ELVEBACK L. R. The placebo effect of transcutaneous electrical stimulation. *Pain,* 1978;5:31-41.
73. TRAVELL J. G., SIMONS D. C. *Myofascial pain and dysfunction.* Williams and Wilkins. Baltimore, 1983.
74. TRAVELL J. C. Ethyl chloride spray for painful muscle spasm. *Arch Phys Med Rehab.* 1952;33:291-298.
75. TUNIS M. M. *et al.* Studies on headache. *Arch Gen Psycol.* 1954;71:425-434.
76. WHITE P. F., PHILLIPS J., PROCTOR T. J., *et al.* Percutaneous electrical nerve stimulation: a promising alternative-medicine approach to pain management. *APS Bulletin.* 1999; March/April:3-5.
77. WEBB S. J. Laser spectroscopy of living cells. *Phys Rep* 1980;60:201.

Los mejores "fármacos" son los seres queridos que cuidan al enfermo.

Tratamiento mediante fármacos

Capítulo 13

• Farmacodinámica, farmacinética y rango terapéutico

Un buen fármaco no debe producir hábito y debe actuar con efectividad y selectividad con tolerancia y sin adicción. (25) La *dinámica* es el efecto que el fármaco tiene sobre el organismo, para lo cual se estudia el mecanismo de acción y sus efectos, sobre todo en lo que respecta a la concentración plasmática del medicamento. La *cinética* es la influencia ejercida por el organismo sobre el fármaco. La cinética investiga *in vivo* la absorción, la distribución, el metabolismo y la eliminación de la sustancia. El fármaco debe ser seguro y estable; se debe conocer sus contraindicaciones, efectos secundarios y la interferencia o afinidad con otros. Con sentido práctico, la concentración plasmática refleja los efectos terapéuticos y tóxicos. El *rango terapéutico* es la concentración plasmática de un fármaco sin efectos tóxicos. Los efectos varían de acuerdo a la vía de administración.

• Eliminación y duración del efecto

Se investiga en qué forma se elimina el fármaco sin dañar el cuerpo. Ejemplo: por la orina, heces, bilis, saliva o sudor.

La duración del efecto puede variar la dosis, dependiendo del estado psicológico, de la intensidad del dolor, dinámica y cinética del fármaco y además, sobre todo con opioides, de la experiencia previa.

- Biodisponibilidad

Es la cantidad de principio activo que alcanza la circulación general con relación al tiempo, para lo cual se determina la concentración máxima en el plasma, el tiempo de ascenso de la curva y su declinación. La vida media plasmática del fármaco es muy importante, aunque a veces no tiene relación directa con la duración de la analgesia.

- Dosis equianalgésica

Es la relación del dolor medio con el consumo medio entre fármacos. Se utiliza también para aplicar las equivalencias cuando se cambia la vía de administración del medicamento. Es importante cuando se indican opioides o corticoides. Se trata de mantener la misma efectividad sin importar la vía que se adopte.

- Potencia, cantidad y eficacia

La *potencia* es la proporción de una dosis de un fármaco que produce igual efecto que el compuesto de referencia. Ejemplo: morfina=1; meperidina= 1/10; fentanil 100; codeína: 1/3; dipirona: 1/400. (41) El efecto deseado es la *cantidad* del fármaco y la *eficacia* es la capacidad para producir el efecto terapéutico. El fármaco puede ser eficiente para calmar el dolor, pero no serlo por los efectos adversos. La distribución de pequeñas dosis, o la combinación con otros medicamentos en mínimas dosis, puede ser eficaz sin generar complicaciones. La interacción de fármacos puede hacerse en la fase de absorción digestiva, durante el metabolismo (cinética) o a nivel de los receptores, lo cual trae aparejado el aumento o la disminución de la eficacia del fármaco. El *rango terapéutico* es la concentración plasmática sin efectos tóxicos.

- Vías de administración

La más importante es la *oral* que está en íntima relación con la biodisponibilidad. La *endovenosa* es la más eficaz en algunos tratamientos, dado que se puede administrar por goteo o en forma rápida. La vía *intramuscular*, por el vehículo incorporado (acuoso, oleoso o por depósito), permite graduar la velocidad del efecto. La vía *rectal* evita que se degraden algunos medicamentos por vía oral. Los opioides se utilizan vía *interpleural, epidural, subaracnoidea, subcutánea o encefálica* (intraventricular). Algunos pacientes rechazan los supositorios y la vía endovenosa.

• Interacción con otros medicamentos

Se pueden bloquear a nivel físico o químico. Los fármacos pueden competir en la unión proteica del plasma, en los receptores o durante su eliminación. Se debe realizar un estudio clínico riguroso en el que se tenga en cuenta, entre otras cosas, el dolor, la temperatura, la personalidad del paciente, la calidad y la cantidad de las expresiones vertidas durante la descripción de su dolencia. Administrar el fármaco en horarios regulares para determinar mejor el efecto. Solicitar controles químicos con la frecuencia que corresponda.

• Personalidad y expectativas del enfermo

Es fundamental escuchar al enfermo y variar la dosis del fármaco de acuerdo a la evolución. El alcoholismo y la drogadicción propician la dependencia. Toda indicación debe contener un objetivo y una estrategia. Se calma el dolor con las indicaciones más simples y menos peligrosas. Los fármacos peligrosos deben ser temporarios. Utilizar para suplantarlos, fisioterapia, terapia ocupacional, musicoterapia, placebo, etcétera.

Se indaga al enfermo para saber qué espera del fármaco, teniendo en cuenta las garantías expresadas por el médico. Es cuando el placebo se comporta como efectivo. Se debe proporcionar al paciente, y a veces a la familia, las reglas a seguir. El efecto del fármaco se evalúa periódicamente. Para considerar su aceptación, comenzar con dosis mínimas. *Tanto la palabra del profesional como el fármaco poseen poder curativo.*

Clasificación de los fármacos

• Se dividen de acuerdo a la patogenia del proceso

Primer grupo para el dolor fisiológico: lo forman los antiinflamatorios, antiálgicos (AINE) y fármacos asociados, como los opioides, corticoides y miorrelajantes.

Segundo grupo. Se aplica en el dolor neuropático o psicogénico: anticonvulsivos, antidepresivos, neurolépticos, antisicóticos, etcétera.

La Organización Mundial de la Salud (OMS) propicia la *escalera analgésica.* No clasifica los fármacos por su fisiopatología sino de acuerdo a la intensidad del dolor y a los efectos secundarios de aquellos. Preconiza una *escalera* en donde *en el primer escalón* se aplica un analgésico no opioide. *Ejemplo:* AINE. *En el segundo escalón* se indican opioi-des débiles. *Ejemplo:* codeína o propo-poxifeno. Y en el *tercero,* opioides fuertes. Ejemplo: morfina o metadona.

La clasificación que propone el autor de este libro es la de tipo fisiopatológica, la cual se realiza de acuerdo al mecanismo de la lesión y al tipo de dolor.

Ejemplo: la compresión de una raíz nerviosa produce dolor fisiológico, pero por arrancamiento (avulsión) genera dolor neuropático.

Tratamiento del dolor fisiológico

A. Fármacos que componen el primer grupo

Los que pertenecen a este grupo son los fármacos AINE, corticosteroides, opioides y miorrelajantes.

• Fármacos AINE

Derivados de los salicilatos: ácido acetil salicílico (aspirina) y difluorofenil (diflunisal).

Ácido aril-acético: diclofenaco, tolmetina y ketorolaco.

Ácido propiónico: ibuprofeno y naproxeno.

Derivados de la pirazolona: la fenilbutazona (butazolidina) y la aminofenazona (dipirona).

Acetilamida: acetaminofeno (paracetamol).

Inhibidores selectivos de la cox2: fármacos cox2.

Antranílicos (fenamatos): ácido mefenámico, ácido niflúmico, meclofenámico, clonixinato de lisina.

Derivados oxicams: piroxicam y tenoxicam.

Derivados del indol: indometacina, sulindaco y glucametacina.

La acción antipirética de los AINE está mediada por el SNC. Se biotransforman en el hígado y se eliminan por vía renal. En grandes cantidades pueden traer graves complicaciones como la alergia y la insuficiencia renal. Generalmente actúan sobre la fiebre (antipiréticos) y los procesos antiinflamatorios sin producir dependencia. Operan a nivel periférico y central y casi siempre se administran por vía oral. Se utilizan sobre todo en el dolor osteomuscular. Se dividen en: antipiréticos (dipirona y paracetamol); antipiréticos-antiinflamatorios (derivados del ácido acético, salicílico y propiónico; de los pirrólicos, oxicam y antranílicos); son analgésicos puros el ketorolaco, el tremetamol y el nefopam.

- Lesión de los tejidos

Convierte cambios bioquímicos en respuesta nerviosa. Se producen prostaglandinas (PG1 y PG2) que precipitan la cascada araquindónica que se genera por la conversión enzimática de la ciclooxigenasa y la lipooxigenasa. Esta conversión es inhibida por la aspirina, ibuprofeno y más específicamente por el celecoxib y el rofecoxib. (54) Se liberan leucotrienos y bradicininas, y la sustancia P se desprende de las terminales nerviosas amielínicas produciendo vasodilatación local y cambios en la permeabilidad vascular. Los mastocitos, plaquetas y células basófilas liberan sustancias entre las cuales se reconocen la histamina y la serotonina.

Los AINE atraviesan las barreras hematoencefálica y placentaria, actúan a nivel enzimático inhibiendo la prostaglandina, que estimula la generación algética. Tienen buena absorción gastrointestinal y se anulan en el estómago con los antiácidos o el bicarbonato de sodio. Algunos poseen efectos sobre la agregación plaquetaria, se unen a las proteínas plasmáticas y compiten con los corticoides, hipoglucemiantes y anticoagulantes. Son factores a tener en cuenta en tratamientos a largo plazo. Tienen techo para su administración, por encima del cual el aumento del fármaco no mejora el efecto. Los efectos renales se observan en personas de edad, en hipertensos y en los que toman diuréticos, porque al producir la inhibición de las prostaglandinas, se disminuye la dilatación arterial en esa víscera. Se debe tener presente el posible desarrollo de las llamadas *nefropatías analgésicas.* Mejora la acción de los ansiolíticos, opioides débiles y antidepresivos. En general los fármacos de este grupo potencian los antidiabéticos y algunos los anticoagulantes. No son depresores de la respiración.

- Acción analgésica

La lesión de los tejidos produce agentes vasculares nociceptivos como la cinina, S-HT, óxido nítrico y factores inmunológicos (citoquinas, endorfinas) que actúan sobre los nociceptores polimodales (fibras C). El dolor se calma mediante inhibidores presinápticos o postsinápticos que bloquean la información ascendente, y mediante la facilitación de las influencias moduladoras suprasegmentarias (SHT, NA, sustancia P y GABA). (60) La nocicepción a nivel espinal, con modulación de interneuronas medulares y vías descendentes bulboespinales, suele ser modificada a diferentes niveles según el tipo de analgésico utilizado.

- Síntesis de sus características

Son principalmente antiálgicos: talniflumato, ibuprofeno, diflunisal, naproxeno y ácido mefenámico. Los síntomas de intolerancia de este grupo son en general dispepsia, náusea, vómitos, diarrea, constipación y dolores abdominales generalizados. Las hemorragias no se anuncian con dolencias abdominales. La aspirina, la indometacina y el piroxicam son los que con frecuencia causan ulceraciones gastrointestinales. Los que menos producen los efectos enunciados son el paracetamol, el sunlindac, el ibuprofeno, el ácido niflúmico, el talniflumato y el naproxeno. El fenoprofeno ha sido responsable del 50% de las nefrosis. La fenilbutazona es posiblemente el fármaco que produce con más frecuencia anemia aplástica y agranulocitosis.

- Descripción de los fármacos más utilizados

1. Aspirina

Propiedades: aparece en el mercado en 1899; tiene acción antipirética y analgésica al inhibir la síntesis de la prostaglandina. Favorece asimismo la liberación de corticoides y ACTH; afecta la agregación plaquetaria. Se absorbe por la mucosa gástrica concentrándose en el plasma a las 2 horas. Es metabolizada por el hígado y eliminada por el riñón.

Indicaciones y dosificación: en todos los procesos reumáticos y dolores de diferente tipo. Tiene efecto antiinflamatorio cuando se llega a los 4 g por día; se indican 500 mg a 1g cada 4 horas. Posee una biodisponibilidad del 80 al 100%. En mínimas cantidades disminuye la agregación plaquetaria y evita la trombosis, pero en dosis antiálgicas la aumenta y produce un efecto antitrombina.

Efectos secundarios: no se debe administrar a los diabéticos. Como se dijo, inhibe la agregación plaquetaria y facilita la hemorragia, que puede durar hasta 7 días. Inhibe la síntesis de protrombina por un mecanismo competitivo con la vitamina K. Cuando hay hipersensibilidad a este fármaco, se suele presentar urticaria, asma, dispepsia y vómitos. Puede generar desequilibrio ácido-base que se compensa con facilidad en el adulto, pero es más difícil en el niño. El *salicilismo* es una disfunción del SNC con confusión, somnolencia y pérdida de la audición. Cuando hay enfermedad plaquetaria, o en el postoperatorio, no debe utilizarse ningún fármaco del primer grupo. En las personas de edad debe vigilarse el estado mental.

Contraindicaciones y asociación con otros fármacos: puede producir problemas tóxicos con la endometacina. No se indica cuando el paciente padece de úlcera de estómago; en estos casos se utiliza el acetaminofeno con un derivado débil del opio, como la codeína o el propoxifeno. En la parte hematológica aumenta la toxicidad cuando se une con el metotrexato y la indometacina. Reduce la acción del probenecid, y con la fenilbutazona incrementa el ácido úrico en el plasma.

2. Paracetamol

Propiedades: tiene efectos antipiréticos y antiálgicos pero carece de efectos antiinflamatorios. Esta última acción es similar a la de la aspirina. Se absorbe bien por vía oral y llega a la máxima concentración en plasma a los 30 a 120 minutos. Atraviesa las barreras hematoencefálica y placentaria. La vida media es de 1 a 4 horas. Se metaboliza en el hígado y se elimina por vía renal. No altera el metabolismo del ácido úrico ni la coagulabilidad sanguínea.

Indicaciones y dosificación: tiene la misma indicación que la aspirina. La dosis es de 600 mg cada 4 horas.

Efectos secundarios: no se indica en las enfermedades hepáticas. En dosis elevadas puede causar anemia, erupciones cutáneas y hemorragias gastrointestinales. La sobredosis produce necrosis hepática.

Contraindicaciones y asociación con otros fármacos: puede indicarse con los opioides débiles y fuertes, corticoides y ergotamina.

3. Ácido mefenámico

Propiedades: es antiálgico, se absorbe por el estómago e intestino y se excreta por los riñones.

Indicaciones y dosificación: no posee capacidad antiinflamatoria. Se emplea como la aspirina y con dosis similares.

Efectos secundarios: se administra por poco tiempo a causa de las manifestaciones gastrointestinales, anemia y reacciones alérgicas. Produce dolores abdominales, náuseas y cefalea. Aumenta los efectos anticoagulantes.

Contraindicaciones y asociación con otros fármacos: se indica con opioides, pero su uso con corticoides debe ser muy cuidadoso. Suma los efectos gastrointestinales.

4. Piroxicam

Propiedades: su estructura es diferente comparado con los demás AINE, pero sus propiedades son bastante similares. Se absorbe por vía oral y se mantiene en el plasma durante 50 horas.

Indicaciones y dosificación: son similares a las de otros fármacos. La dosis puede ser única de 50 mg, o varias de 25 mg. Posee un gran efecto en el trauma agudo.

Efectos secundarios: son similares a los del primer grupo. Produce problemas hematológicos.

Contraindicaciones y asociación con otros fármacos: similar a la del ácido mefenámico. El piroxican, junto al diflunisal y el naproxeno tienen la mayor vida media en el plasma, dado que los demás permanecen de 4 a 6 horas.

5. Diclofenac sódico

Propiedades: se absorbe en el tracto gastrointestinal y su biodisponibilidad es del 50%. Alcanza el nivel plasmático máximo a las 2 horas. El 65% del fármaco es eliminado por la orina. La metabolización es hepática y la eliminación es renal. Los procesos hepáticos, renales o la edad no afectan la concentración plasmática.

Indicaciones y dosificación: son las del primer grupo. Se pueden administrar tomas de 50 mg por vía oral, o de 75 mg en forma parenteral.

Efectos secundarios: su uso es compatible con los anticoagulantes y antidiabéticos. Con los salicilatos puede producir alergia cruzada. No se indica en el enfermo con afección gastrointestinal.

Contraindicaciones y asociación con otros fármacos: se asocia con los del primer grupo, pero con reservas se une a los corticoides.

6. Ibuprofeno

Propiedades: tiene acción antiinflamatoria, antipirética y antiálgica. Se absorbe muy bien por vía oral y su efecto se produce a las 2 horas. Cuando se duplica la dosis, el efecto es inmediato. Se indica antes de las comidas y se elimina con la orina después de permanecer en sangre durante 2 horas. Es similar a la acción producida por la aspirina. Como el naproxeno, tiene afinidad por las proteínas plasmáticas.

Indicaciones y dosificación: se indica en todos los procesos reumáticos, menos en los anquilosantes de columna. La dosis es de 400 a 600 mg, 3 a 4 veces por día.

Efectos secundarios: no se administra a embarazadas y a pacientes alérgicos. Como la aspirina, inhibe la agregación plaquetaria y causa, en mucho menor grado y frecuencia, complicaciones gastrointestinales, insomnio y ambliopía.

Contraindicaciones y asociación con otros fármacos: puede administrarse con sales de oro y corticoides.

7. Naproxeno

Propiedades: tiene efectos antipiréticos, antiinflamatorios y antiálgicos y alcanza la mayor concentración en plasma a la hora, y se elimina con la orina. Tiene una vida media de 12 a 15 horas.

Indicaciones y dosificación: en todos los procesos reumáticos y dolores de tipo fisiológico en dosis de 250 mg tres veces por día.

Efectos secundarios: iguales a los del ibuprofeno y la aspirina. No debe usarse en pacientes con alergia a estos fármacos.

Contraindicaciones y asociación con otros fármacos: similar al diclofenaco.

8. Dipirona

Propiedades: son similares a las del paracetamol. Se absorbe muy bien por vía oral y circula unida a las proteínas en un 15%. Se metaboliza en el hígado y se elimina por vía urinaria. Tiene efecto relajante sobre los músculos lisos, por lo cual se indica en los cólicos. Atraviesa la barrera hematoencefálica y la placentaria.

Indicaciones y dosificación: no se administra más de 3 grs por día. Es antiálgico, antiespasmódico y antipirético.

Efectos secundarios: produce anemia aplástica, erupciones cutáneas, hemorragias gastrointestinales y vómitos.

Contraindicaciones y asociación con otros fármacos: se indica con los opioides débiles y fuertes, con la ergotamina y otros medicamentos del mismo grupo.

9. Fenilbutazona

Propiedades: tiene las acciones básicas de la dipirona y es además uricosúrico. Se metaboliza en el hígado.

Indicaciones y dosificación: gota, artritis reumatoidea y anquilosante, dolores osteomusculares y trombosis venosas. Se indican 300 a 600 mg tres veces por día.

Efectos secundarios: no se emplea en pacientes de edad, con discrasias sanguíneas, enfermedad tiroidea, disfunción renal, hepática o cardíaca y en alergias. La fenilbutazona con la indometacina, y en menor grado la aspirina, afectan el sistema gastrointestinal. Puede producir enfermedades hemáticas, hepáticas o cardíacas, agitación o confusión. No se indica cuando el enfermo está bajo tratamiento anticoagulante, antidiabético o quimioterápico.

Contraindicaciones y asociación con otros fármacos: se indica con opioides débiles y fuertes, pero con reservas junto a los corticoides.

10. Indometacina

Propiedades: reduce la movilidad de los leucocitos; es antiinflamatorio, antipirético, antiálgico e inhibidor de la actividad de la prostaglandina. Se elimina por vía digestiva y renal.

Indicaciones y dosificación: se prescribe en el ataque de gota aguda, en la artritis reumatoidea y en la migraña paroxística. La inyección intravenosa en neonatos prematuros promueve el cierre del *ductus* arterioso. Para jóvenes y adultos la dosis es de 25 a 50 mg por día.

Efectos secundarios: entre los AINE es el que más causa cefaleas. No se indica en alérgicos a la ingestión de aspirina, en la mujer embarazada, en ancianos, en trastornos gastrointestinales, epilepsia y problemas psiquiátricos. Del 33 al 50% de los casos presenta efectos secundarios tóxicos como insuficiencia renal, cefaleas, síntomas digestivos y reacciones hematopoyéticas. La hemorragia se produce en el intestino inferior, no como en los otros analgésicos. Este efecto desaparece a las 24 horas de suspendida la medicación.

Contraindicaciones y asociación con otros fármacos: similar o lo expresado para la fenilbutazona. Los antiácidos inhiben su poder antiinflamatorio, y utilizados con beta-bloqueantes reducen su acción antihipertensiva.

11. Ketorolac

Propiedades: es un antiinflamatorio, antiálgico y antipirético. Tiene capacidad inhibitoria sobre las prostaglandinas. Se absorbe con facilidad por vía oral e intramuscular. El pico de concentración plasmática se presenta desde 1 a 2 horas. Se elimina en jóvenes a las 4 a 6 horas y con mayor dificultad en los ancianos. En el 99% se une a las proteínas plasmáticas. Se elimina por orina el 92% y el resto por las heces. No atraviesa la barrera hematoencefálica.

Indicación y dosificación: por vía oral la dosis inicial es de 10 mg cada 6 horas. Por vía intramuscular es de 10 mg a 30 mg durante dos días. Los tratamientos prolongados son peligrosos. Produce efectos antiálgicos comparables con la morfina.

Efectos secundarios: se usa con sumo cuidado cuando hay insuficiencia hepática, antecedentes renales o enfermedades gastrointestinales, durante el embarazo, parto o lactancia. En los ancianos se indican dosis mínimas y por corto tiempo. Su ingesta suele producir náuseas, mareos, sudores, mialgia, palidez, constipación, vasodiltación, astenia, flatulencia, úlcera gastroduodenal, disnea, asma, dermatitis, púrpura, nerviosismo, parestesias, depresión, vértigo, insomnio y trastornos urinarios.

Contraindicaciones y asociación con otros fármacos: se asocia con los opioides. Suma sus efectos a otros fármacos AINE. No se indica junto con la heparina ni anticoagulantes orales.

• Completan el primer grupo los fármacos corticoides, opioides y miorrelajantes

Se utilizan en forma temporaria como un *mordiente* para que pueda actuar, con menos efectos secundarios, otra prescripción física, psicológica o farmacológica. Estos fármacos se deben utilizar con cuidado por sus efectos adversos.

• Corticosteroides

Propiedades: actúan sobre todos los sistemas y sobre las proteínas (enzimas) que realizan actividades biológicas. Participan en el metabolismo intermedio de los hidratos de carbono, grasas y proteínas, agua y electrolitos, en la conducta, el sueño, la actividad muscular, la reacción de alarma y el estrés. Se absorben muy bien por el intestino, por eso la vía oral es lo que se aconseja para los tratamientos prolongados. Se emplean por vía intraarticular, intramuscular e intravenosa. En dosis farmacológicas los glucocorticoides tienen acciones antiinflamatorias e inmunosupresoras. Bloquean la actividad fagocitósica del sistema reticuloendotelial y reducen la actividad de linfocitos y monocitos circulantes, y con ello la función bactericida y fungicida. Interfieren asimismo con la capacidad de los macrófagos en sus aspectos migratorios. La acción antiinflamatoria y la vasoconstricción se gestan sobre las quininas y la histamina, pero sin actuar sobre la causa del proceso. Su principal virtud es evitar el daño de los tejidos por su efecto antiinflamatorio. El ACTH puede usarse como terapéutica alternativa, pero suele generar similares efectos colaterales por inhibición del eje hipofisario-hipotálamo-suprarrenal.

La betametasona y la dexamatasona tienen una vida media mayor (de 36 a 72 horas), por lo cual pueden afectar la función del eje endocrino nombrado. La cortisona y el cortisol tienen una vida media de 8 a 12 horas; la prednisona y prednisolona de 12 a 36 horas.

Indicaciones y dosificación: posología de los glucocorticoides para obtener efecto antiinflamatorio:

Betametasona: vía oral: 0,6 a 7,2 mg. Vía IM: 6 a 12 mg. Vía IA: 1,5 a 12 mg.

Dexametasona: vía oral: 0,75 a 9 mg. Vía IM: 8 a 16 mg. Vía IA: 0,2 a 6 mg.

Prednisona: vía oral: 5 a 60 mg.

Disminuyen el dolor en las metástasis óseas y euforiza al enfermo. Las dosis de opioides disminuyen la dosificación de este medicamento. Se indica en la esclerosis en placa durante los espasmos dolorosos de las piernas, como antiálgico en enfermedades inflamatorias, y cuando es necesaria la inmunodepresión. Ejemplo: enfermedades dermatológicas y colagenopatías. Con esta medicación se disminuyen los síntomas en forma temporal, dando pie a que actúen otros fármacos menos peligrosos, como los analgésicos AINE, opiáceos débiles o fisioterapia.

Efectos secundarios: las dosis son mayores cuando se indican 15 mg por día o su equivalente. Definitivamente mayor cuando llega a 40 mg por día, lo cual produce complicaciones. El paciente

Relaciones entre glucocorticoides teniendo como base al cortisol

Glucocorticoide	Acción antiinflamatoria	Retención de Na	Equivalencia en mg
Cortisol	1	1	20
Betametasona	25	0	0,75
Dexametasona	25	0	0,75
Parametasona	10	0	2
Triamcinolona	5	0	4
Prednisona	4	0,8	5

con más de 40 mg de prednisona por día, o su equivalente, tiene más posibilidades de desarrollar hemorragia gástrica.

Para suspender el medicamento se lo hace en forma gradual con una reducción, de prednisona o equivalente, de 25 a 5 mg cada 3 a 7 días de acuerdo al cuadro clínico. La supresión de los corticoides puede aparejar fiebre, mialgia, decaimiento, cansancio y fatiga, que suelen confundirse con la exacerbación de la enfermedad. Ante signos de reactivación se administra la misma cantidad pero cada 2 días, o en su defecto, se asocia con otros fármacos antiinflamatorios. Se tiende a llegar a la dosis fisiológica similar a la secreción diaria de las glándulas adrenales normales, es decir, 20 mg de hidrocortisona, 5 mg de prednisona o 0,75 de dexametasona.

No se indica ante la presencia de úlcera péptida, diabetes, psicopatías y tuberculosis. El empleo continuado produce deficiencia del eje hipotálamo-hipofiso-suprarrenal con disminución de las defensas para las infecciones. En los tratamientos prolongados producen dependencia. Es lo que sucede en los enfermos asmáticos y con procesos dermatológicos. El exceso de fármaco produce atrofia corticosuprarrenal con síndrome de Cushing, edemas, obesidad y aumento de la presión arterial, osteoporosis, infecciones y trastornos mentales como euforia discreta, hipomanía e insomnio, ansiedad, depresión y psicosis por aumento del catabolismo del triptofano, y reducción de la síntesis de la serotonina.

Contraindicaciones y asociación con otros fármacos: el fenobarbital, la fenitoína, la efedrina y los estrógenos aumentan el metabolismo de este fármaco y por lo tanto es necesario disminuir la dosis.

• Opioides débiles y fuertes

- Generalidades

El término opiáceo fue empleado para designar compuestos derivados del opio, como la morfina, codeína y otras sustancias semisintéticas. El término opioide se refiere, en sentido genérico, a todos los compuestos, naturales y sintéticos, con acciones similares a las de la morfina. (25) El opioide se utiliza generalmente en los dolores causados por procesos tumorales malignos y en los dolores quirúrgicos. La palabra opio significa *jugo* en griego, dado que es la forma como se extrae de la amapola. En 1806 la morfina se aísla del opio, y después de la Segunda Guerra Mundial aparecen las sustancias semisintéticas. (25) Son sustancias naturales que se dividen en dos familias químicas: fenantrenos y benzilisoquinolinas. La morfina, la codeína y la tebaína provienen de la primera, y la papaverina y la noscapina de la última. Los derivados semisintéticos se obtienen de la morfina, como la heroína —que se prepara por acetilación—, la apomorfina, hidromorfona, oximorfona, hidrocodona, y oxicodona. Los derivados del difenilheptano son la metadona y el propoxifeno, y de la fenilpiperidina, el fentanilo, meperidina, alfentanilo, etcétera. Los derivados sintéticos se producen totalmente en el laboratorio como el butorfanol y el levorfanol. Son sustancias externas al cuerpo humano que tienen propiedades similares al opio, la morfina y las endorfinas creadas por el sistema nervioso. El dolor que produce el cáncer se trata en un 95% por medio de opioides. Su indicación se detiene por los efectos secundarios, a diferencia de los AINE que tienen efecto techo. Los AINE se combina con opioides para evitar los efectos secundarios. El ketoloraco, por vía intramuscular o endovenosa, reduce en forma notable la dosis de opioides.

- Tipo de receptores opioides

Como el organismo es un producto inseparable del ambiente, posee receptores opioides exógenos y endógenos. De acuerdo a la afinidad de los receptores del sistema nervioso por la mólécula se dividen en *agonistas, antagonistas* y *mixtos. Agonista* es el fármaco que posee afinidad química por el receptor y la capacidad de desencadenar una respuesta celular intrínseca. El *antagonista* posee afinidad por los receptores que antagonizan a los agonistas. Los *mixtos* pueden actuar con ambas características.

Los receptores se denominan: *mu; delta, kappa, sigma y épsilon.* Éstos, a su vez, pueden tener subtipos que generan diferentes acciones; se distribuyen ampliamente en el cerebro y en el tubo digestivo, donde ejercen el mayor efecto.

La morfina, meperidina, bupremorfina y la pentazocina tienen afinidad por *mu.* Este receptor anula estímulos nociceptivos cutáneos, térmicos, mecánicos, viscerales y químicos. El receptor *mu1* tiene como agonistas a los opioides y la mayoría de los péptidos opioides. Actúa produciendo analgesia supramedular y medular, inhibición de la testosterona, etcétera. Este receptor se une a la morfina y a la encefalina. El *mu2* tiene como agonista a la morfina. Causa depresión respiratoria, bradicadia e inhibición de la motilidad intestinal. El receptor *delta* tiene como agonista a las encefalinas: genera dependencia, comportamientos afectivos, analgesia por estrés, no inhibe los receptores viscerales, etcétera. El receptor *kappa* tiene como agonista la dinorfina y la ketociclazolina. Es sedante, analgésico y miótico. Se ha descubierto una sustancia, la espiradolina que actúa sobre los receptores *kappa* en forma parcial sin bloquear la nocicepción cutánea y la temperatura. El receptor *sigma* posee como agonista la N-alinometazocina. Produce taquicardia e hipertensión, disforia, alucinaciones y estimulación respiratoria. Algunos autores no lo consideran sólo un receptor opioide porque tiene afinidad por los esteroides y antisicóticos. El receptor *épsilon* posee como agonista la betaendorfina y responde al estrés y a la acupuntura. (34) La analgesia por facilitación supramedular se produce por los receptores *mu,* y a nivel medular por los *delta, kappa* y *mu.* (60)

a. *Opioides agonistas (naturales y semisintéticos).* La dosis mínima actúa sobre el asta dorsal de la médula. (14) Son múltiples y, entre ellos, los derivados del fenantreno: sulfato de morfina, sulfato y fosfato de codeína, clorhidrato de hidromorfona, clorhidrato de oximorfona, clorhidrato de oxicodona y heroína. La morfina es la más conocida y se toma como punto de referencia relativa para juzgar a las demás sustancias. Este grupo tiene gran afinidad por los receptores *mu* y *kappa*, localizados en cerebro y médula. La estimulación directa de los receptores *mu, delta, kappa, alfa 2, 5ht, glicina* y GABA inhibe el dolor a nivel de las neuronas de segundo orden (células del asta posterior).
b. *Opioides agonistas-antagonistas.* Son derivados semisintéticos de la morfina con efectos similares. Se dividen en dos: los que tienen actividad *agonista parcial* sobre receptores *kappa,* pero con *antagonismo* sobre los *mu* (pentazocina, butorfanol, nalbufina), y los *agonistas parciales* sobre los receptores *mu* y *antagonistas* de los *kappa* (buprenorfina, butorfanol, dezocina, nalbufina, pentazocina). Todos son analgésicos que causan menos efectos sobre la depresión respiración y menos potencial de abuso. La pentazocina, el butorfanol, y la nalbufina no se recomiendan para el dolor por cáncer.
c. *Opioides antagonistas (naloxona, naltrexona).* No se utilizan en la analgesia y se indican para revertir los efectos tóxicos de los agonistas. No obstante, se ha demostrado que la administración de antagonistas produce irritabilidad, hostilidad y aumento del dolor. (32) La nolaxona bloquea la analgesia por acupuntura. (43) No se administra a pacientes adictos a los opioides, dado que generan severos síndromes de privación que pueden conducir a la muerte. Son importantes para la investigación de estos fármacos.

- Opioides débiles

1. Codeína

Propiedades: es un alcaloide natural y débil derivado del opio. Tiene efectos analgésicos, antitusígenos y sedantes. Se absorbe muy bien por vía oral; su acción dura de 4 a 6 horas. Posee un cuarto de acción si se compara con la morfina, pero no produce dependencia. Se absorbe muy bien por el tracto gastrointestinal. Como se ha probado, los opioides no son efectivos en el dolor neuropático. (2)

Indicaciones y dosificación: es antitusígeno y antiálgico suave. La dosis es de 10 a 20 mg por vía oral, 4 veces por día. Puede utilizarse en combinación con aspirina y paracetamol.

Efectos secundarios: insuficiencia respiratoria y tos productiva; toxicomanía y niños de menos de 30 meses. Puede producir constipación, depresión respiratoria y peligro de dependencia.

Contraindicaciones y asociación con otros fármacos: no se indica con inhibidores de la MAO ni con beta-bloqueantes. Se asocia a los del primer grupo.

2. Propoxifeno

Propiedades: es un opioide sintético y vale lo expuesto para la codeína. Su poder analgésico está entre dos tercios o la mitad de lo que posee la codeína. Su disponibilidad oral está entre el 30 y el 70%. Su vida es de 3 a 4 horas.

Indicaciones y dosificación: se prescribe con mayor seguridad que la codeína. Por vía oral, 65 mg 3 veces por día.

Efectos secundarios: los pacientes que toman de 600 a 825 mg por día, durante 8 semanas, pueden presentar un síndrome de privación. Su acción analgésica es sustancialmente inferior a la de la codeína, y con efectos adversos similares. La dosis de 65 mg por día no produce efectos más poderosos que la aspirina, pero suele provocar convulsiones y depresión del SNC.

Contraindicaciones y asociación con otros fármacos: similar a la codeína. Con los beta-bloqueantes aumentan los niveles plasmáticos de propranolol. La carbamazepina suele incrementar la toxicidad.

- Opioides fuertes

1. Morfina

Propiedades: es un opioide natural con un amplio espectro de actividad. El opio le otorga sus propiedades anestésicas y analgésicas, y constituye un patrón para medir la potencia de nuevos medicamentos. Se indica preferentemente en dolores fisiológicos, cuando no han tenido éxito otros fármacos. Es analgésico en los dolores provocados continuos, más que en los intermitentes. No compromete otras formas de la sensibilidad. Es de menor utilidad en los dolores neuropáticos.

Depresión respiratoria: la morfina deprime los centros bulbares y protuberanciales de la respiración. Disminuye la frecuencia respiratoria generando ritmos irregulares y aun paro respiratorio. Por esta razón, debe administrarse con cuidado en pacientes con patología respiratoria. Los compuestos mixtos pueden producir similares complicaciones.

Dependencia y privación*:* la OMS define la dependencia *como el uso de un fármaco que es perjudicial para el individuo y la sociedad.* (50) La *adicción* es la dependencia a una droga tóxica. Son sustancias psicoactivas que generan dependencia por la propiedad de modificar el estado de ánimo y producir bienestar. La drogadicción es la ingestión de sustancias psicoactivas a las que es difícil o imposible renunciar por las supuestas bondades que producen. Es el uso continuado de depresores o estimulantes del sistema nervioso central, como el alcohol, los opioides, la nicotina, las anfetaminas, los alucinógenos, etcétera. Este síndrome genera *habituación*, que es una forma clínica en donde el enfermo ingiere el fármaco sin *tolerancia* ni síndromes de *privación*. El enfermo es *tolerante* cuando necesita cada vez mayor cantidad de fármaco para no generar un síndrome de privación. Se produce una neuroadaptación donde el paciente cada día necesita más droga. La privación puede generar dos síndromes: el físico que es una respuesta fisiológica a la ingesta crónica del opioide, y el psicológico que es el deseo irrefrenable para la obtención de un fármaco. El síndrome psicológico se denomina *elación* cuando compromete el sentido autocrítico y el comportamiento ético.

El *síndrome de privación* por opioides es tanto psicológico como físico y se expone mediante el siguiente cuadro. Suele durar entre 7 a 10 días. (16,17)

Capacidad antiálgica: se debe al afecto agonista, a nivel del sistema nervioso periférico y central. Actúa sobre los núcleos reticulares y sistema límbico a través del cual produce *indiferencia afectiva* sobre la noxa.

Efecto sobre la pupila: estimula el centro de la contracción del iris generando *miosis* que se revierte con nolaxona, anticolinérgicos, aplicaciones locales de atropina y gangliopléjicos. Este signo, asociado a la depresión respiratoria y la pérdida de conocimiento, demuestra intoxicación por causa del fármaco en estudio.

Acciones gastrointestinales y genitourinarias: hay dificultad para la evacuación por *disminución del peristaltismo* intestinal y aumento de tono de las fibras circulares que actúan sobre los

Horas desde la última dosis	Signos y síntomas
De 8 a 12 horas	Lagrimeo, rinorrea y sudoración
De 12 a 14 horas	Inquietud
De 18 a 20 horas	Midriasis, anorexia, piel de gallina, irritabilidad, ansiedad, temblor
De 48 a 72 horas	Náuseas, vómitos, diarrea, insomnio, calambres abdominales, taquicardia, hipertermia, hipertensión, escalofríos

esfínteres (anal, válvula iliocecal, esfínter de Oddi) con disminución de las secreciones. Inhibe las contracciones uterinas, aumenta el tono del detrusor vesical y retarda la eyaculación.

Acción antiemética y tusígena: en dosis mayores *deprime el centro del vómito,* y lo irrita con las pequeñas. Esta última acción puede ser antagonizada por los neurolépticos mayores (clorpromazina o sulpirida). Inhibe el centro que produce la tos.

Acción cardiovascular: secundaria a la estimulación vagal; a nivel bulbar produce bradicardia e hipotensión. Este efecto puede ser deletéreo en pacientes con insuficiencia cardíaca. La liberación de histamina contribuye a producir *vasodilatación,* que genera rash cutáneo y broncoconstricción. Por eso se contraindica en los asmáticos.

Indicaciones y dosificación: se indica en el dolor, tos o diarrea severa. La dosis oral puede ser de 30 a 100 mg y la intramuscular o subcutánea de 10 mg. Es efectivo en el 70% de los pacientes, sin efectos secundarios. No se debe pasar de 60 mg por día. Se emplea la vía epidural (3 a 6 mg), la subaracnoidea (0,5 a 1 mg) y la intraventricular encefálica. Por vía sublingual se absorbe muy bien dado que hay una extensa red vascular y linfática en el área. Los medicamentos más recomendados son la metadona, fentanilo y buprenorfina. La vía oral tiene una efectividad de un sexto con relación a la intramuscular. La subcutánea, como la interpleural, es una vía efectiva y segura a cualquier edad. (13,19,15,1)

Los fármacos aplicados por vía cutánea generan ventajas en los dolores crónicos. Se utiliza el fentanilo que llega al plasma en 3 horas y es terapéutico durante 12 horas. (27) Cuando el dolor está asociado a un espasmo vesicular se indica un opioide mixto, y en los dolores por deaferentación (neuropáticos) se suelen unir a los antidepresivos. Cuando el dolor es breve, como en la práctica citoscópica, se prescribe la morfina o la oxicodona. (25) Los opioides se indican en el dolor oncológico, porque generalmente es de tipo fisiológico. Erradicada la compresión se inhibe el dolor. *Los opioides, en los dolores neuropáticos, son medianamente exitosos o nulos.* (2)

Efectos secundarios: el tacto, la visión y el oído no son afectados, pero produce náuseas con analgesia. En algunos pacientes, los menos, se genera euforia, en otros letargia y falta de concentración. Es depresora de la respiración, produce hipotensión ortostática y miosis. Posee una gran capacidad antitusígena, pero genera retención urinaria y severa constipación, prurito y aumento del sudor. Resumiendo, no se debe indicar en la insuficiencia respiratoria, asma bronquial, afecciones de la próstata, enfermedades hepáticas y renales y en niños menores de 30 meses de edad. En pacientes con enfermedad coronaria puede ocurrir una disminución del consumo de oxígeno en el miocardio. Para los vómitos se indica fenotiazínicos. Los antagonistas puros, como la naloxona y la naltrexona, revierten las acciones de la morfina y por eso se utilizan para las intoxicaciones agudas producidas por ese fármaco.

Contraindicaciones y asociación con otras drogas: con los barbitúricos aumenta el poder sedante; con la cimetidina incrementa los efectos opioides; con la cloropromazina reduce la presión arterial y aumenta la sedación. La rifampicina decrece los niveles opioides del plasma. Con la aspirina, ibuprofeno o acetaminofeno aumenta la analgesia. La dexedrina reduce los efectos sedantes de los opioides.

2. Metadona

Propiedades: es un opioide sintético cuya potencia analgésica es equivalente a la morfina. Posee una biodisponibilidad del 85%. Su vida media en el plasma es de 13 a 50 horas, y la analgesia de 4 a 8 horas. Presenta buena absorción por vía oral y se excreta por la bilis y la orina. Los síntomas de privación son poco intensos y más tardíos porque el fármaco se fija en todos los tejidos y se libera con lentitud. Por esta razón se indica como desintoxicante en los adictos a la morfina, dado que se puede retirar con más facilidad. Comparado con la morfina tiene menos efectos sedantes, euforizantes y mióticos. La concentración pico, después de la inyección intratecal se produce entre 1 y 2 horas; la analgesia dura de 4 a 8 horas. Puede producir acumulación en los tratamientos repetidos y prolongados.

Indicaciones y dosificación: para evitar la acumulación del fármaco es necesario ajustar la dosis. Es un medicamento utilizado en la desintoxicación de los adictos a la heroína o morfina. No es aconsejable durante el parto. Para los dolores se indica por vía subcutánea de 2,5 mg a 10 mg. El nivel estable, que depende de la vida media de la sustancia, puede tomar una semana. Se recomienda a los ancianos y a los pacientes con dolor oncológico que no toleran la morfina. En los pacientes que no han tenido contacto con opioides se debe precisar mucho la dosis, dado que la aceptación varía en cada enfermo. Es más fácil dosificarlo en pacientes con experiencia en ingestión de opioides. Para hallar la mejor dosis y un plan de dosificación antiálgica se requiere tiempo. La administración repetida de un opioide cambia su potencia.

Efectos secundarios: similares a los de la morfina.

Contraindicaciones y asociación con otros fármacos: similares a los de la morfina.

3. Hidromorfona

Propiedades: es derivado semisintético de la morfina con una potencia aproximadamente 8 veces superior. Tiene una biodisponibilidad de 30 a 40% y una semivida corta de 1,5 a 2 horas. Es una sustancia muy soluble y puede darse en mayor concentración (10 mg/ml).

Indicaciones y dosificación: iguales a las de la morfina. Por vía intramuscular, subcutánea o intravenosa, se indica 1,6 mg cada 4 a 6 horas. Por vía oral, 2 mg cada 4 horas. Es un buen fármaco para ancianos y pacientes con insuficiencia renal.

Efectos secundarios: similares a los de la morfina.

Contraindicaciones y asociación con otros fármacos: similares a los de la morfina.

4. Petidina (meperidina)

Propiedades: es agonista del subtipo de receptores *mu.* Posee efectos anestésicos, disfóricos y es un antiespasmódico leve, que lo diferencia de la morfina. Se absorbe por todas las vías y atraviesa la placenta. Puede generar dependencia física y tolerancia. La supresión de la droga produce el síndrome de privación.

Indicaciones y dosificación: las mismas de la morfina. Se indica en el trabajo de parto y no actúa deprimiendo la respiración del recién nacido. La dosis es, por cualquier vía, de 50 a 150 mg cada 3 a 4 horas.

Efectos secundarios: no se recomienda para el dolor canceroso por su corta efectividad y capacidad de acumulación, que produce efectos epileptoideos. La anfetamina potencia la acción analgésica de este fármaco que a veces produce disforia, y en dosis tóxicas genera excitación y sacudidas musculares. No altera la movilidad del útero.

Contraindicaciones y asociación con otros fármacos: similares a la morfina.

5. Clorhidrato de buprenofina

Propiedades: es un opioide mixto (agonista-antagonista) con efectos farmacológicos similares a los de la morfina. Una dosis intramuscular de 0,3 mg, produce el efecto de 10 mg, de morfina por la misma vía. La dosis terapéutica es de 0,3 mg, cada 6 o más horas. Su capacidad analgésica dura 10 horas como mínimo. La dependencia puede generarse en pacientes con dolores crónicos no neuropáticos. Las intoxicaciones con este fármaco se revierten con antagonistas como naloxona o naltrexona. Se metaboliza en el hígado y se une muy fuertemente con las proteínas. Se elimina por vía fecal y biliar.

Indicaciones y dosificación: en todos los procesos dolorosos se pueden indicar ampollas de 0,3 a 0,6 mg cada 4 a 6 horas por vía intramuscular o sublingual; lo último constituye una ventaja. Se indica principalmente en los dolores fisiológicos como los posoperatorios o por cáncer. Genera menos depresión respiratoria que los agonistas y tiene menos potencial de abuso.

Efectos secundarios: este fármaco no produce efectos psicoticomiméticos. No se debe administrar a pacientes con dependencia opioide porque el enfermo puede sufrir un síndrome de privación. No se debe administrar a gerontes muy debilitados y en general a personas con trastornos respiratorios, aunque ataca con menor severidad que la morfina. Suele producir náuseas, mareos y sudoración. El vómito concomitante puede calmarse con fenotiazínicos. Para su administración se siguen las reglas de la morfina.

Contraindicaciones y asociación con otros fármacos: similar a la morfina.

6. Tramadol

Propiedades: es un análogo sintético de la codeína. Es un analgésico central que proviene del amino ciclohexanol. Posee propiedades opioides agonistas en los receptores *mu,* que actúa sobre los neurotransmisores adrenérgicos y serotoninérgicos. Comparado con la morfina, meperidina y bupremorfina tiene menos dependencia y menor incidencia sobre la depresión respiratoria y cardíaca. A las 2 horas se manifiesta con máxima concentración en el plasma y posee una semivida de eliminación de 6 horas. No se indica con anticonvulsivos tricíclicos. Se une a las proteínas plasmáticas en en 20%. El 90% se excreta por vía renal pero es bien tolerado aunque haya insuficiencia de ese sistema.

Indicaciones y dosificación: es un analgésico muy útil con acción durante 6 a 8 horas. Se administra por vía oral en comprimidos de 50 mg. Ampollas para vía intramuscular o endovenosa de 50 y 100 mg. Supositorios: 100 mg. Con la administración oral, la analgesia dura de 3 a 6 horas.

Efectos secundarios: puede causar sequedad de boca, fatiga, confusión, mareos, vómitos y náuseas. La introducción por vía endovenosa en forma rápida suele causar diaforesis y taquicardia.

Contraindicaciones y asociación con otros fármacos: no se recomienda administrarlo con antidepresivos tricíclicos. Los barbitúricos incrementan la analgesia. Se prohíbe su uso en intoxicaciones por hipnóticos o alcohol. No se indica con inhibidores de la MAO. La combinación con un psicorregulador suele mejorar el dolor. Los pacientes con insuficiencia cardíaca y renal toleran bien esta droga.

- **Comentario sobre la terapia con opioides**

- Los mitos y la morfina

Los fármacos AINE, en los últimos años, se han incrementado en decenas pero los principales analgésicos opioides, como la morfina y la hidromorfona, se utilizan sin cambio desde hace 60 años. No hay nuevos productos revolucionarios opioides. En lo que respecta al futuro clínico se está informando la aparición experimental de subtipos con diferentes propiedades. La esperanza farmacológica está centrada en la nueva combinación que se pueda realizar entre los subtipos expuestos como ha sucedido con los receptores *mu, kappa y delta.* Y otra esperanza es la de encontrar afinidad entre las diferentes endorfinas y los subtipos transformados.

Se reconoce que en los últimos años hay una disipación de mitos con respecto a su utilización clínica. El que suscribe quiere aportar en este tema tan controvertido, por lo menos una orientación bibliográfica y un esclarecimiento, dada la frecuencia con que se está indicando opioides en dolores fisiológicos no producidos por el cáncer. Los investigadores han comenzado a discutir en qué medida los opioides, si se utilizan correctamente, son perjudiciales. (49, 44, 46, 55)

La evaluación psicofísica y familiar es importante, como la forma en que se expresa el paciente acerca de su dolor con palabras *descriptivas, emotivas o evaluativas.* Una vez realizada la evaluación se debe recordar que *si bien todos los agonistas son capaces de provocar al cabo de pocas dosis cierto grado de dependencia física, los casos de dependencia aguda frente a los opiáceos son raros; así, en un estudio llevado a cabo por Duthie en 1987 en 11 882 pacientes, sin antecedentes de adicción, sólo se detectaron 4 casos de dependencia, de los cuales sólo uno se consideró importante.* (37, 18)

- Síntesis

a. Hay que establecer los diferentes factores que componen la adicción. El más temible es la dependencia psíquica con elasión, que implica el abandono de los principios de convivencia, homologable al alcoholismo severo.
b. La dependencia física se evita, como se realiza en el caso de los antidrepesivos o cardiotónicos, disminuyendo la dosis lentamente.
c. Los veteranos de la guerra de Vietnam, adictos a los opioides, dejaron de serlo cuando llegaron a los Estados Unidos. (49,48)
d. Sobre 2 369 pacientes normales, no seleccionados, sólo con padecimiento de cefaleas, la dependencia psicológica fue muy rara.
e. Treinta y ocho pacientes con dolor *no maligno*, tratados con opioides, entre 10 meses y 10 años, mejoran sin dependencia y por completo en el 29% de los casos, y en forma parcial, en el 34%.

f. *Entre los varios cientos de casos exitosos para tratar dolores "no malignos" no se describen efectos por sobredosis, toxicidad aguda o crónica.* (30) Primero se establece que los opioides, si se saben dosificar, son inocuos, y segundo, que no son eficaces para el tratamiento del dolor neuropático, aunque sólo se ha establecido con respecto a los agonistas parciales o totales.

- Guía para la selección de opioides (45)

Se seleccionan de acuerdo a un estudio exhaustivo del paciente, su eficacia y sus efectos adversos controlables. En un comienzo se utilizan las drogas mixtas, como la buprenorfina por vía oral. Se recuerda que no hay relación entre la eficacia, y la vida media plasmática del fármaco. La morfina y la hidromorfona se administran cada 4 horas; la meperidina cada 3 horas y la metadona cada 6 horas. Comenzar con dosis bajas hasta que produzcan analgesia. *Ejemplo:* 5 a 10 mg de morfina intramuscular. Si se cambia por otro opioide, se utiliza mitad de la dosis equianalgésica, o eventualmente dos tercios de ésta. Es decir, calcular la dosis nueva cuando hay cambio de fármaco. Si hay contraindicaciones al nuevo fármaco, se comienza con menor cantidad. La administración debe ser regular y en horarios fijos. En un comienzo se prefiere la vía oral. La combinación con fármacos antiinflamatorios no esteroides (AINE) aumenta el potencial analgésico. Es importante anticiparse a los efectos colaterales como la constipación, náusea, etcétera. Hay que vigilar la posible aparición del síndrome de tolerancia y dependencia física. La dependencia psicológica no es frecuente. Se pueden administrar por vía transmucosa, transdérmica, oral, intramuscular, parenteral, epidural, subaracnoidea e intracerebral (intraventricular). La vía oral es la preferida, aunque por intolerancia se utiliza la intravertebral, que requiere menos fármacos, porque actúa en forma directa sobre los receptores opioides medulares.

• Relajantes musculares

Se dividen en dos grupos: uno que actúa en el sistema nervioso central como el diazepam, baclofén, carisoprodol y clorzoxazona, y otro en la fibra muscular, como el dantroleno. Son analgésicos en la medida que relajan el hipertono muscular de diferente etiología. En los traumatismos de cráneo se prefiere el dantroleno.

1. Diazepam

Propiedades: es un gran miorrelajante y ansiolítico. Actúa en el sistema límbico sin bloquear el sistema autonómico, como lo hacen la reserpina o la cloropromazina. En dosis usuales no produce efectos extrapiramidales ni efectos endocrinos. Se acepta muy bien por vía oral o intravenosa. Su efecto acumulativo dura una semana.

Indicaciones y dosificación: miorrelajante y ansiolítico. Se utiliza en el síndrome de privación por alcohol y en el *delirium tremens.* Se indica en todos los espasmos neurogénicos, estados convulsivos y premedicación anestésica. Es efectivo, en asociación con otros fármacos, como analgésico. Por vía oral: se prescribe de 25 a 10 mg por día. Por vía intravenosa se indica dosis de 5 mg.

Efectos secundarios: relajación muscular y sueño.

Contraindicaciones y asociación con otros fármacos: los antiácidos orales disminuyen su efecto, y lo potencian la cimetidina, la heparina, el paracetamol, la fluoxetina y el disulfiram. Aumenta la toxicidad de la digoxina y produce disminución del efecto levodopa. No se proscribe en la miastenia gravis, insuficiencia cardiorrespiratoria y alcoholismo activo.

2. Baclofeno

Propiedades: disminuye el reflejo monosináptico y polisináptico. Actúa sobre los receptores GABA. Su mecanismo de acción no es completamente conocido. Se absorbe por vía oral e intratecal. Se utiliza para relajar el síndrome espástico y como analgésico.

Indicaciones y dosificación: es efectivo en los dolores generados por la esclerosis múltiple y en secuelas producidas por los accidentes vasculares encefálicos. En las neuralgias del trigémino se utiliza junto a la carbamazepina. No se debe suspender su administración en forma brusca. Las dosis orales son de 5 mg tres veces por día, para aumentar paulatinamente hasta los 60 mg. Generalmente se indica 1 mg/kg de peso. La dosis óptima es de 40 a 80 mg por día. Por vía intratecal se administra 50 ug en 1 ml de solución, en no menos de 1 minuto. Se espera de 4 a 8 horas. Si no hay respuesta, se repite con 75 ug y 100 ug.

Efectos secundarios: no se debe retirar en forma brusca ni permitir al paciente conducir vehículos. No se indica por vía intramuscular o subcutánea. No debe utilizarse en el embarazo y la lactancia, a no ser que un riesgo lo justifique. No se indica con alcohol o sedantes ni en pacientes con disreflexia autonómica, insuficiencia renal o epilepsia. Puede exacerbar la enfermedad mental. Antes de la infusión se prueba la reacción al bolo. Si se instala la bomba de infusión debe equiparse la sala con aparatos de reanimación. Puede causar somnolencia, confusión mental, alucinaciones, ansiedad, taquicardia, euforia, miosis, diplopia, hipotensión, náuseas, constipación, disuria, impotencia, prurito o congestión nasal.

Contraindicaciones y asociación con otros fármacos: por vía intratecal no se indica con morfina. Se utiliza con carbamazepina en las neuralgias del trigémino. Son antiálgicos en la medida que relaja el espasmo muscular. Se indica junto con la aspirina, cafeína, acetaminofeno y anticonvulsivos.

3. Carisoprodol

Propiedades: actúa sobre el sistema nervioso central en forma similar a los meprobamatos. No interfiere con la función muscular, no tiene efectos acumulativos y actúa durante poco tiempo (4 a 6 horas) con una concentración máxi-ma en sangre a una hora de su administración. No es tóxico y es bien tolerado.

Indicaciones y dosificación: se indican 350 mg tres a cuatro veces por día. En niños de más de 5 años, la dosis es de 25 mg por kilogramo de peso. No se recomienda durante el embarazo.

Efectos secundarios: en los primeros días de administrado puede producir náuseas, mareos, vértigos, ataxia, temblor, irritabilidad, cefaleas o depresión.

Contraindicaciones y asociación con otros fármacos: se administra con aspirina y codeína.

4. Clorzoxazona

Propiedades: es un relajante muscular y un sedante de acción central con pocos efectos secundarios. Se absorbe en forma rápida llegando a su máxima concentración en sangre a las 4 horas de su ingestión; tiene efecto aproximado por el mismo lapso. Se metaboliza en el hígado y se excreta por riñones.

Indicaciones y dosificación: por vía oral, 250 a 2 000 mg diarios divididos en cuatro tomas.

Efectos secundarios: no se administra en embarazadas y se usa con cuidado en pacientes con enfermedades del hígado o del riñón. En general es bien tolerado, pero suele presentar efectos adversos similares al descritos para el carisoprodol.

Contraindicaciones y asociación con otros fármacos: se puede combinar con el acetaminofeno, la aspirina y el metocarbamol.

• Síntesis y comentarios sobre el primer grupo farmacológico

El *primer grupo* se utiliza principalmente para calmar el dolor fisiológico. Se repite: está compuesto por los fármacos AINE, corticoides, opioides débiles y fuertes y miorrelajantes. Los dolores se deben tratar en forma temprana. Los fármacos no son débiles ni fuertes, depende de la receptividad del paciente. No se debe pasar a los opioides débiles o fuertes sin agotar las posibilidades que brinda el grupo AINE. El antiálgico *enceguece* a los receptores del dolor y los tejidos se siguen destruyendo, mientras el paciente no capta el dolor que es una *llamada* biológica de protección.

Los fármacos opioides o los corticoides se utilizan para *romper la inercia* del proceso, y luego iniciar otra terapia menos agresiva, como la utilización de los medicamentos AINE acompañada de placebo y/o de fisioterapia. Los opioides débiles y fuertes, la ergotamina o el sumatriptan pueden asociarse al grupo AINE. Los dolores fisiológicos del posoperatorio son calmados por el primer grupo que se compone de fármacos con diferentes tendencias antiinflamatorias, antiálgicas y antipiréticas. En general, el dolor posoperatorio y el inflamatorio musculoesquelético se controlan muy bien, lo cual no es la regla para la dolencia visceral. Los fármacos mejoran los síntomas y generalmente no curan de por sí el proceso. Se recuerda que las lesiones gástricas son producidas por la medicación oral y la parenteral. Los niños deben ser medicados con aspirina, tolmetina y naproxeno, y las pacientes embarazadas no pueden ingerir aspirina o sus derivados.

Se aconseja comenzar con dosis bajas teniendo en cuenta el ritmo doloroso. Los efectos colaterales comienzan en la primera semana de su administración. El tratamiento se relaciona con otras medidas, entre las cuales el reposo y la fisioterapia son muy importantes. Tener en cuenta el costo de los fármacos. El reposo es el primer *fármaco*, pero hay que saber utilizarlo en tiempo y dosis. Suele ser el más caro porque hay que dejar de trabajar o hacerlo muy poco.

B. Fármacos que componen el segundo grupo

• Propiedades de los fármacos antidepresivos analgésicos

Se presentan en dos formas, como tricíclicos y como inhibidores de la MAO. El primer grupo químico inhibidor del dolor lo forman la amitriptilina, la nortriptilina, la imipramina, la desipramina y la doxepina. El clorhidrato de fluoxetina no se relaciona químicamente con los tricíclicos porque éstos últimos recaptan la noradrenalina, la serotonina y la dopamina que actúan como inhibidores algéticos en los sistemas descendentes del SNC. La potencia antiálgica de estos fármacos reside en que mejora el sueño alterado por falta de concentración adecuada de serotonina, norepinefrina y dopamina. El dolor, en parte, se atribuye a la baja concentración de serotonina cerebral, y estos fármacos la incrementan a nivel de la sinapsis. La disfunción de las catecolaminas y serotoninas genera esquizofrenia, lo cual suele disminuir el umbral para el dolor. Un paciente con dolor y depresión, cuando se trata con antidepresivos mejora la dolencia sin relación a su estado depresivo. (24) Pero estos fármacos, en general, mejoran ambos síntomas porque biológicamente están asociados. Se ha observado que los pacientes internados por depresión sufren dolor en un 60%, y los que concurren al consultorio, menos deprimidos, lo padecen en el 65%. (31)

El fármaco tricíclico, como su pariente la carbamazepina, inhibe el *chisporroteo* neuronal suprimiendo los disparos ectópicos del sistema nervioso. (40) Además, al inhibir parcialmente la síntesis de la prostaglandina posee propiedades antiinflamatorias. Su efecto relajante proviene de su parentesco con la ciclobenzaprina. (31) Hay antidepresivos sin capacidad inhibidora del dolor como la sertralina, fluvoxamina y la fluoxetina. Los antidepresivos tricíclicos han sido definidos como los *analgésicos no analgésicos.* (27)

1. Amitriptilina

Propiedades: aumenta la concentración de noradrenalina y serotonina en el SNC y en las sinapsis. Mediante la membrana neuronal presináptica bloquea la recaptación de esas sustancias. Sus efectos antimuscarínicos se deben a la afinidad que tiene para unirse con los receptores de ese tipo produciendo retención urinaria o delirio anticolinérgico. Tiene afinidad por los receptores histamínicos (efecto sedante) y efectos depresores miocárdicos. Se absorbe bien por vía oral. Se metaboliza en el hígado y se une a las proteínas del plasma y otros tejidos (96%). Su vida media es de 10 a 50 horas, y su eliminación es principalmente renal.

Indicaciones y dosificación: los fármacos tricíclicos tienen acciones antidepresivas, antiálgicas, posibles efectos anticonvulsivos y sedantes. Se indican en el síndrome depresivo leve con ansiedad, en enfermedades mentales, como los síndromes maníaco depresivos, y dolores crónicos severos. Cuando se indican grandes dosis se comporta como anticolinérgico, con efecto sedante e inhibidor del síndrome de parkinson. La deaferentación experimental en animales produce efectos *epileptoideos* en el asta anterior medular, que son mejorados con estos fármacos, por lo tanto se indica en dolores principalmente quemantes y disestésicos como los neuropáticos. Se han informado grandes éxitos en el tratamiento de jaquecas y neuralgia postherpética.

Los comprimidos de 10 y 25 mg se indican a la noche, y si no hay efectos secundarios, se incrementa en varias semanas en forma paulatina, hasta llegar a los 75 o 100 mg por día. Se espera de 1 a 6 semanas para obtener la respuesta deseada. Con hospitalización del paciente se llega a 300 mg/día. En adolescentes, cardíacos y gerontes se comienza con dosis mínimas distribuidas en varias tomas. *No suspender el tratamiento en forma brusca.*

Efectos secundarios: no se indica en menores de 12 años, ni se recomienda la ingesta de alcohol porque induce somnolencia. Produce visión borrosa y movimientos automáticos en la masticación, vómitos, diarrea, movimientos de la lengua y extremidades, convulsiones, confusión, delirio y alucinaciones. Genera constipación en los ancianos; fotosensibilidad e hipertono muscular.

Se contraindica durante la recuperación de un infarto. No se indica cuando hay glaucoma y disfunción hepática o renal. Disminuye la libido y retrasa la eyaculación.

Contraindicaciones y asociación con otros fármacos: potencia la acción de los antihistamínicos, antimuscarínicos, opioides, corticoides y anfetaminas. Con la atropina puede generar un íleo paralítico. En el tratamiento del cáncer magnifica los efectos de los fármacos ansiolíticos y fenotiazinas (8) y disminuye los efectos de la medicación antivonvulsiva. La cimetidina inhibe el efecto de este fármaco. No se recomienda el uso conjunto con IMAO.

2. Imipramina

Propiedades: es una benzodiazepina que actúa en el SNC bloqueando la recaptación de la serotonina por medio de la membrana neuronal presináptica con aumento de la concentración de noradrenalina en la sinapsis. Se metaboliza en el hígado, y su principio activo es la desipramina. Se absorbe bien por vía digestiva y se elimina por vía renal. Se concentra en el plasma y los tejidos. Es el antidrepresivo más estudiado.

Indicación y dosificación: se indica en dolores crónicos y severos (neuropáticos). En el tratamiento de la fibromialgia, migraña, bulimia, trastorno de pánico y neuralgia postherpética. También se indica en el síndrome depresivo, enfermedad maníacodepresiva y en la enuresis nocturna en niños mayores de 6 años. La prescripción límite para niños es de 2,5 mg/kg/día. En adolescentes se indica 25 a 50 mg al día en varias tomas, hasta una dosis máxima de 100 mg en el mismo lapso. En el adulto, según necesidad y tolerancia, se indica de 25 mg a 50 mg tres a cuatro veces por día. La dosis máxima en pacientes ambulatorios es de 200 mg por día. Su efecto aparece dentro de las 2 a 6 semanas. *No se debe suspender en forma brusca.*

Efectos secundarios: mareos, somnolencia, sequedad de boca, náuseas, cansancio, diarrea, sudoración, visión borrosa, ansiedad, movimientos lentos o automáticos de succión o masticación. Es rara la presencia de rash cutáneo o crisis convulsivas, dolor de garganta o hipertonía muscular.

Contraindicaciones y asociación con otros fármacos: es el fármaco tricíclico más conocido y menos tolerado. Manifiesta una acción anticolinérgica potente (parasimpaticolítica). No se debe ingerir bebidas alcohólicas. Los efectos secundarios, y la interacción con otros fármacos es similar a la amitriptilina.

3. Doxepina

Propiedades: posee sobre el músculo liso, efectos anticolinérgicos, serotoninérgicos y antihistamínicos. Se absorbe en el intestino, se metaboliza en el hígado y se elimina por vía renal. Traspasa la barrera hematoencefálica y se excreta por la leche materna.

Indicaciones y dosificación: se aumenta en forma paulatina en tres tomas de 25 mg a 50 mg por día, hasta llegar a 150 mg. Es mejor tolerado y posee efectos anticolinérgicos menores que los anteriores. Se obtuvo éxito en 6 sobre 10 pacientes con dolor talámico, y cuando se combina con opioides se obtiene buen resultado en el tratamiento del dolor fantasma. (57) Se indica en psicopatías y prurito. La dosis inicial en adultos puede ser de 10 a 50 mg por día.

Efectos secundarios: no se indica en niños menores de 12 años o en pacientes con glaucoma de ángulo agudo, hipertrofia de próstata o en problemas cardiovasculares severos. No se administra durante la lactancia ni la gestación. Produce efectos antimuscarínicos como sequedad de boca, visión borrosa, taquicardia, retención urinaria o intestinal, mareos, hipertrofia prostática e hipotensión ortostática. En pacientes de más de 50 años, en el 30% de los casos, aparece reacción maníaca, confusión y delirio, y en menores de esa edad, en el 10%. (25)

Contraindicaciones y asociación con otros fármacos: no se ingiere con alcohol porque potencia los efectos anfetamínicos; con el baclofen aumenta la hipotonía; con los barbitúricos disminuye su efecto y potencia la cimetidina. Decrece la acción hipotensora de la betanidina y de la clonidina. Los estrógenos y el propoxifeno aumentan su poder tóxico. Disminuye los efectos de la levodopa y aumenta la sedación del meprobamato. Con inhibidores de la monoaminooxidasa (MAO) puede producir coma, delirio y convulsiones. La combinación con las fenotiazinas (levomepromazina) ha sido muy recomendada en las neuralgias postherpéticas, lo mismo con la hidroxizina (Ataraxone). Algunos investigadores han tratado con éxito los dolores fantasmas de los amputados con antidrepesivos y metadona. Para evitar los efectos secundarios, generalmente en la neuralgia postherpética, se indica 10 mg de amitriptilina por la noche, aumentando 10 mg cada tres semanas. Se puede adicionar carbamazepina en adultos de menos de 70 años, o valpronato de sodio en mayores de esa edad. Otros autores, para la misma afección, han aplicado la asociación de nortriptilina con carbamazepina.

4. Desipramina

Propiedades: similares a los otros antidepresivos tricíclicos. El alivio del dolor se puede percibir después de varios días de ingesta.

Indicaciones y dosificación: se ha probado su eficacia en las neuropatías postherpéticas y diabéticas. (35,33) La dosis habitual por vía oral diaria es de 75 a 200 mg. Se toma durante las comidas o inmediatamente después. Comenzar, antes del reposo nocturno, con una dosis mínima en una sola toma, con incrementos cada 30 días. Suelen ser necesarias para aquilatar su eficiencia de 2 a 6 semanas.

Efectos secundarios: cuidar sobre todo en los pacientes de edad el síndrome confucional, la caída, la retención de orina y la constipación. Produce somnolencia y mareos. No suspender el fármaco en forma brusca, porque se genera cefalea con mareo y vómitos. Es el tricíclico menos sedante y muy eficaz en las personas de edad por sus efectos secundarios mínimos.

Contraindicaciones y asociación con otros fármacos: evitar ingerir alcohol. Se contraindica en el glaucoma, alcoholismo, asma, hipertensión ocular, hipertrofia de próstata, esquizofrenia y crisis convulsivas. En la insuficiencia vascular se debe valorar de acuerdo al riesgo-beneficio. El uso de barbitúricos y cimetidina puede menguar su efecto.

5. Maprotilina

Propiedades: es un antidepresivo tetracíclico que posee propiedades similares a los tricíclicos (imipramina, desipramina). Inhibe la recaptación de la noradrenalina en las terminales nerviosas. Se concentra en el plasma y el LCR y se elimina por la orina y las heces. No se altera la función renal siempre que el hígado funcione con normalidad.

Indicación y dosificación: en síndromes depresivos, dolor neuropático, ansiedad en niños, adultos y ancianos. En adultos por vía oral (depresión leve o moderada), se indica 25 mg tres veces al día. En depresión grave, se indica la misma dosis hasta llegar a 150 mg por día. En ancianos o adolescentes se comienza con 10 mg tres veces por día.

Efectos secundarios: se administra con precaución en la insuficiencia hepática o renal, dificultades en la micción, glaucoma, infarto de miocardio reciente, en pacientes con tratamiento tiroideo. Puede producir alteraciones hematológicas.

Contraindicaciones y asociación con otros fármacos: no se indica con fenotiacínicos ni con IMAO; aumenta el efecto sedante de la metildopa; puede producir hipertensión. La indicación conjunta con tranquilizantes mayores incrementa el peligro de convulsión, y con las benzodiazepinas, la sedación. Con betabloqueantes es necesario ajustar la dosis porque aumenta la concentración del fármaco. No se aconseja su indicación con cimetidina.

• Anticonvulsivos

1. Carbamazepina

Propiedades: químicamente posee la estructura de los tricíclicos, pero no tiene propiedades antidepresivas. Facilita el estímulo inhibitorio del SNC y descarga las neuronas adrenérgicas. Su efecto anticonvulsivo es similar a los de la fenitoína, y es antiálgico mediante mecanismos desconocidos. Reduce el flujo de iones de sodio a través de la membrana nerviosa. Se absorbe por vía oral y llega al plasma en forma aceptable en 15 a 30 horas; se elimina con la orina. (4)

Indicaciones y dosificación: se utiliza en las convulsiones y como antiálgico en los dolores paroxísticos como en el *tic doloroso*, neuralgia del glosofaríngeo, neuropatía diabética y dolores en la esclerosis múltiple. Se indica después de comer con dosis de comienzo de 100 mg, para llegar a 800 mg o a 1 200mg diarios en tres tomas. Suele calmar la neuralgia esencial del trigémino mediante una dosificación entre 6 y 12 ug/ml en el plasma. Calma el do-lor regional complejo. Su efecto tiene relación con la concentración plasmática. (56)

Efectos secundarios: no se indica cuando hay alteraciones cardiovasculares, dificultades en la visión y problemas hematológicos. Suele producir náuseas y diarrea, sedación, ataxia, somnolencia, inhibición plaquetaria que genera hemorragias, anemia aplástica, leucopenia y dermatitis. No es muy tolerado por las personas de edad. Se requiere, sobre todo durante los primeros 6 meses, vigilar el estado hepático y el hemograma.

Contraindicaciones y asociación con otros fármacos: los anticonceptivos y la fenitoína disminuyen su efecto. Potencia los riesgos tóxicos de la cimetidina, del propropoxifeno, de la fluoxetina, la isoniazida, del litio y el verapamilo. El liorresal potencia su efecto.

2. Fenitoína

Propiedades: es un compuesto antiepiléptico y antiálgico que, sin alterar la función de los nervios, actúa prolongando el período refractario sobre las membranas neuronales. A nivel del hipocampo y la corteza cerebral eleva el umbral para el dolor y la epilepsia. Disminuye la permeabilidad al calcio, lo cual modera la excitabilidad e, indirectamente, actúa sobre los neurotransmisores que modulan la acción nerviosa evitando el disparo ectópico. Estabiliza la actividad de los canales de sodio. No produce depresión.

Indicaciones y dosificación: es la droga de elección en la neuralgia esencial del trigémino, neuropatía diabética, neuralgia postherpética y síndromes regionales complejos. Se han comunicado éxitos en el tratamiento del dolor fantasma de amputados, en el dolor *talámico* y la neuralgia postherpética. Es un excelente anticonvulsivante. La dosis oral se administra, una sola vez al día, mediante comprimidos de 30 mg, 50 mg y 100 mg. La dosis media para el adulto es de 300 mg al día. Sobre todo los primeros 6 meses debe vigilarse la función hepática, la sanguínea y la concentración sérica del fármaco.

Efectos secundarios: produce ataxia, nistagmo y diplopía, neuropatías periféricas, erupciones cutáneas e hiperplasia gingival, lo cual desaparece al disminuir la dosis o retirar el medicamento.

Contraindicaciones y asociación con otros fármacos: el alcohol disminuye su efecto y las anfetaminas lo aumentan. Los riesgos de intoxicación se manifiestan con la amiodarona, anticoagulantes y anticonceptivos orales, cimetidina, disulfiram, fenilbutazona, fenotiazinas, halotano, imipramina, isoniazida, sulfamidas y corticosteroides. Produce depresión cardíaca, y con los beta bloqueantes adrenérgicos disminuye los efectos digitálicos. La aspirina refuerza su acción al aumentar los niveles sanguíneos del fármaco en estudio. Puede combinarse con éxito con los antidepresivos. Disminuye el efecto de las tetraciclinas y la rifampicina. El dicumarol inhibe el metabolismo de la fenitoína e incrementa su toxicidad.

3. Ácido valproico

Propiedades: es un agente antiepiléptico mayor que se emplea en la enfermedad convulsiva. La epilepsia se debe a descargas neuronales con disminución del ácido gammaaminobutírico (GABA) principal inhibidor del SNC. El ácido en estudio potencia la acción inhibitoria de la enzima GABA tansaminasa; se desconoce el mecanismo por el cual inhibe el dolor. Su máxima concentración plasmática se produce entre 1 y 4 horas. Se absorbe rápidamente mediante tabletas o solución por vía oral. Se elimina con la orina.

Indicaciones y dosificación: se utiliza para la epilepsia generalizada en el *petit mal* y en las epilepsias mioclónicas. Pero su éxito más notorio se presenta en los tratamientos de las migrañas en racimo. Se indica en la neuralgia del trigémino después de probar con carbamazepina o fenitoína. La dosis es de 5 a 10 mg/kg/día (cápsulas de 250 mg). Debe vigilarse la función hepática y hemática como se hace con la fenitoína. En grageas con cubierta entérica tarda de 3 a 12 horas. Su nivel eficaz en sangre es de 50-100 ug.

Efectos secundarios: inhibe la coagulación, por eso no se indica en el embarazo, hepatopatías y enfermedades hemorragíparas. Produce vómitos, náuseas y trastornos del apetito.

Contraindicaciones y asociación con otros fármacos: los antiácidos orales y los salicilatos potencian su toxicidad. Incrementa el efecto del diazepam.

4. Gabapentin

Propiedades: el mecanismo de acción se desconoce, aunque se ha comprobado que está relacionado con los inhibidores del (GABA). Actúa a nivel de la corteza y el hipocampo. Se concentra en el LCR, en una quinta parte con relación al plasma. No actúa sobre los canales de sodio o calcio ni sobre los receptores.

Indicaciones y dosificación: calma el dolor neuropático en la polineuropatía diabética, síndrome de Guillain-Barre, dolor fantasma y cefaleas migrañosas. (26, 42, 6) En enfermos mayores de 12 años se indica en la epilepsia. La dosis óptima es de 900 a 1 800 mg diarios (tres tomas por día). Se comienza por 300 mg por día.

Efectos secundarios: somnolencia, ataxia, fatiga, mareo y nistagmo. Aumento de peso, faringitis, disartria, dispepsia, mialgias, constipación, trastornos dentales, erosión cutánea, prurito, aumento de apetito, leucopenia, o coordinación anormal.

Contraindicaciones y asociación con otros fármacos: no se aconseja tomarlo en forma simultánea con antiácidos (dejar pasar 2 horas). No modifica la biodisponibilidad de otras drogas antiepilépticas.

5. Topiramato

Propiedades: no se sabe su modo de actuación como antiepiléptico, pero lo hace en forma diferente a los enunciados. En el hipocampo de la rata reduce la frecuencia de impulsos neuronales, posiblemente debido al bloqueo de los canales de sodio o calcio. Inhibe la liberación de los aminoácidos excitatorios con incremento del ingreso de cloro a la neurona. Se absorbe bien por vía oral con un pico sérico de 2 a 4 horas. Posee una vida media de 18 a 24 horas.

Indicaciones y dosificación: en las convulsiones refractarias parciales y en el dolor neuropático. Se indica en dos tomas 400 mg por día. Como el gabapentin, es un fármaco moderno y seguro. El fármaco en estudio ha demostrado efectividad en la neuropatía diabética dolorosa. (58)

Efectos secundarios: genera disfunción cognitiva, parestesias, sedación, mareos, fatiga, pérdida de peso, diarrea y urolitiasis. Se administra con precaución en enfermos con trastornos mentales. No se indica en enfermas embarazadas ni en la lactancia; el fármaco se excreta por la leche.

Contraindicaciones y asociación con otros fármacos: la carbamazepina y la fenitoina disminuyen la concentración plasmática del fármaco en estudio. No sucede lo mismo con el ácido valproico o el fenobarbital.

6. Lamotrigina

Propiedades: es un bloqueante de los canales de sodio e inhibe la liberación patológica de glutamato. Es efectivo en las epilepsias parciales, y como antiálgico en las neuralgias del trigémino, neuropatía diabética y en aquellas producidas por infección de HIV. (5,59, 52,51) No produce alteraciones del sistema nervioso. Se absorbe en forma rápida y total por el intestino. En presencia de alimento la absorción se retrasa. Se une a la proteína plasmática en un 55%. Se metaboliza en el hígado y se elimina por vía renal, y en menor grado por las heces.

Indicación y dosificación: Niños de 2 a 12 años: 0,5 mg/kg/día para incrementar a 1 mg/kg/día. Adultos: 25 mg una vez al día durante dos semanas, e incrementar a 50 mg por día o 100 mg divididos en el día. No se debe suspender el tratamiento en forma brusca. Disminuir la dosis en los ancianos.

Efectos secundarios: cefaleas, cansancio, rash cutáneo, somnolencia, insomnio, náuseas, mareos, diplopia, visión borrosa, irritabilidad, cefalea.

Contraindicaciones y asociación con otros fármacos: la administración con carbamazepina puede lesionar el SNC. Si el paciente está tomando valproato de sodio la dosis de comienzo debe ser mínima.

- Antimigrañosos

1. Tartrato de ergotamina

Propiedades: es un alcaloide activo del cornezuelo del centeno que proviene del hongo *Cluviceps purpureu.* Se prescribe como dihidroergotamina. Produce un bloqueo adrenérgico en los vasos cerebrales y periféricos dilatados, generando vasoconstricción y depresión de los centros vasomotores. Tiene una acción directa y potente sobre el músculo liso vascular, lo cual avala el origen de las cefaleas (no su etiología). Este fármaco no es efectivo, en otros síndromes, como antiálgico. No se absorbe bien por vía oral.

Indicaciones y dosificación: se indica en cefaleas vasculares o histamínicas. La dosis es de 1 a 2 mg por vía oral, con un máximo de 6 mg cada 24 horas. Se administra al comienzo del ataque por vía intramuscular o subcutánea de 0,25 a 0,5 mg; por vía sublingual, 2 mg.

Efectos secundarios: suele producir náuseas, vómitos, parestesias, diarreas, mialgias y dolores precordiales. El tratamiento prolongado genera endoarteritis, lo cual impide su uso en enfermedades vasculares de las extremidades y cardiopatía coronaria. Se prohíbe en pacientes con úlcera péptica y enfermedades hepáticas o renales. Se suspende cuando se constata prurito o adormecimiento de las extremidades. En los ancianos genera dependencia.

Contraindicaciones y asociación con otros fármacos: se une a medicamentos del primer grupo como la dipirona. Con la eritromicina aumenta la toxicidad, y con la cafeína potencia la acción.

2. Metisergida

Propiedades: es un antiserotonínico potente relacionado con el cornezuelo del centeno; no obstante puede estimular su producción y comportarse como vasoconstrictor extracraneal. Potencia las catecolaminas e inhibe a las prostaglandinas. No actúa en la migraña aguda, y su acción como preventivo se desconoce. Produce escasa actividad en el útero y no interacciona con receptores dopaminérgicos.

Indicaciones y dosificación: previene las cefaleas de origen vascular. Se indica por vía oral 4 a 6 mg en 24 horas. Se administra junto con las comidas y en forma progresiva.

Efectos secundarios: suele producir náuseas, diarrea, dolores abdominales, euforia, vértigos, pesadillas, somnolencia, depresión, fibrosis intratorácica e intraabdominal. Se controla este aspecto si el tratamiento no excede de 6 meses. Las contraindicaciones son similares a las descritas para la ergotamina.

Contraindicaciones y asociación con otros fármacos: similar a la ergotamina.

3. Sumatriptan

Propiedades: es un agonista del receptor serotoninérgico 5HT1. Su efecto se produce por la vasoconstricción que produce en los vasos del cráneo, inhibiendo la liberación de neuropéptidos a nivel de las fibras sensitivas de la duramadre. Con 6 mg subcutáneos (SC) la concentración plasmática se produce a los 10 minutos. Por vía oral, con 100 mg, la concentración se alcanza en una hora y media. La biodisponibilidad por esa vía subcutánea es de 96%, y por vía oral el 14%. Se metaboliza a nivel hepático y se excreta por orina y materia fecal. La vida media de eliminación es 2 horas.

Indicaciones y dosificación: está indicado en el tratamiento agudo de las cefaleas migrañosas o cefaleas en racimo. La dosis usual, al comenzar la crisis, es de 6 mg (SC), y por vía oral, 100 mg. Se indica con frecuencia por vía subcutánea.

Efectos secundarios: náuseas, vómitos, dolor en el sitio de la inyección, rubor, parestesias, dolor en el cuello, aumento de tensión arterial y vaso espasmo arterial.

Contraindicaciones y asociación con otros fármacos: no se indica durante la lactancia ni en la insuficiencia hepática o renal. No se debe conducir vehículos ni tomar alcohol. Si el paciente ha recibido un medicamento con ergotamina debe dejar pasar 24 horas. Estricto control médico durante el embarazo y en pacientes con más de 65 años de edad. *Es el mejor tolerado de los antimigrañosos.*

4. Propranolol (Beta bloqueante)

Propiedades: es hipotensor y estabilizante de la membrana, por lo cual se manifiesta como antiarrítmico, inclusive cuando ese efecto es producido por la digital. Se utiliza como antiálgico pero no se conoce cómo actúa. Se cree que es por su acción ansiolítica y por la capacidad de estabilizar el sistema vascular extracraneal al bloquear los receptores beta 2, ubicados en las arteriolas. Eleva el tono vascular, lo cual beneficia a los migrañosos.

Indicaciones y dosificación: se emplea en la profilaxis de la migraña y en las cefaleas por espasmo muscular. Se utiliza en las arritmias y en las extrasistolias, en las taquicardias supraventriculares e infraventriculares, así como también en la fibrilación y aleteo auriculares. Se comienza por 40 a 80 mg una vez al día; si hay tolerancia, se puede llegar a 160 mg por día por vía bucal. Su efecto tranquilizante es débil y por lo tanto no se usa específicamente para ese fin. Se debe suspender en forma paulatina y en un lapso de semanas para no causar insuficiencia cardíaca. Se lo utiliza con éxito para calmar la neuralgia del trigémino (tic doloroso), el dolor fantasma y la neuropatía diabética.

Efectos secundarios: no se utiliza en la insuficiencia cardíaca, infarto o angina de pecho, en la diabetes no compensada, en el embarazo y en el síndrome de Raynaud. Suele generar depresión, pesadillas y vómitos. Al comienzo del tratamiento puede producir hipotensión y bradicardia.

Contraindicaciones y asociación con otros fármacos: se administra, con buen resultado, asociado a antiálgicos, fármacos tricíclicos, codeína y propoxifeno. Con la fenitoína deprime la acción cardíaca. Con la doxepina se han obtenido buenos resultados para tratar el dolor central.

5. Clonidina (Alfa bloqueante)

Propiedades: su acción es preferentemente central y se produce por estimulación de los receptores alfa inhibidores, que generan inhibición vasomotora e hipotensión. Es un agonista adrenérgico alfa 2, que a nivel del asta anterior medular, modula la liberación de serotonina y noradrenalina, por lo cual produce el efecto inhibidor del dolor.

Indicaciones y dosificación: en la esclerosis en placa, inhibe el espasmo doloroso. La forma intratecal ha probado ser tan efectiva como la morfina. (21) Se indica en forma oral dosis de 0,2 a 0,6 mg, cada 6 a 8 horas. En las migrañas de 0,05 a 0,15 mg. No se debe suprimir bruscamente. Es hipotensor y suele ser indicado en el tratamiento del síndrome de abstinencia debido a los opioides.

Efectos secundarios: no se ingiere alcohol. Se evita en las enfermedades vasculares periféricas y en los estados depresivos. Origina sequedad de boca y ojos, sedación, constipación, hipotensión ortostática y disminución de la potencia sexual. Ser cauto en todas las enfermedades vasculares.

Contraindicaciones y asociación con otros fármacos: el fármaco en estudio unido a los antidepresivos disminuye el efecto hipotensor. Con las fenotiazinas, por mecanismos desconocidos, produce lesión orgánica, y con la levodopa puede disminuir su efecto.

- Ansiolíticos

1. Diazepan

Propiedades: es un clorodiazepóxido ansiolítico, miorrelajante y secundariamente anitiálgico. Actúa en el sistema límbico, tálamo e hipotálamo sin bloquear el sistema nervioso autónomo. Es sedante por su acción gabaérgica (del ácido gamma-aminobutírico; GABA). En dosis usuales no tiene ninguna incidencia sobre el sistema endocrino. Por vía oral se absorbe muy bien y su efecto puede persistir durante una semana.

Indicaciones y dosificación: ansiolítico y miorrelajante. La dosis usual por vía oral es de 2 a 5 mg tres veces por día, y por vía intramuscular o intravenosa de 5 a 10 mg, dos o tres veces por día.

Efectos secundarios: no se indica en el alcoholismo y en los primeros meses de gestación. Se proscribe en miastenia y en insuficiencia respiratoria grave.

Contraindicaciones y asociación con otros fármacos: no se asocia con somníferos, barbitúricos o fenotiazinas; los inhibidores de la MAO potencian sus efectos. Aumenta la toxicidad digitálica e incrementa su propia acción con isoniazida, anticonceptivos orales y ácido valproico. La rifampicina y los antiácidos orales inhiben el efecto de los clordiazepóxidos.

2. Alprazolam

Propiedades: es una benzodiazapina que potencia el ácido gamma-aminobutírico (GABA). El pico plasmático se observa a la primera o segunda hora. Su vida media es de 12 a 15 horas. Se biotransforma en el hígado y se elimina por orina.

Indicaciones y dosificación: está indicado en la ansiedad cuando hay un componente depresivo. Calma el dolor en forma indirecta. La dosis es de 0,25 mg, 0,5 mg a 1 mg, una a tres veces por día. Posee moderados efectos anestésicos. Es el único ansiolítico que unido al ibuprofeno calma los dolores en la fibromialgia. (29)

Efectos secundarios: sensibilidad a la droga. Potencia todos los fármacos o sustancias que produzcan sedación.

Contraindicaciones y asociación con otros fármacos: hay riesgos tóxicos al indicarlo con dextropropoxifeno. La cimetidina incrementa su acción y los anticonceptivos aumentan o disminuyen su efecto.

3. Clonazepam

Propiedades: este fármaco se asocia a los receptores del ácido gamma-aminobutírico (GABA). Facilita la inhibición del dolor como lo hace el valpronato de sodio. (7)

Indicaciones y dosificación: se utiliza en la ansiedad, pánico y agorafobia. Puede contribuir, como se dijo, a calmar el dolor. Se indica, regulando su efecto, por vía oral de 0,5 a 1 mg por día, en una o más tomas.

Efectos secundarios: no se indica en enfermedades renales, hepáticas graves y en niños o lactantes. Suele generar síndrome de dependencia y eventualmente de privación, sobre todo en pacientes con tratamiento prolongado y con tendencia a la adicción.

Contraindicaciones y asociación con otros fármacos: la prescripción con otra benzodiazepina suele producir un síndrome de ausencia.

4. Bromazepan

Propiedades: es un ansiolítico que por vía oral produce una concentración plasmática efectiva a las 2 horas de su administración. Su biodisponibilidad es del 60%. Se une a las proteínas plasmáticas en el 70%. Se metaboliza en el hígado y se elimina por orina.

Indicaciones y dosificación: se prescribe mediante comprimidos de 3 mg y 12 mg. A los pacientes debilitados se les indica menores dosis.

Efectos secundarios: falta de reflejos adecuados. Tendencia al sueño. Genera dependencia física y psicológica.

Contraindicaciones y asociación con otros fármacos: no se indica en niños, durante el embarazo, en insuficiencia respiratoria o hepática grave, ni en la hipersensibilidad a las benzodiazepinas. Los pacientes con predisposición al alcohol y a las drogas no deben medicarse con bromazepan. La suspensión del fármaco produce un síndrome de abstinencia que genera ansiedad, cefaleas, trastornos del sueño e inquietud. El paciente no debe conducir vehículos o maquinarias.

- Neurolépticos (fenotiazinas)

1. Clorpromazina

Propiedades: impide la recaptación de noradrenalina y serotonina. Reduce la agresividad, es sedante, antisicótico, suele producir reducción de la actividad motora y disminuye los efectos de la toxicidad producida por la anfetamina y la apomorfina. Existe una relación, a través del sistema límbico, entre la intensidad del bloqueo dopaminérgico y la eficacia antisicótica. Altera la relación del paciente frente al dolor como si fuera una *leucotomía química*; sin embargo, no posee ninguna acción directa sobre ese síntoma. Como concepto general, potencia los fármacos antiálgicos e inhibe el sistema nervioso autónomo. Por vía oral se alcanza el pico plasmático alrededor de las 3 horas. La casi totalidad del fármaco se metaboliza en el hígado y se excreta por las heces y la orina.

Indicaciones y dosificación: es muy efectivo en el hipo. Posee propiedades sedantes y antieméticas. La dosis es de 25 mg por vía oral o intramuscular. En general no se debe pasar de 1 g en las 24 horas.

Efectos secundarios: produce hipotensión postural e ictericia obstructiva. Se han descrito agranulositosis y otras discrasias sanguíneas. Se retira en forma paulatina.

Contraindicaciones y asociación con otros fármacos: para tratar dolores rebeldes se combina con la amitriptilina. Unido a la fenilbutazona produce leucopenia. El litio disminuye sus efectos y el propranolol potencia los riesgos tóxicos. El alcohol puede precipitar reacciones extrapiramidales y potenciar la depresión. Los antiácidos orales, la levodopa y las anfetaminas reducen la eficiencia del fármaco en estudio. Hay riesgo tóxico cuando se combina con la fenitoína.

2. Levomepromazina (mepromazina)

Propiedades: es un antisicótico que pertenece a las fenotiazinas. Bloquea los receptores postsinápticos dopaminérgicos mesolímbicos cerebrales. Su po-tencia es menor que la cloropromazina y posee propiedades analgésicas y se-dantes. Es muy efectivo en los casos agudos de agitación y excitación. Se metaboliza en el hígado y se libera por la orina y bilis.

Indicaciones y dosificación: es antiálgico, antiemético y sedante. Se indica en excitación psicomotriz con dolores y con o sin alucinaciones. La dosis es por vía oral de 6 a 12 mg día. En las psicopatías graves se incrementa la dosis (50 mg a 150 mg/día). Se le atribuyen efectos antiálgicos satisfactorios en los dolores neuropáticos, como es el caso del síndrome por deaferentación. Al comienzo se indican 5 mg por vía parenteral; se puede llegar hasta 20 mg por la misma vía. En la obstrucción intestinal es bien tolerada, porque a diferencia de los opioides no trae constipación ni depresión respiratoria. Con este fármaco se reducen las drogas de origen morfínico.

Efectos secundarios: se ha constatado sequedad de boca, astenia, somnolencia, agitación, insomnio, cefalea, visión borrosa, fotosensibilidad, hiperprolactinemia, amenorrea y galactorrea, extrapiramidalismo, ictericia obstructiva. Se aconseja control periódico de la función hepática y renal. El enfermo no se debe exponer al sol o a las radiaciones ultravioletas en forma directa.

Contraindicaciones y asociación con otros fármacos: no se indica con guanetidina ni con levodopa. Se asocia con éxito a los antidepresivos tricíclicos y a los fármacos del primer grupo. Existe intolerancia cruzada con otros neurolépticos, como la cloropromazina. Se suele asociar con morfina porque su acción no se produce a través de receptores opioides.

- Antagonistas del calcio

1. Verapamilo

Propiedades: bloquea la corriente de calcio y produce vasodilatación y disminución de la resistencia periférica mediante un efecto inotrópico en el miocardio. La concentración de calcio sérico permanece inalterada. El 90% en forma oral se absorbe rápido y se une a las proteínas en casi su totalidad. Se metaboliza en el hígado y se elimina por vía renal. Por vía oral comienza su acción a las 2 horas, y por la endovenosa, en menos de 2 minutos.

Indicaciones y dosificación: tratamiento del angor pectoris de la hipertensión; previene la taquicardia supraventricular paroxística. Está indicado en el asma y en la enfermedad o fenómeno de Raynaud. Calma las migrañas pero su forma de acción es desconocida, aunque parece ser de origen central. (36) En adultos se indica 80 mg dos o tres veces por día, hasta llegar a dosis de 160 mg. Disminuir la dosis en personas de edad.

Efectos secundarios: se contraindica en bloqueo aurículo ventricular, insuficiencia cardíaca descompesada o infarto de miocardio reciente. En algunos pacientes produce mareos, cansancio, constipación, nerviosismo, hipotensión arterial y depresión del miocardio; al comienzo puede incrementar la cefalea. Se excreta por la leche materna.

Contraindicaciones y asociación con otros fármacos: potencia la depresión miocárdica de los beta-bloqueantes y aumenta la concentración plasmática de los digitálicos. Los analgésicos, los antiinflamatorios (AINE), los estrógenos y drogas simpaticomiméticas reducen los efectos antihipertensivos.

2. Nifedipina

Propiedades: antianginoso, antihipertensivo y antiálgico. Inhibe la entrada de los canales de calcio y produce dilatación de las arterias coronarias. Se une a las proteínas en el 98% con una disponibilidad del 40%.

Indicaciones y dosificación: aparte de las indicaciones de orden vascular muchos estudios aconsejan la utilización de bloqueantes de los canales de calcio, como la nifedipina y el verapamilo, en los dolores regionales complejos como las distrofia simpática refleja y la causalgia. La dosis inicial es de 10 a 20 mg al día y se continúa de acuerdo a la reacción corporal con tres veces por el mismo tiempo. (53) Dosis máxima: 180 mg por día.

Efectos secundarios: es necesario cuidar celosamente los parámetros vasculares. Produce náuseas, constipación, disnea, taquicardia y mareos, sobre todo al levantarse en forma brusca.

Contraindicaciones y asociación con otros fármacos: el uso simultáneo con AINE, estrógenos o simpaticomiméticos reduce los efectos antihipertensivos.

C. Dolor en curso o prevención del dolor

Los fármacos anestésicos se indican en forma sistémica o mediante bloqueos regionales. Se aplican durante el *dolor en curso* o en la *prevención.* En la práctica cotidiana se utilizan los fármacos durante el dolor en curso, pero en la cirugía se puede prevenir. El autor repite en sus escritos que *el dolor también se aprende.* Por lo tanto, cuando se puede, hay que prevenirlo antes de que extienda sus dominios. Es una experiencia conocida por todos, que para poder ingerir alcohol y evitar las cefaleas es necesario tomar aspirina antes de empezar a beber, dado que una vez instaurado el síntoma es más difícil de calmarlo. En las jaquecas el aura constituye el aviso para ingerir el medicamento. También, como se ha expuesto en otro capítulo, la anestesia epidural 72 horas antes de la amputación disminuye drásticamente el dolor fantasma.

Con respecto a la patogenia se ha escrito que en los heridos de guerra la

Síntesis aproximada para el tratamiento del dolor fisiológico, neuropático y psicogénico

Tipo de dolor	Grupo analgésico	Si no hay resultado
Fisiológico agudo	AINE	Probar con el resto del primer grupo
Fisiológico crónico	Primer grupo	Probar con parte del segundo grupo
Neuropático o psicogénico	Segundo grupo	Psicoterapia y/o cirugía

avulsión radicular, con intervención quirúrgica inmediata, inhibe el dolor neuropático. Se infiere que la cirugía temprana evita que se cree un *foco epileptoideo* en el asta posterior y en áreas supranucleares. El dolor se anula o disminuye cuando se extirpan los focos irritativos periféricos que distorsionan las aferencias al SNC. No es imposible que un dolor fisiológico se transforme en neuropático. Es importante la psicología previa del paciente, dado que tratar el estrés y la depresión es anticiparse al dolor crónico. Para evitar los *focos epileptoideos* se ha informado que las intervenciones quirúrgicas se realizan con mínima anestesia para que la estructura biológica *con libertad* compense el trauma que significa ese medio terapéutico. Se ha probado que la acción quirúrgica realizada por medio de la acupuntura, gesta una anestesia *natural* porque estimula la producción de endorfinas, además la herida vierte poca sangre, no se infecta y cicatriza muy bien. Como se expuso en otro capítulo la hipnosis, de acuerdo a la orden impartida, aumenta la actividad en las terminales del sistema simpático las cuales, por el mismo medio de sugestión, inhiben los neurotransmisores cuando al enfermo se le indica lo contrario. Es posible que la realidad esté en no ingerir demasiados fármacos para que el cuerpo se adapte con *libertad* de acuerdo a los eventos. Se ha probado durante la guerra que una herida aguda, sin inmovilizar, mata al enfermo. Y en el dolor crónico, si no se cambia ese sentido con premura, la noxa se establece para siempre. Por lo tanto, la prevención del dolor se hace con educación del paciente y la información oportuna. Tanto lo psíquico como lo físico se preparan para sortear cualquier evento. No es correcto decirle al enfermo: *debe acostumbrarse al dolor*. Hay que dar confianza sin mentir, lo cual requiere del profesional humildad y paciencia. El diagnóstico científico se nutre del tratamiento que requiere amor al prójimo. *La esperanza, con las acciones apropiadas, es lo correcto, no la omnipotencia de un diagnóstico crudo que hace del profesional un imitador de Dios.*

• El dolor en el preoperatorio y posoperatorio

El dolor en la cirugía se puede prevenir porque se sabe cuándo va a suceder el acto quirúrgico. La cirugía es el campo natural donde el médico cirujano y el anestesista explican al enfermo los procedimientos a realizar. En esta forma está probado que el paciente disminuye su internación en el 30%. (Ver el capítulo de dolor psicogénico.)

Se ha avanzado en el tratamiento del dolor por medio de los conocimientos que aporta la algología moderna. Las infiltraciones o perfusiones con analgésicos y/u opioides bloquean el flujo nervioso en forma reversible y máximo control. Se trata de *liberar* un cuerpo vivo para que se adapte al trauma operatorio. Pero esto se complementa con la información que los profesionales deben impartir al enfermo y a la familia. *La anestesiología y la algología (analgoestesiología) moderna están empeñadas en una investigación trascendente.*

• Propiedades de los anestésicos y su utilización clínica

La *difusión* y la *fijación* son determinadas por el fármaco con su lipofilia, hidrófila y la unión con las proteínas; la *duración* y la *toxicidad* son generadas por el alcohol que determina la liposolubilidad y la hidrosolubilidad.

Los fármacos más usados son la lidocaína, bupivacaína, mepivacaína, ropivacaína, etcétera. Se utilizan para evitar el dolor durante la respiración, sobre todo en las operaciones de tórax y abdomen superior. Se propicia con ello la movilización del paciente en forma temprana para que no se produzcan complicaciones como el tromboembolismo, dificultad respiratoria, trastornos en la higiene, problemas psicológicos, etcétera. Además disminuye la indicación de fármacos opioides. Se produce el alta del hospital en forma más rápida. Se utiliza en el posoperatorio de la cirugía de mama, toracotomía, cirugía de la extremidad superior, heridas costales, muñón de amputados, etcétera.

1. Métodos de administración regional

a. Bloqueo epidural

Se realiza con bupivacaína en concentraciones de 0,25 a 0,50% (volúmenes de 25 a 50 ml). (10) Se realiza con una dosis (bolo) o en forma intermitente. Es un método que ha sido experimentado en el dolor posoperatorio con gran éxito. Produce cambios metabólicos y bioquímicos y evita el estrés quirúrgico, sin afectar los reflejos de la tos o respiratorios. Trae aparejado una mejor ventilación pulmonar, sobre todo en pacientes con cirugía torácica y abdominal superior, dado que el dolor no les permite moverse. Hay una mejoría marcada de la velocidad expiratoria máxima. La parálisis del sistema ortosimpático produce vasodilatación en las extremidades inferiores, lo cual evita la trombosis venosa y arterial y el posible embolismo. El fármaco afecta los reflejos a nivel de

Propiedades	En más	En menos
Potencia	Bupivacaína	Lidocaína-Mepivacaína
Latencia	Bupivacaína	Lidocaína
Duración	Bupivacaína-Ropivacaína	Lidocaína-Mepivacaína
Toxicidad	Bupivacaína	Lidocaína-Mepivacaína

las metámeras tratadas. Disminuye el consumo de oxígeno por el corazón y estimula la motilidad intestinal; se evita el uso excesivo. La hospitalización es más corta porque la parte consciente del enfermo está poco afectada.

La anestesia con bupivacaína se produce con gran difusión en el LCR y por lógica en el espacio subaracnoideo y médula. El bloqueo anestésico continuo por la vía en estudio es el más efectivo en el dolor posoperatorio. Sus ventajas son mayores que la indicación sistémica de opioides. Se produce a tal efecto volúmenes altos de líquido con baja concentración de anestésico. La analgesia suele tomar de 3 a 10 metámeras y puede utilizarse en cualquier nivel vertebral. Se indica en el posoperatorio de la cirugía abdominal alta, torácica, ginecológica, de extremidades inferiores y fracturas costales. En la cirugía alta el inconveniente es que el catéter debe colocarse en la región dorsal media que requiere una técnica muy precisa. La hipotensión siempre constituye un peligro. *Se ha demostrado en múltiples trabajos que la evolución posoperatoria es mucho mejor aplicando estas técnicas en estudio.*

b. Bloqueo subaracnoideo

Se indica en procesos muy graves con peligro de insuficiencia respiratoria. Es poco utilizado, pero la técnica es fácil de realizar, produce poca toxicidad y su acción es rápida y controlable. La dosificación varía de acuerdo a la región, edad, etcétera. No se administra en presencia de infecciones, coagulopatías, hipertensión intracraneal, enfermedades de la columna o médula, etcétera.

c. Bloqueo interpleural

Se realiza con un catéter percutáneo que se coloca entre ambas pleuras. Fue descripta en 1984, y con gran éxito se han obtenido analgesias hasta de 10 horas con bupivacaína al 0,5% y adrenalina en un volumen de 20 ml. La acción farmacológica no ha sido explicada con claridad pero se cree que se produce a través de los nervios intercostales. El tacto permanece indemne, por lo cual con esta anestesia no se efectúa cirugía. En ese sentido la técnica epidural a nivel torácico es más efectiva. La complicación más común es el neumotórax. Se contraindica en presencia de derrame pleural, fibrosis pulmonar o enfermedades cardíacas.

d. Bloqueo de nervios periféricos

La analgesia de los nervios con bupivacaína puede durar 12 horas. Se realiza para todos los nervios con sencillez y precisión. Entre los más comunes se consideran los intercostales, nervios periféricos y plexos. El bloqueo de los nervios intercostales pueden complicarse con neumotórax, pero la conveniencia se manifiesta cuando sólo con una infiltración de bupivacaína al 0,5% la anestesia suele durar de 3 a 18 horas. Otra ventaja es que se anula la ingestión de opioides que deprimen la respiración.

e. Bloqueo epidural por opioides (regional)

Se utiliza con mayor éxito a nivel regional no sistémico. Se emplea inyección epidural con morfina (5 a 10 mg) o petidina (50 a 100 mg), diluidas en 5 a 10 ml de solución salina. La analgesia puede durar de 15 a 20 horas. La petidina actúa localmente con mayor fuerza porque es lipofílica. La dosis está sujeta a la magnitud del dolor, al tipo de operación, edad y peso del paciente. Este tipo de técnica localiza mejor el sector a anestesiar, y los efectos secundarios son de aparición gradual, lo cual permite su prevención. No produce parálisis somática o autonómica por lo tanto no anula los reflejos ni la movilidad. La acción analgésica se debe al efecto que causa el anestésico en las sinapsis a nivel del asta posterior. Actúa a través del LCR cuya concentración es proporcional a la analgesia. De acuerdo a la lipofilia y a la circulación, se incorporará a la sangre. La meperidina, por la liposolubilidad que la caracteriza, produce analgesia efectiva con rápida expulsión del fármaco. La morfina es más lenta en su absorción. El especialista en algología es quien debe evaluar el opioide más apto de acuerdo a su objetivo.

f. Bloqueo subaracnoideo mediante opioides

Las propiedades de los opioides, como se dijo, se relacionan con los múltiples factores clínicos, lo cual hace imperiosa la necesidad del especialista con experiencia sólida en esta área. La depresión respiratoria por esta vía es más frecuente: 4 a 7% de los pacientes. (28) Otros efectos secundarios pueden ser los vómitos, náuseas, prurito y retención urinaria.

2. Métodos de administración sistémica

a. Mediante fármacos AINE

Se indican salicilatos (ácido acetilsalicílico; acetilsalicilato de lisina). En dosis mínimas (100 mg) son beneficiosos como agentes de disminución de la agregación plaquetaria con efecto antitrombina. Pero en dosis máximas pueden revertir ese aspecto, no siendo tan peligrosos en el posoperatorio. Se recuerda su efecto en el gastrointestino y como potenciador de fármacos antidiabéticos y anticoagulantes cumarínicos. Producen hiperventilación por alcalosis y problemas renales o hepáticos. Los barbitúricos, usados con frecuencia por los anestesistas, potencian el paracetamol y la fenacetina. El diclofenaco no tiene efectos adversos como los adjudicados a los salicilatos. El paracetamol y los derivados del ácido antranílico están indicados en presencia de úlceras de estómago y propensión hemorrágica. (47)

- Vías posibles de indicación

Oral: la más utilizada y aceptada por el paciente. La absorción es lenta y está contraindicada en náuseas y vómitos. *Sublingual:* es bien aceptada y se excluye del paso hepático. *Nasal*: requiere la colaboración del paciente; es rápida y cercana al SNC. *Rectal:* como la vía anterior, no afecta los reflejos y la motricidad intestinal. *Inhalatoria:* fácil de administrar y rápida. *Intramuscular:* se manifiesta con gran disponibilidad y gran experiencia en su uso. Es dolorosa y a veces no es aceptada por el paciente. *Intravenosa*: gran disponibilidad con actividad inmediata y efectos secundarios rápidos. *Cutánea*: no requiere colaboración del paciente y su absorción es lenta. *Subcutánea:* es lenta, fácil de utilizar, pero actúa más rápido con buena circulación en el área donde se aplica.

b. Mediante fármacos opioides

Vía intramuscular: evita el período de absorción y actúa en forma rápida y predecible. Se recomiendan los opioides lipofílicos con un comienzo rápido en su acción (fentanilo, meperidina). Es una técnica que requiere vigilancia estricta porque siempre existe el peligro de una depresión respiratoria. Se debe mantener la analgesia a nivel de efectividad mínima. Se recuerda que hay variaciones individuales para un mismo fármaco. Se inyecta mediante tres técnicas: *por bolus, por perfusión* y *por auto-administración.* La última técnica aparece en la década del setenta. (20)

Por bolus: se administran pequeños *bolus* endovenosos, lo cual permite ajustar la medicación de acuerdo a las necesidades. La analgesia se inicia a los 15 minutos y dura 2 horas. La reiteración del *bolus* debe ser de la misma dosis, porque el aumento produce efectos secundarios. Se repite la frecuencia pero no la dosis.

Por perfusión: es continua y con pocos efectos secundarios porque la concentración plasmática es estable. Para evitar los fenómenos secundarios se respeta la cinética del opioide, captando la dosificación mínima y efectiva en donde la tasa de administración es igual a la eliminación.

Por auto-administración: sobre una administración de fondo opioide, el paciente inyecta un *bolus* de acuerdo a su necesidad, pero con dispositivos que evitan la sobredosificación. Es un método eficaz y se ejecuta mediante una bomba de perfusión electrónica. Elimina la angustia del paciente ante la aparición del dolor. Las máquinas utilizadas se perfeccionan y pueden determinar, con mayor eficiencia y menos peligro, la aparición de efectos secundarios. Con este método la sedación es mínima y se utilizan menos opioides. Se adelanta a los dolores torácicos y mejora la capacidad respiratoria. En la cirugía abdominal superior produce menos complicaciones intestinales, con menor preparación de enfermería. El inconveniente es que requiere la participación del paciente, y no todos pueden aplicar el método. En algunos casos se programa una perfusión de base para reforzar la analgesia. Es un método seguro que acorta la internación del paciente y disminuye las complicaciones. (38,12) *El autor no tiene experiencia en esta práctica, pero expone estos conceptos porque el médico actual no puede desconocer los adelantos que se realizan en especialidades tan interesantes, que según él, se debe llamar analgoestesiología.*

D. La farmacología con relación a niños y gerontes

• Tratamiento en niños

En el capítulo 1 se exponen los métodos para medir el dolor. Se manifiesta asimismo la dificultad de juzgar este síntoma sobre todo en los niños preverbales. Se recomienda su lectura para completar estos conceptos. A esta edad hay múltiples enfermedades donde se hace imprescindible el tratamiento sin demasiada deficiente dosificación. Como los adultos el niño sufre, dado que sus receptores nociceptivos están maduros. El dolor a cualquier edad debe evitarse. Hoy se cree que el estrés en el niño es similar al del adulto; *hay que prevenir antes que mitigar*. En el lactante y el niño se subestima la analgesia porque el niño, a veces, no se mueve ni ruega, porque el dolor lo inmoviliza. A nivel internacional se insiste en tratar el dolor en curso y su prevención. *El miedo a la adicción ha bloqueado el progreso de la terapéutica para evitar el dolor.*

- Fármacos AINE

Pueden inyectarse en forma oral, intravenosa, rectal o intramuscular. Uno de los más inocuos es el acetaminofen (paracetamol), con propiedades analgésicas similares a la aspirina, pero sin poder antiinflamatorio ni acción plaquetaria. La dosis recomendada es 45 mg/kg/día para los prematuros, 60 mg/kg/día para los lactantes y 90 mg/kg/día para los niños. El ketoprofeno es también recomendable pero incrementa la hemorragia, por lo cual se aconseja utilizarlo durante 5 días. Se deben realizar análisis de rutina para saber el estado hepático, renal y hematológico.

- Fármacos opioides

Se indican conociendo el peso corporal y la edad del enfermo y la cinética y dinámica del fármaco. La farmacodinámica en los niños de más de 6 semanas es similar a la que se constata en adultos jóvenes. A los 3 meses de edad las respuestas a la analgesia y al factor respiratorio son similares a las del adulto, pero poseen mayor sensibilidad a la apnea. A esa edad se observan los mismos signos adversos que experimenta el adulto. La barrera hematoencefálica en el recién nacido es más permeable, pero a las 6 semanas es igual a la del adulto.

Se informa en múltiples trabajos sobre adultos y niños que cuando los opioides fueron indicados para el dolor, la adicción no se produjo. La indicación de opioides, los primeros días, se controla mediante dispositivos electrónicos. Las dos vías más importantes son la oral y la intravenosa. Con ese criterio la autoperfusión se puede realizar de acuerdo al tipo de enfermo. La eliminación de los opioides se estandariza a nivel del peso corporal. En los lactantes el peligro de acumulación de este fármaco es más factible, y por lo tanto la depresión respiratoria.

La vía intravenosa se utiliza de tres maneras básicas: se puede indicar dosis intermitentes de fármacos, morfina o hidromorfona, durante 10 a 20 minutos cada dos horas. Segundo la metadona de acción más prologada puede indicarse cada 4 horas en forma decreciente (0,03 a 0,07 mg/kg i.v u oral). (23) La aplicación de opioides regionales tiene éxito a cualquier edad porque, controlando la respiración, mantiene los reflejos y la conciencia. *Evitar la sedación y la depresión respiratoria mediante la monitorización electrónica.*

- Anticonvulsivos y antidepresivos

Se utilizan para mitigar dolores severos como los que suele producir el cáncer. El dolor a causa de esta etiología es fisiológico como el del posoperatorio o el producido por quimioterapia. Pero a veces la distorsión del patrón inervatorio genera dolores fulgurantes, *epileptoideos*, o quemantes, para los cuales se indica anticonvulsivos y antidepresivos. Dentro de los anticonvulsivos más eficientes está la gabapentina que actúa sin interacción con otros medicamentos, y cuyos efectos secundarios son leves como mareo, somnolencia o ataxia. Se excreta sólo por los riñones, por lo tanto se debe administrar con cuidado con un máximo de 30 mg/kg/día dividido en tres dosis. (22) La carbamazepina es el segundo recomendado, pero deben vigilarse el recuento plaquetario y las enzimas hepáticas. Los antidepresivos sobre los cuales se tiene mayor experiencia son la amitriptilina, desipramina, nortriptilina y sertralina (ver tratamiento farmacológico).

• Tratamiento en gerontes

- Historia clínica y evaluación

Se estudia la biografía del paciente y sus antecedentes clínicos. En este aspecto, recurrir a lo escrito en este libro con respecto al dolor psicogénico y la familia.

Efectuar valoraciones sobre sus posibilidades en las actividades de la vida cotidiana, como el bañarse, aseo personal, vestirse o hacer las compras. Es importante saber si es continente y si puede alimentarse por sí solo. También se debe conocer las habilidades que posee para utilizar la llave, el teléfono, los cubiertos, preparar su desayuno, lavar platos o moverse caminando o sentado, con o sin ayuda. Hay diferentes escalas, como la de Katz, para la evaluación de las actividades de la vida cotidiana.

Fisiopatología: después de los 75 años de edad se producen cambios en el peso del cuerpo en donde disminuyen el tejido muscular en un 12% y el hueso en un 5%. El agua intracelular disminuye del 42 al 33%, y la grasa aumenta de un 15 a un 30%. La disminución del volumen minuto y la circulación hace que la vida media de los fármacos en sangre se mantenga en forma acumulativa por falta de biotransformación rápida. En el aparato gastrointestinal los procesos digestivos se lentifican por disminución de la acidez gástrica y la actividad hepática. La absorción se produce con lentitud, se alteran la solubilidad y la ionización.

La pérdida neuronal hace al sistema nervioso más sensible a los antidepresivos y a todo lo que produzca hipoxia. La degeneración senil de la médula eleva el umbral del dolor y se producen fracturas de cuello de fémur y de vértebras sin dolor, infartos de miocardio, neumonías y cistitis sin la aparición de síntomas.

Se infiere que los cuerpos frágiles y de poco peso están más expuestos a las complicaciones, sobre todo si hay antecedentes de alergia e historia clínica de reacciones adversas con otros fármacos. Las enfermedades crónicas múltiples suman sus efectos e incrementan el riesgo. A veces, los defectos de percepción, como la sordera y los problemas cognitivos, hacen difícil el diagnóstico correcto y la magnitud del sufrimiento o el dolor.

El paciente siempre debe intentar realizar ejercicios terapéuticos en la cama, sentado, parado o caminando, con o sin ayuda del personal que lo cuida. Si es necesario debe utilizar adminículos como bastón, antebraquiales, muletas o silla de ruedas. Todo de acuerdo a la indicación médica.

Interacción de drogas y efectos adversos: indagar los efectos de la polifarmacia. Los fármacos tipo AINE más recomendados son el paracetamol y el ibuprofeno. La competencia por los sitios de fijación hace que la fenilbutazona desplace a las sulfas y a los anticoagulantes de tipo cumarínico. Los álcalis reducen la absorción de los barbitúricos, salicilatos y sulfamidas. El alcohol potencia los barbitúricos, antihistamínicos y, en general, los psicorreguladores. Los antidepresivos, diuréticos y vasodilatadores producen hipotensión.

La confusión mental es producida por barbitúricos, sedantes, L-dopa, anticolinérgicos, beta bloqueantes, reserpina, digital, procainamida, barbitúricos, antidepresivos y tranquilizantes. La pentazocina, la meperidina y el butorfanol causan en el anciano delirio y agitación. Los opioides más recomendables son la hidromorfona, morfina y oxicodona, pero hay que ser muy cauteloso y utilizarlos en forma temporal con un propósito específico. Cuidar el estreñimiento (morfina), la náusea (codeína) y la excesiva sedación. Cuando se administra un antidepresivo para el dolor neuropático, la dosis de hipoglucemiante se disminuye para evitar un coma hipoglucémico. La sertralina, la desipramina y la fluoxetina son los más indicados. Uno de los mejores anticonvulsivos es la gabapentina por sus pocos efectos secundarios; la carbamazepina y la oxcarbazepina se colocan en segundo término. En los insomnes crónicos se comprueba que, no obstante las pastillas, el sueño no es renovador de energías, por lo cual el fármaco se utiliza con criterio temporal. Se recuerda que los hipnóticos suprimen el sueño paradójico. Evitar la indicación de barbitúricos, y si se lo hace suspenderlos en forma paulatina. Las fenoticinas se utilizan para calmar la agitación, alucinaciones, delirios y dolor, pero suele generar síndrome de Parkinson, excesivo letargo, hipotensión postural e ictericia colestática. Los anticolinérgicos pueden producir efectos adversos.

Consideraciones para indicar fármacos: a) el temor, la ansiedad, la depresión, la soledad y la relación con sus familiares son la infraestructura mínima que debe conocerse antes de administrar un fármaco; b) tratar de producir una evaluación del dolor lo más exhaustiva posible; c) comenzar con la mitad de la posología y a veces con la tercera parte, siendo cautos con los fármacos de acción prolongada. Evaluar los resultados en forma periódica; d) indicar el fármaco de acuerdo a la prioridad tratando de evitar la polifarmacia; e) relacionar las ventajas con los posibles efectos adversos; f) manifestarle al paciente que no hay fármacos que detengan el envejecimiento; g) las reacciones adversas son más comunes en las mujeres; h) los fármacos actúan en forma sistémica y pueden facilitar o inhibir a otros; i) la consigna podría ser *pocos fármacos y dosis terapéuticas mínimas, pero suficientes*; j) el placebo suele calmar los trastornos visuales, los mareos, la sequedad de boca, etcétera; k) las normas escritas y la vigilancia de los efectos secundarios mejoran el éxito de la medicación; l) *Se debe enfatizar el uso de tablas para evaluar el dolor y su evolución.*

Consideraciones sociales: a) al anciano internado se le administran mejor los fármacos teniendo en consideración los efectos adversos, pero el área espiritual como el músculo se atrofia si no se estimula; b) es fundamental la educación del enfermo y la familia para realizar el tratamiento en el hogar; c) se debe tener en cuenta el costo de los fármacos; d) el tratamiento, muchas veces, se debe indicar también a la familia; e) solamente personas responsables administran los medicamentos a las personas de edad.

E. Síntesis deductiva de los fenómenos estudiados

En el estudio del dolor se analizan la etiología y la patogenia, con relación a la emoción, cognición y tendencias. Es importante estudiar la conducta del enfermo, sus palabras y formas de explicar la dolencia, que puede ser descriptiva, evaluativa y emotiva. Es importante la forma en que se comunica con su medio, cómo distribuye su tiempo y en qué forma cumple con el tratamiento. En el área sociocultural se estudia, con relación a su vida familiar y social, el liderazgo en el hogar y su trabajo, y todo tipo de influencias sobre su persona. Se investigan los antecedentes étnicos, religiosos, culturales y sociales. En los hospitales, el 75% de los pacientes hacen consultas por causa del dolor, pero la tercera parte se considera con desórdenes emocionales. (9)

• Lo antiguo y lo moderno en la función visceral

El cerebro se divide en tres áreas que se clasifican por su antigüedad. Aparecen primero el hipotálamo y la hipófisis (*la supervivencia de la especie*); segundo, el sistema límbico con la expresión *emocional* y, por último, el neocortex con los sentimientos y la *cognición*. La víscera cerebelosa también está supeditada a una división temporaria. El *arquicerebelo* recibe aferencias que controlan el equilibrio y la bipedestación (floculonodular). El *paleocerebelo* contribuye a los reflejos que mantienen la postura (vermis), y el *neocerebelo* recibe aferencias sensitivas que coordinan el gesto y la actitud (lóbulos cerebelosos).

Cada estructura enunciada se refleja en una determinada función que va del equilibrio postural a la modulación del movimiento que contribuye al sentido expresivo y emocional. El dolor fisiológico es conducido por fibras especializadas, finas (C) y gruesas (A delta). Las finas, que son lentas, vehiculizan los dolores crónicos, tridimensionales y afectivos, y las rápidas (gruesas) el dolor agudo preciso y discriminativo. La dicotomía del dolor también se expresa en los hemisferios cuando el izquierdo, digital, dominante y moderno, se refiere al dolor con la lógica y palabras, y el derecho, holonómico, antiguo y totalizador, como telón de fondo, se manifiesta sin hablar, con miedo, sufrimiento o angustia. *Si el* dolor *fisiológico se* expresa por modalidades*, el neuropático y el psicogénico* lo hacen mediante aberraciones patogénicas, que no se incluyen en esta síntesis porque significan la distorsión de la anatomía y la fisiología. Aparecen cuando las normas biológicas se *corrompen,* y la plasticidad del SNC es incapaz de subsanar el problema.

En el capítulo de dolor fisiológico, se ha comparado la inervación normal de la piel con los mecanismos de *on* y *off* de la retina. Con el mismo criterio se trae a colación trabajos presentados en el Congreso Internacional del Dolor en donde se describe que las ratas, por estimulaciones periféricas, manifiestan similares potenciales en el tálamo. Es como si existiera una red de *energía titilante* que comunica el entorno con el cuerpo, mediante variaciones digitales de encendido y apagado. La neuroquímica como proceso une los hemisferios cognitivo y emocional, para generar una síntesis funcional como la conducta, la ciencia, el arte y la filosofía.

Es interesante recordar que para el dolor *agudo* fisiológico, la terapia producida por TENS, láser o electricidad se aplica durante *tiempo prolongado*, en forma *continua* con *baja frecuencia e intensidad*, y para el dolor *crónico* fisiológico, se indica en forma pulsante, durante menor tiempo y con alta frecuencia e intensidad. Hay correlación entre el tratamiento de los síndromes y las prácticas empíricas del tratamiento, lo cual avala la síntesis expuesta como una realidad fisiológica y funcional. Similares pruebas se han probado en animales de investigación.

• Lo antiguo y lo moderno en la fibra motora

Cuando se produce un movimiento con control bioeléctrico, las primeras fibras que se activan son las *tónicas*. Estas fibras musculares se distribuyen principalmente en los músculos axiles del cuerpo, que mantienen la postura por su capacidad antigravitaria. En cambio, las fibras musculares *fásicas*, más modernas, son más frecuentes en la realización de movimientos voluntarios. La tendencia se crea sobre una red estructural antigravitaria producida por las fibras lentas que, como se dijo, poseen menor umbral. Siempre es necesario un sistema firme para dar pie a los movimientos aleatorios. Los músculos *tónicos* paravertebrales (axiles antigravitarios) mantienen un estado de contracción sostenida para mantener la posición del cuerpo en el espacio. En cambio, las fibras gruesas *(fásicas)* son más rápidas y comunes en las extremidades que realizan movimientos complejos y versátiles (extremidades). Las fibras *tónicas* musculares constituyen un *bastidor* estable, donde las fibras gruesas *pintan* los gestos y los movimientos asociados a las circunstancias.

• Los fascículos nerviosos antiguos (mediales) y modernos (laterales)

Hay receptores del dolor más estáticos y otros más dinámicos. Forman dos subsistemas aferentes algéticos, el *medial* lento y el *lateral* rápido. El *subsistema medial* está formado por estructuras antiguas como los fascículos paleoespinotalámico, espireticulotalámico y propioespinales que llevan la información lenta más difusa y *emotiva*, y menos discriminativa (se vehiculiza por las fibras C). Estas estructuras terminan en los *núcleos mediales* e intralaminares del tálamo y se desplazan a la corteza frontal en su *área medial*, después de haber cruzado el sistema límbico e hipotálamo, para regular el comportamiento y la reacción. El *subsistema lateral* se compone de los fascículos neoespinotalámico, espinocervicotalámico y las fibras postsinápticas de los cordones posteriores. Constituye la estructura lemniscal de información rápida que se dirige a los *núcleos laterales* del tálamo antes de llegar a la corteza. Este subsistema, después de hacer sinapsis en los núcleos posterolaterales del tálamo, se dirige a la corteza parietal y temporal para generar la sensibilidad, la atención, y contribuir a formar el lenguaje en el hemisferio dominante.

- Los neurotransmisores antiguos (lentos y continuos) y los modernos (rápidos e intermitentes)

Se han descrito dos *subsistemas peptídicos* que se equilibran y modulan el dolor. El subsistema medial, más antiguo y lento, que libera beta-endorfinas, se encuentra principalmente en el lóbulo anterior de la hipófisis (endocrinovascular), con influencia en los núcleos anteriores del hipotálamo, tálamo medial y tronco cerebral. El otro subsistema encefalínico, que se *opone* al anterior, es más lateral, moderno, rápido e involucra a los núcleos posteriores del hipotálamo, hipófisis, ortosimpático, tálamo lateral, área periacueductal y asta posterior. La *neuroquímica* se expresa por la beta endorfina que concurre al área frontal medial, y mediante la encefalina que influencia el área más discriminativa, como la parietal y laterofrontal.

- El proceso como evolución y el sistema como interacción

Como síntesis, si se une lo expresado mediante términos equivalentes, las estructuras *anatómicas* se dividen en *mediales* y *laterales,* y las *aferencias* y *eferencias* en *lentas, rápidas, finas* o *gruesas.* Las estructuras *mediales* del lóbulo frontal tienen capacidad para expresar el sufrimiento, las *laterales* crean el programa y la conducta. El tálamo medial se nutre de fibras finas (*emotivas*), el lateral de las gruesas, más descriptivas.

Las estructuras en su evolución, tanto neuroquímicas como anatómicas, tienen un antes y un después desde hace millones de años. La parte antigua sostiene la infraestructura neuroquímica, mientras que la otra, más dinámica, obedece a los momentos. Lo más antiguo es más lento, emocional, estable, medial, endorfínico, continuo y afectivo, por eso para ejecutar cualquier instrumento, lo más importante es la postura, después el movimiento. Lo lento le da sentido a lo rápido, como lo axial lo hace con lo segmentario o apendicular.

Es evidente que todas las estructuras se bañan en bioquímica, generando con criterio analítico la descripción de la mente y del cuerpo, pero como resultante las partes se unen en la función y la conducta. Hay un *proceso* que va de lo estable y ordenado a un sistema que interactúa de acuerdo a los momentos. Si la enfermedad se conoce por los síndromes, la terapia se aplica de acuerdo a la biografía del paciente. *Es que la enfermedad es ciencia, y el enfermo contingencia.*

Bibliografía

1. AGUILAR J. L., *et al.* Totally implantable interpleural analgesia in cancer pain. *Abstracts 7th. World Congress on Pain.* 1993; pág. 6.
2. AMÉR S, MEYERSON B. A. Lack of analgesia effect of opioids on neuropathic and idiopathic forms of pain. *Pain.* 1988;33:11-23.
3. AUDETTE J. F. Acupuntura. En: Carol Warfield, Hilary Fausett. *Diagnóstico y Tratamiento del Dolor.* Editorial Masson S. A, Barcelona. 2004; pág. 316.
4. BAJWA Z. H., SAMI N., HO C. C. Antiepilépticos. En: Carol Warfield, Hilary Fausett. *Diagnóstico y Tratamiento del Dolor.* Editorial Masson S. A., Barcelona. 2004; pág. 256.
5. BARRETT P., HAMMER A. E. The lamotrigine HIV neuropathy study team. A placebo-controlled trial. *Neurology.* 2003;60:1508-1514.
6. BONE M., CRITCHLEY P., BUGGY D. J. Gapentin in postamputation phanton limb pain: a randomised, double-blind, placebo-controlled, crossover study. *Reg. Anesth Pain Med.* 2002, Sep-Oct:27(5):481-6.
7. BUDD K. Sodium balproate in the treatment of pain. ln Chadwick D. ed *Fourh International Symposium on sodiun valproate and epilepsy.* London Royal Society of Medicine. 1989;2I3-216.
8. CERASO O. Y COLABORADORES. Agripnianalgesia con imipramina y desipramina. *Rev Arg Anest.* 1974;32:1-36.
9. CERASO O. Fisiopatología del dolor: mecanismos de integración y modulación. 3 *Memo Byk,* ed. especial, 1992.
10. CERASO O. Temas sobre el dolor. *Bagó Informa.* 1981;XII(31):13-28.
11. CHO Z. H., CHUNG S. C., JONES J. P., *et al.* New findings of the correlation between acupoints and corresponding brain cortices using functional MRI. *Proc. Natl Acad Sci USA.* 1998;95:2670-2673.
12. COX K. A., FAUSSET H. J. Analgesia controlada por el paciente. Diagnóstico y tratamiento del dolor pediátrico. En: Carol Warfield y Hilary Fausett. *Diagnóstico y Tratamiento del Dolor.* Editorial Masson S. A, Barcelona. 2004; pág. 270.

13. COYLE N, MAUSCOP A, MAGGARD J. Continuous subcutaneous infusions of opiates in cancer patients with pain. *Oncol Nurs Forum.* 1986;13:53-57.
14. CRAIN SM, SHEN K. F. Opioids can evoke direct receptor-mediated excitatory effects on sensory neurons. *TIPS.* 1990; 1 1:77-81.
15. CRAWFORD M. E. *et al.* Subcutaneous morphine in terminal cancer. *Abstracts 7th. World Congress on Pain.* 1993; pág. 4.
16. DIGREGORIO G. J. *et al. Handbook of Pain Management.* Medical Survelliance, West Chester Pa. 1991; pág. 23.
17. DIGREGORIO, G. J. *et al. Handbook of Pain Management.* Medical Survelliance, West Chester Pa, 1991; pág. 28.
18. DUTHIE D. J., NIMMO W. S. Adverse effects of opioid analgesic drugs. *British Journal of Anaesthesia.* 1987;59:61-71.
19. FOLEY K. M., FADUL C. Tratamiento del dolor por cáncer. En: Molina F. *Dolor.* Ed. Científica Interamericana, Buenos Aires, 1988; pág. 85.
20. FORREST W. H., SMETHURST P. W., KIENITZ M. E. Self administration of intravenous analgesics. *Anesthesiology.* 1970;33:363-365.
21. GLYNN C., DAWSON D., SANDERS R. A double-blind comparison between epidural morphine and epidural clonidine in patients with chronic non-cancer pain. *Pain.* 1988;34:123-128.
22. GOLDSCHNEIDER K. R. Diagnóstico y tratamiento del dolor pediátrico. En: Carol Warfield y Hilary Fausett. *Diagnóstico y Tratamiento del Dolor.* Editorial Masson S. A., Barcelona, 2004; pág. 366.
23. GOLDSCHNEIDER K. R. Diagnóstico y tratamiento del dolor pediátrico. En: Carol Warfield y Hilary Fausett. *Diagnóstico y Tratamiento del Dolor.* Editorial Masson S. A., Barcelona, 2004; pág 369.
24. GOMEZ PEREZ *et al.* Nortriptyline and fluphenazine in the symptomatic treatment of diabetic neuropathy. *Pain,* 1985;23:395-400.
25. GOODMAN A. *Las bases farmacológicas de la Terapéutica.* Editorial Médica Panamericana, Buenos Aires, 1991; págs. 77 y 495.
26. GORSON K. C., SCHOTT C., HERMAN R. *et al.* Gabapentin in the treatment of painful diabetic neuropathy: a placebo controlled, double blind, crossover trial. *J. Neurol Neurosurg Psychiatry.* 1999;66:251-252.
27. GOURLAY. G. *et al.* A controlled study of a serotonin reuptake blocker zimelidine, in the treatement of chronic pain. *Pain.* 1986;25:35-52.
28. GUSTAFSSON L. L. Adverse effects of extradural and intrathecal opiates. *Bt. J. Anaesth.* 1982;54:479-486.
29. HERNANDEZ-GARCÍA J. M. Fibromialgia. En: Carol Warfield y Hilary Fausett. *Diagnóstico y Tratamiento del Dolor.* Editorial Masson S. A., Barcelona, 2004; pág. 156.

30. JENSEN T. S., RASMUSSEN P. Amputation. In: Wall P., Melzack R. (eds): *Textbook of Pain.* Churchill Livingston, New York, 1984.
31. KNORRING L. *et al.* Pain as a symptom in depressive disorders. *Pain.* 1983;15:19-26.
32. LEVINE J. D. *et al.* Naloxone dose dependently produces analgesia e hiperalgesia in postoperative pain. *Nature.* 1979;278:740-741.
33. LYNCH S, MAX M. B., MUIR J. *et al.* Efficacy of antidepressants in relieving diabetic neuropathy pain: amitriptyline vs desipramine and fluoxetine vs placebo. *Neurology.* 1990;40, supl 437.
34. MARTIN, W. R. *et al.* The effects of morphine and nalorphine-like drugs in the non-dependent and morphin-dependent chronic espinal dog. *Journal of Pharmacology and Experimental Therapeutics.* 1976;517-532.
35. MAX M. B., LYNCH S. A., MUIR J., *et al.* Effects of desipramine, amitriptyline and fluoxetine on pain in diabetic neuropathy *N. Engl J Med.* 1992;326:1250-1256.
36. MEYERS J. S., HARDENBERG J. Clinical effectiveness of calcium entry blockers in the prophylactic treatment of migraine and cluster headache. *Headache.* 1983; 26:266-277.
37. MIRANDA A. *Dolor Posoperatorio.* Editorial JIMS, Barcelona, 1992; pág. 259. (OP. no daña)
38. MIRANDA A. *Dolor Posoperatorio.* Editorial JIMS, Barcelona, 1992; pág 316. (Bomba)
39. MOSKOWITZ R. W. *Clinical Rheumatology.* Lea and Febiger. Philadelphia, 1982; pág. 48.
40. MCQUAY H., MOORE A. Antidepressants in neuropathic pain. En: *An evidence-based resource for pain relief.* Oxford University Press. Oxford, 1998;237-239.
41. PAEILE C., SAAVEDRA H. *El Dolor. Aspectos básicos y clínicos.* Mediterráneo, Santiago de Chile, 1990; pág. 208.
42. PANDEY C. K., BOSE N., GARG G., *et al.* Gapentin for the treatment of pain in Guillain-Barre syndrome: a double-blinded, placebo-controlled, crossover study. *Anesth Analg.* 2002; Dec:95(6):1719-23.
43. POMERANZ B., CHIU D. Naloxone blockade of acupunture analgesia: endorphins implicated. *Life Sci.* 1976;19:1757-1762.
44. PORTENOY R. K., FOLEY K. M. Chronic use of opioid analgesics in nonmalignant pain; report of 32 cases. *Pain.* 1986;25:171-186.
45. PORTENOY R. K. Practical aspects of pain control in the patient with cancer. *CA.* 1988;38:327-352.
46. PORTER J. JICK H. Addiction rare in patients treated with narcotics. *N. Eng J. Med.* 1980;302:123.
47. RIVERA V. *Dolor Posoperatorio.* Editorial JIMS, Barcelona, 1992; pág. 351.

48. ROBINS L. N., DAVID D. H., NURCO D. N. Haw permanent was Vietnam war addiction. *Am. J. Public. Health.* 1974;64:38-43.
49. RUSSELL K., PORTENOY M. Opioides en el dolor no maligno. En: K. L. Foley y R. M. Payne. *Terapéutica del Dolor,* Ed. Interamericana, McGraw-Hill. Buenos Aires. 1989; pág. 475.
50. SAAVEDRA H. C., PAEILE C. J. *El Dolor. Aspectos básicos y clínicos.* Editorial Mediterráneo, Santiago de Chile, 1990; pág. 134.
51. SIMPSON D. M., MCARTHUR J. C., OLNEY R. *et al.* Lamotrigine for HIV neuropathy study team. A placebo controle trial. *Neurology.* 2003;60:1508-1514.
52. SIMPSON D. M., MCARTHUR J. C., OLNEY R. *et al.* Consensus report. Complex regional pain syndrome: guidelines for therapy. *Clin J. Pain.* 1998;14:155-166.
53. SOTTILE A. G., FAUSSET H. J. Síndrome de dolor regional complejo. En: Carol Warfield y Hilary Fausett. *Diagnóstico y Tratamiento del Dolor.* Editorial Masson S. A., Barcelona. 2004; pág. 174.
54. SUCHDEV P. K. Fisiopatología del dolor. En: Carol Warfield, Hilary Fausett. *Diagnóstico y Tratamiento del Dolor.* Editorial Masson S. A., Barcelona, 2004; pág. 7.
55. TAUB A. Opioid analgesics in the treatment of chronic intractable pain of non neoplastic origin. In: Kitahata, L. M., Collins, D. (eds.). *Narcotic Analgesics in anesthesiology.* Williams-Wilkins. New York. 1982; pág. 199.
56. THOMSON T. Carbamazepine therapy in trigeminal neuralgia. *Arch Neurol.* 1980;2:38-43.
57. TOURIAN A. Y. Narcotic responsive "thalamic" pain treatment with propranolol and tryciclic antidepressants. *Pain.* 1987; suppl. 4-411.
58. VINIK A., ROANOKE V. A., HEWITT D. *et al.* Topiramate in the treatment of painful diabetic neuropathy: results from a multicenter, randomised, double-blind, placebo, controlled trial. *Abstracts of the American Academy of Neurology* (AAN) 55th Annual Meeting; Honolulu Hawaii, March 29-April 5, 2003.
59. ZAKRZEWSKA J. M., CHAUDHRY Z., NURMIKKO T. J. *et al.* Lamotrigine in refractory trigeminal neuralgia: results from a double-blind placebo controlled crossover trial. *Pain.* 1997 Nov; 73(2):223-230.
60. ZIEHER L. M. Farmacología Básica de los Analgésicos. Primera Conferencia Internacional sobre Dolor. *Relatos,* 1994; pág 16.

Alicia Bertotti

Neurofisiología y dolor

Anexo

A lo largo de los años se han descrito diversos métodos para la evaluación y medida del dolor en el hombre. Para ello se han utilizado distintos tipos de estímulos: térmicos, mecánicos, químicos o eléctricos (Bertotti & Guma, 1995). Sin embargo, todos esos procedimientos presentan el inconveniente de que su valor es limitado ya que se basan en sensaciones subjetivas.

Esta incapacidad para medir efectivamente el dolor constituye una barrera mayor en el progreso de la investigación del mismo así como en el avance de las intervenciones clínicas para mejorarlo. Las distintas líneas de trabajo han demostrado una dicotomía entre el cuerpo y la mente en cuanto al dolor y a su cuantificación. Por un lado se lo ha postulado como un producto sensitivo final de la nocicepción (el dolor resulta de la transmisión de señales que arriban por el tejido lesionado a la corteza cerebral). En el otro extremo, algunos clínicos aseveran que el dolor es *lo que el paciente dice que es*. En otras palabras, el dolor equivaldría a un fenómeno puramente mental y subjetivo (Chapman, 2005). Las investigaciones recientes realizadas en animales con imágenes funcionales de cerebro, estudios psico y neurofisiológicos proveen evidencias certeras de que aquellas posiciones son erróneas y simplistas. El dolor corresponde al producto emergente de un proceso masivo y paralelo distribuido en el cerebro que afecta a estructuras que abarcan tanto a la emoción, la cognición, como a las sensaciones. El grado de dolor subjetivo se afecta más por la cantidad de atención o distracción hacia el estímulo doloroso. Es por ello que los estudios en humanos son necesarios adicionándolos a los realizados en animales. Para realizarlos se deben utilizar métodos no invasivos. Recientemente se han desarrollado técnicas como la Electroencefalografía (EEG), Magnetoencefalografia (MEG), Tomografía por emisión de positrones (PET), Resonancia Magnética Nuclear funcional (FMRI) y Estimulación Magnética Transcutánea (TMS) para la evaluación de la percepción del dolor.

Una de las técnicas difíciles pero fascinantes para la Neurofisiología Clínica —especialmente la EEG y la MEG— la constituyen los Potenciales Evocados Somatosensitivos vinculados a dolor y análisis del campo magnético a través del registro de las respuestas originadas por los impulsos ascendentes a través de las fibras mielínicas pequeñas (Ad) o fibra amielínicas C.

La EEG y la MEG tienen una ventaja teórica para la detección de actividades corticales con una resolución de un milisegundo —superior a la PET y a la FMRI— siendo apropiadas para la investigación de la actividad primaria, posteriormente a que las señales ascendentes alcanzan la corteza cerebral y la información resultante es transferida a las áreas vecinas (Kakigi y col. 2005). Los Potenciales Evocados Somatosensitivos convencionales se registran luego de la estimulación eléctrica aplicada sobre un tronco nervioso o los dedos. Estos estímulos activan los mecanorreceptores de la piel vinculados a la sensibilidad táctil/vibratoria ascendiendo las señales a través de las fibras Ab por la columna posterior de la médula espinal con una velocidad de conducción de aproximadamente 50 m/s. Por lo tanto, estas técnicas no permiten identificar las respuestas mediadas por las vías termoalgésicas espinotalámicas anterolaterales. En las últimas dos décadas se han utilizado distintos procedimientos con diversos estímulos para la obtención de Potenciales Evocados de Dolor. Cada método tiene sus propias ventajas y desventajas. La estimulación dolorosa ideal debe ser específica, controlable, segura y reproductible. El estímulo debe:

- Ser corto (milisegundos).
- Mejorar el coeficiente ruido/señal de las respuestas generadas, debiendo permitir el método la presentación de un número grande de estímulos consecutivos.
- Evocar respuestas mediadas específicamente por las vías espinotalámicas, siendo el estímulo selectivo para las pequeñas aferencias nociceptivas (sin contacto con la piel).
- Por razones éticas e incluso para evitar sensibilización indeseada de nociceptores, los estímulos no deben dañar los tejidos.

En la actualidad existen dos métodos para la obtención de potenciales evocados vinculados a dolor:

- Los potenciales evocados obtenidos tras la estimulación eléctrica dolorosa.
- Los potenciales evocados con estimulación Láser. Existen distintos tipos de Láseres en estado sólido como el CO_2, Tm: Yag y Argon que satisfacen los requisitos ideales establecidos para la estimulación dolorosa.

En la búsqueda de un estímulo nociceptivo específico adecuado, Mor & Carmon (1975) diseñaron el estimulador Láser CO_2, que constituye el estímulo utilizado más popular. Este instrumento ofrece varias ventajas sobre otros estimuladores convencionales. Produce un rayo de luz monocromática alineado en el espectro infrarrojo (longitud de onda 10,6 mm, invisible al ojo humano) con un perfil de radiación Gaussiano. El estímulo es natural, no requiere un proceso de transducción. Su reflectancia es despreciable (< 0,5%) y totalmente independiente de la pigmentación de la piel. Dado que la transparencia es baja (< de 60 mm), la energía calorífica se confina a las capas epidérmicas, donde se encuentran las terminaciones nerviosas de los nociceptores Ad y C. Los parámetros de los estímulos (intensidad, duración y área de superficie) se controlan y se reproducen perfectamente. Como el estimulador Láser CO_2 puede generar una salida de alto poder, permite la producción de descargas de calor de cientos de grados Celsius (Plaghki & Mouraux, 2005). Esta ventaja es un requerimiento esencial para registrar eventos en el tiempo como en los reflejos nociceptivos, tiempos de reacción y potenciales evocados cerebrales. Bromm y col. en 1984 determinaron,que debido al aumento rápido de la temperatura, los estímulos Láser permiten una sincronización mucho mayor de la entrada aferente de fibras Ad y C que los estimuladores de calor convencionales.

Aplicando una estimulación Láser sobre el dorso de la mano se puede obtener una gran respuesta máxima sobre vértex (Cz) con referencia a las orejas (A1A2) que constituye un complejo negativo-positivo N2-P2 con una latencia de aproximadamente 230-320 m/seg. Su componente negativo pareciera resultar de la actividad de la corteza ópérculoinsular bilateral y de la corteza S1 contralateral, mientras que el componente P2 probablemente sea generado por el cingulum gyrus. Un componente negativo más temprano que aparece casi a los 180 m/seg tiene su máxima amplitud sobre la fisura silviana contralateral proviniendo de la corteza parasilviana, denominada **área opérculoinsular**. Los potenciales generados por Láser permiten investigar el proceso secuencial de la entrada de impulsos nocivos por distintas estructuras del cerebro. Calculando la diferencia de latencias y la distancia entre dos estímulos —por ejemplo la mano y el codo— la velocidad de conducción de las fibras ascendentes del nervio periférico se estima en 9-15 m/s que es el rango de las fibras Ad (Bromm & Teede, 1987; Beydoun *et. al.* 1993; Kagigi y col. 1991; Kenton y col. 1980).

La velocidad de conducción estimada de la médula espinal, probablemente del tracto espinotalámico fue alrededor de 10-20 m/s (Cruccu y col. 2000; Kakigi y Shibasaki, 1991; Rossi y col. 2000).

Los componentes iniciales de las respuestas se correlacionan con la intensidad del estímulo y pareciera codificar la información sobre la intensidad de la estimulación externa. Los componentes más tardíos estarían relacionados con la estimación objetiva de la intensidad del dolor y reflejarían los procesos de asociación comprometidos en la evaluación de los estímulos nocivos (Kumar y col. 2002). Chen y col. (1992) mantienen la hipótesis de que los PE pueden servir para medir la experiencia dolorosa en humanos. Sus hallazgos sugieren que los componentes tardíos pueden reflejar los aspectos cognitivos de percepción dolorosa dentaria en laboratorios modelos. Cuando se introducen intervenciones analgésicas, las comunicaciones subjetivas de la intensidad dolorosa se reducen y los componentes de los potenciales se reducen en forma similar. Zaslansky y col. (1996) sugirieron que los potenciales evocados de dolor reflejan la respuesta emocional y motivacional al dolor más que la discriminación sensitiva al dolor, por lo que provee una herramienta neurofisiológica útil para estudiar las emociones asociadas a dolor.

Los estímulos Láser que activan concomitantemente los nociceptores Ad y C producen una sensación característica, reminiscente del primer y segundo dolor que describieran Lewis y Ponchin en 1937. El primer dolor es aquel descrito a menudo como una sensación de picadura localizada y de corta duración mientras que el segundo dolor se describe como una sensación quemante que va más allá de los límites temporales y espaciales del estímulo.

Mientras que los sujetos comunican claramente sensaciones relacionadas con la activación de ambos nociceptores (Ad y C), los potenciales evocados de dolor generados por Láser tienen sólo componentes cuyas latencias son compatibles con la velocidad de conducción de las fibras Ad. Algunos métodos permiten la selección específica de las fibras C en forma aislada (Plaghki & Maouraux, 2002). Curiosamente, estos métodos mostraron que evitar la activación de las fibras Ad no sólo resulta en la desaparición del primer dolor con su correlato electrofisiológico —el potencial de dolor lento— sino que también permite la observación de un componente extralento cuya latencia de 750-1150 m/seg es compatible con el tiempo de llegada de las fibras C. Estas ondas tienen morfologías y topografías similares, siendo ambas formas explicadas por las mismas configuraciones. También ambas respuestas pueden ser moduladas por manipulaciones experimentales del ambiente del sujeto, nivel general del estado de alerta y del foco de atención.

Las funciones biológicas y neurofisiológicas correlacionadas con el primer y el segundo dolor no se entienden completamente. Se requiere un mejor conocimiento de los diferentes procesos reflejados por los componentes de dolor obtenidos por la estimulación Láser, ya que su significado funcional determina la especificidad y validez de las interpretaciones dadas por los componentes inducidos por varias manipulaciones experimentales y estados patológicos del sistema nociceptivo. A pesar de ello, la posibilidad de activar los nociceptores Ad y C en forma selectiva o secuencial manipulando distintos parámetros de la estimulación Láser como intensidad, duración y diámetro del rayo de luz, combinado con el uso de nuevas herramientas para el análisis de las señales electroencefalográficas, abre una oportunidad futura prometedora para la investigación del dolor. Se ha comunicado que el estudio de ondas para explorar el dominio de frecuencias en el tiempo de las señales de EEG permitiría el desarrollo de cambios electrofisiológicos inducidos por el Láser, como la sincronización y desincronización de ritmos corticales, de la misma forma que el uso de nuevos métodos que aumentan la seguridad y resolución espacial del análisis de las fuentes de los dipolos del EEG parecerían promisorios.

Evaluación autonómica (RSP)

Las respuestas simpáticas de la piel (RSP: *Sympathetic skin responses* [SSR]) corresponden a los cambios observados en los potenciales de la piel posterior a la aplicación de distintos estímulos. Consisten en un reflejo polisináptico activado por distintas entradas sensitivas aferentes. La vía eferente final está dada por las fibras pre y posganglionares sudomotoras con la activación de las glándulas sudoríparas por la vía simpática. El reflejo es coordinado por el hipotálamo, por la formación reticular ascendente

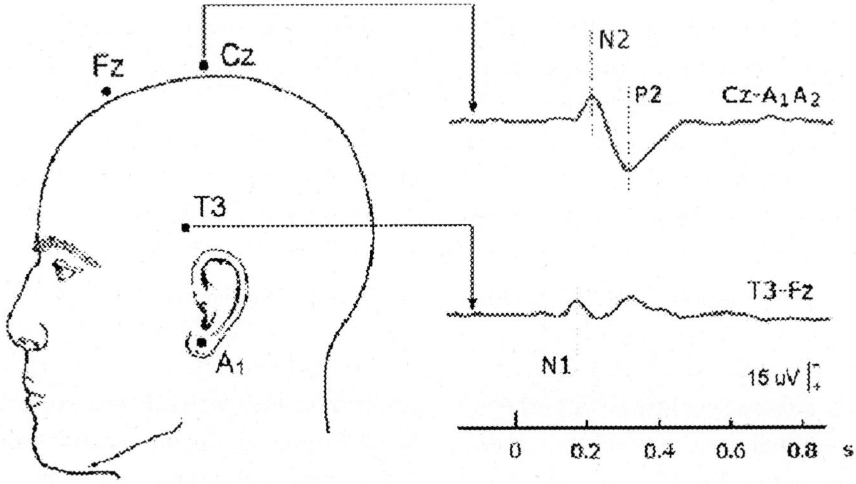

superior y la médula espinal, razón por la cual tanto lesiones centrales como periféricas pueden modificar las respuestas simpáticas de la piel.

La morfología de dichas respuestas es variable y los potenciales pueden ser mono, bi o trifásicos. Se las considera como un método simple para evaluar el flujo sudomotor simpático en patología central como en patología del SNP. Sin embargo, la correlación con alteraciones generalizadas de la disfunción sudomotora simpática, disfunción autonómica o neuropatía de fibras finas es frecuentemente pobre.

Las SNP son generadas en las estructuras profundas de la piel por la activación refleja de las glándulas sudoríparas vía colinérgica a través de las fibras eferentes sudomotoras simpáticas. Sus morfologías dependerán de la interacción entre dichas glándulas y el tejido epidérmico circundante. Como constituye un reflejo multisináptico, sus latencias, amplitudes, morfología y tendencia a la habituación es variable. La organización central del reflejo aún se desconoce; probablemente se halle influenciada por el *imput* proveniente de los ganglios basales, la corteza premotora, la corteza temporal y frontal como con el hipotálamo, el sistema límbico y la formación reticular.

La porción eferente del arco reflejo afecta las fibras que se originan desde el hipotálamo y que descienden sin cruzarse a través de la columna lateral de la médula espinal para formar un pequeño fascículo entre el tracto piramidal y el tracto anterolateral. El mismo termina en las neuronas pre-ganglionares simpáticas, en la columna de células intermediolaterales. Las fibras nerviosas simpáticas para la extremidad superior dejan la médula espinal en los segmentos T5-T7 mientras que las de los miembros inferiores lo hacen en T10-L2. Estas fibras se proyectan a los ganglios simpáticos, donde las fibras sudomotoras periféricas (fibras C) se proyectan también Es por ello que la simpatectomía produce la abolición de las RSP (SSR) homolaterales.

Usualmente se registran fluctuaciones espontáneas de los potenciales de la piel de las palmas y de las plantas de los pies (en ocasiones de la piel de la región pudenda) a temperaturas normales . Estos potenciales se modifican durante el estrés psicológico y pueden contaminar las RSP, por lo que la obtención de las respuestas debe hacerse en una situación relajada, sin alteraciones del orden acústico o de tiempo. La luz debe ser suave, con una temperatura ambiente confortable y con una temperatura de la piel de aproximadamente 32 °C.

Los registros se deben obtener sobre la piel limpia, utilizando electrodos de superficie sobre la palma (activo), con la referencia dorso de la mano (indiferente), y en la planta del pie (activo), con referencia al dorso del pie (indiferente). El brazalete de tierra se ubica proximal a los electrodos de superficie. Se recomienda utilizar registros simultáneos bilateralmente.

Bibliografía

1. Bertotti A. C., Guma R. C. Neurofisiología Clínica, En: *Dolor y Disestesias.* Cibeira J. y col. El Ateneo, Buenos Aires,1995 ;322-351.
2. Chapman C. R. Pain perception and assessment, *Minerva Anestesiol.* 2005;71:413-417.
3. Kakigi R., Inui K., Tamura Y. Electrophysiological studies on human pain perception, *Clinical Neurophysiology,* 2005; 116: 743-763.
4. Kumar S., Tandon O. P., Mthur R. Pain measurement: a formidable task, *Indian J Physiol Pharmacol,* 2002; 46:325-329.
5. Cruccu G., Iannetti G. D., Agostino R., Romaniello A., Truini A., Manfredi M. Conduction velocity of the human spinothalamic tract as assessed bay laserevoked potentials, *Neuroreport* 2000, 11:3029-32.
6. Kakigi R., Shibasaki H. Estimation of conduction velocity of the spinothalamic tract in man, *Electroencephalogr. Clin. Neurophysiol.,* 1991;8:34-45.
7. Plaghki L, Mouraux A. eeg laser stimulation as tools for pain research, *Current Opinion in Investigational Drugs,* 2005; 6: 1472-1498.
8. Kenton B., Coger R., Crue B., Pinsky J., Friedman Y., Carmon A. Perpheral fiber correlates tonoxius thermal stimulation in humans, *Neurosci Lett,* 1980; 17:301-306.
9. Mouraux A. *Thesis*
10. García-Larrea L., Convers P., Magnin M., André-Abadia N., Peyron R., Laurent B., Maugière F. Laser-evoked potential abnormalities in central pain patients: the influence of spontaneous and provoked pain, *Brain,* 2002;125:12: 2766-2781.
11. Iannetti G. D., Niazy R. K., Wise R. G., Jezzard P., Brooks J. C., Zambreanu L, V.ennart W., Matheehews P. M., Tracey I. Simultaneous recording of laser-evoked potentials and continuous, high-field functional magnetic resonance imaging in humans, *Neuroimage,* 2005;17.
12. Mor J., Carmon A. A Laser emitted radiant heat for pain research, *Pain,* 1975;1:233-237.
13. Chen A. C. N., Doworkin S. F., Haug J., Gehring J. Human responsivity in a tonic pain model psychological determinants, *Pain,* 989;37:143-160.
14. Zaslanski R., Sprecher E., Katz Y., Rozemberg B., Hemli J. A., Yarnitsky D. Pain-evoked potentials what do they really measure?, *Electroencephalogr Clin Neurophysiol,* 1996;100:384-391.
15. Bromm B., Jahnke M. T., Treede R. D. Responses of human cutaneous afferents to CO2 Laser stimuli causing pain, *Exp Brain Research,* 1984;55:58-166.
16. Beydoun A., Morrow T. J., Shen J. F., Casey K. L. *Var*iability of laser-evoked potentials: attention,

arousal and lateralized differences, *Electroencephalogr Clin Neurophysiol,* 1993;88:173-181.

17. Bromm B., Treede R. D. Human cerebral potentials evoked by CO2 laser stimuli causing pain. *Exp Brain Res,* 1987; 67:153-162.